主编
Scott L. Spear

副主编
Shawna C. Willey　　Geoffrey L. Robb
Dennis C. Hammond　　Maurice Y. Nahabedian

总主译
李　赞　韩宝三　穆　蘭　穆大力　刘真真　宋达疆

乳腺外科学
原则与技术

Surgery of the Breast
Principles and Art
Third Edition

第 **3** 卷
乳房缩小成形术和乳房悬吊术
Reduction Mammaplasty and Mastopexy

主译
龚益平　武　彪

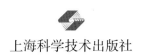

上海科学技术出版社

总目录

第2卷　乳房重建 Breast Reconstruction

第3卷　乳房缩小成形术和乳房悬吊术 Reduction Mammaplasty and Mastopexy

第4卷　隆胸术与乳房成形术 Augmentation Mammaplasty

第 3 卷
乳房缩小成形术和乳房悬吊术

Reduction Mammaplasty and Mastopexy

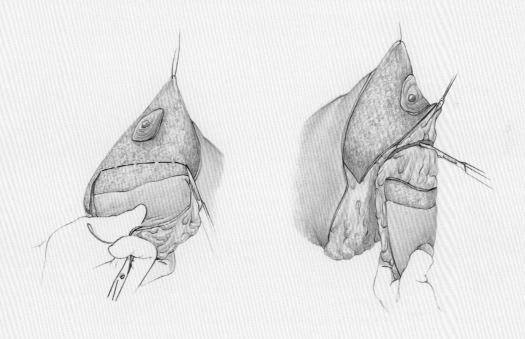

第 82 章

Dennis C. Hammond

乳房缩小成形术和乳房悬吊术：概述

Reduction Mammaplasty and Mastopexy: General Considerations

引言

乳房缩小成形术和乳房悬吊术是两种不同但又有很多共同点的相关联的手术方法。两种手术方法采用了很多相似的手术步骤达到提升乳头－乳晕、去除乳房的多余皮肤、整体上改善乳房外形的目的。除了共同点外，值得注意的是，乳房缩小术的关键是缩小乳房体积，而乳房悬吊术主要是提升和重塑乳房形态，很少或不改变乳房体积；在美学方面，乳房悬吊术比乳房缩小术要求更高。了解每种手术方式的基本要点是制订一个可以提供最好效果并将潜在的并发症降到最低的手术方案。

手术目的：乳房缩小术

目前，多种不同乳房缩小的手术方式已被报道，其中有几项是根据描述该手术方式的医生名字命名的。此外，这些手术方式都有很多重叠的技术细节，当尝试评价文献中发表的结果时，可能会对这些手术细节产生混淆。为了整理和评价不同乳房缩小术手术方案，必须认识到任何乳房缩小术都包含以下4个相互关联的要素：确保乳头－乳晕复合体（NAC）的血供；切除多余乳房实质组织；去除多余乳房皮肤；重塑乳房外形。了解每种手术的技术细节是如何达到这4个基本要素的，可使我们将各组手术更清楚地比较和区分。例如，上蒂法乳房缩小术可与下蒂法乳房缩小术相比较。以此作为基本的整理框架，可以对不同手术技术直接比较，从而可以更好地理解各种手术方式。

乳头－乳晕复合体血供

确保乳头－乳晕复合体血供的策略是任何乳房缩小术的重要技术。因为乳头－乳晕复合体由许多不同来源的血管及丰富的侧支循环供血，所以在乳房缩小术后，几乎所有的腺体蒂都可以维持乳头－乳晕复合体的活力。常用的蒂包括上蒂[1-3]、下蒂[4,5]、外侧蒂[6]、上内侧蒂[7]、中央蒂[8]、垂直双蒂（McKissock式）[9,10]，以及水平双蒂（Strombeck式）[11]。在术前设计选取这些蒂时，其原则均为在切除多余乳房实质组织的同时确保乳头－乳晕复合体的血供不受影响[12]。

切除多余乳房组织

设计好蒂后，即切除蒂周围多余的乳房组织。通常情况下，乳房组织切除范围为以蒂为中心的周围马蹄形区域。尽管许多外科医生选择整块切除这部分组织，但也有外科医生选择多次小块切除，以确保通过"双侧对比"做到两侧乳房对称。此外，这种多次片段切除可以在切除后病理检查中准确发现有问题的区段。如需进一步扩大切除，了解乳腺组织的哪一部分受累及可以帮助指导随后的手术计划。

去除多余的乳房皮肤

切除多余乳房组织后，为能与缩小的乳房组织容量匹配，必须去除多余的乳房皮肤。尽管文献已报道多种不同手术方式，但是皮肤瘢痕的位置及长度决定了最终的效果。去除乳房多余皮肤的经典方法产生了倒T形的瘢痕[8]。最近，一些将瘢痕限制在乳晕周围并向下延伸到乳房下皱襞的"短瘢痕"手术方式相继被报道[13-20]。充分了解每种去除乳房多余皮肤手术方式的优缺点，是选择适应证的重要因素。

重塑乳房外形

乳房缩小术后乳房外形的重塑涉及许多方面，从简单的乳房皮肤重塑到复杂的内部乳腺瓣成形[21,22]、组织缝合，甚至支撑网状补片的放置[23]。正是这多种多样的乳房塑形操作，大大增加了各种乳房缩小手术的复杂性。自20世纪90年代中期以来，乳房缩小术所带来的巨大想象力和艺术性在这些塑形方式的发展中得到了极大体现。

手术目的：乳房悬吊术

因为乳房缩小术和乳房悬吊术设计基本相似，所以，评估乳房悬吊术时，同样可以参照前面描述乳房缩小术的4个要素。但是应当注意，在评价乳房悬吊术时，应重点注意瘢痕长度和乳房外形的问题。此外，该手术方式切除很少或没有切除乳房组织，所以不需要考虑如何组织切除形成保留的腺体蒂为乳头－乳晕复合体供血。在乳房悬吊术中，乳房很大程度被重新塑形，因此，乳房内部成形策略在这类术式中尤为关键，并且以此区分各类乳房悬吊术。

临床应用

为了更充分地理解两种类型手术的组织策略，基于4个基本要素的内容，更有助于术者熟悉几种广为人知的乳房缩小术和乳房悬吊术。

"Wise"倒T形切口乳房缩小术

在美国这是最常用的乳房缩小术的方式。其为下蒂法，从内侧、上侧和外侧切除蒂周围的组织；切除内侧和外侧乳腺皮瓣下的皮肤，包括去表皮的下蒂；而且，最常见的是简单地将下蒂周围的皮肤重新折叠以重塑乳房外形（图82.1）。

四个基本要素："Wise"倒T形法下蒂乳房缩小术

NAC 血供	实质切除
下蒂	上极
包裹的皮肤	**外形**
倒T形	皮肤折叠

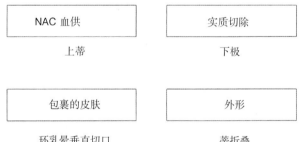

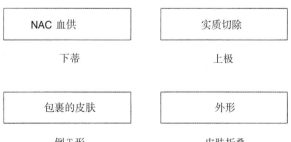

图82.1 "Wise"倒T形法下蒂乳房缩小术的基本要素。NAC，乳头－乳晕复合体。

垂直切口乳房整形术

因为缩短了皮肤瘢痕，这种手术方法已经广为普及。其为上蒂法或内上蒂法，切除乳房下象限组织，环乳晕及垂直切口的方式切除乳房皮肤；通常这种手术方式不需进行内部腺体成形，只需缝合手术切除腺体后留下的内、外侧断面即可。尽管已有几种改良术式报道，但按照4个要素进行分析比较可以理解它们之间的关联（图82.2和图82.3）。

短瘢痕环乳晕下蒂乳房缩小成形术

这种手术方式与经典倒T形切口和垂直切口乳房成形术所用的策略不同。短瘢痕环乳晕下蒂乳房缩小成形术为下蒂法，但用的是环乳晕及垂直切口的乳房皮肤切除法。此外，这种手术方式通过积极的内部缝合塑形以重新定位乳腺组织，从而获得比单纯折叠皮肤更美的乳房外观。当

四个基本要素：垂直切口乳房缩小术

NAC 血供	实质切除
上蒂	下极
包裹的皮肤	**外形**
环乳晕垂直切口	蒂折叠

图82.2 垂直切口乳房缩小术的基本要素。NAC，乳头－乳晕复合体。

四个基本要素：上内侧蒂垂直切口缩乳术

NAC 血供	实质切除
内上蒂	下极
包裹的皮肤	**外形**
环乳晕垂直切口	蒂折叠

图82.3 上内侧蒂垂直切口缩乳术的基本要素。NAC，乳头－乳晕复合体。

然,若使用4个基本要素来描述这种手术时,更容易了解这类手术的技术改良(图82.4)。

事实上,任何现有报道的旨在使乳房缩小或乳房悬吊的手术方案都可分解为4个基本要素。通过这种方法分析这类手术的固有策略,可避免用模糊和混淆的术语描述这些手术过程,并可更直接和更有意义地对不同手术方式进行比较。

乳房下皱襞

不管哪种乳房缩小术或乳房悬吊术,精确保留和重建乳房下皱襞对于评估最终手术效果优劣至关重要。当然,手术中的组织切除造成术后乳房下皱襞位置改变很常见。大多数情况下,乳房下皱襞位置下移,伴随下方皮肤扩张,导致出现"下极膨出"的现象。在这里,下极膨出指的是乳房组织逐渐下降至原始乳房下皱襞位置的下方。这导致乳头-乳晕复合体位置显得向上移位,乳头和乳房下皱襞之间距离增大,并且在倒T形法

术后,乳房下皱襞瘢痕上升,约在新的乳房下皱襞(较原始乳房下皱襞降低)上方2~3 cm(图82.5)。

多种方法可防止术后乳房外形的改变。最直接的技术是在乳房手术期间不改变下皱襞的原始位置。如果Scarpa筋膜与乳房下极的连接保持完整,那么术后覆盖在上面的乳腺组织很可能不会破坏这些附着点[20]。如果乳房切除手术中这些附着点被破坏,则可将它们缝合回到适当位置以稳定下皱襞的位置,如果需要,实际也可提升下皱襞。或者,可以去除能产生"下极膨出"效应的乳房组织,随后将剩余的乳房组织折叠在一起形成最终的乳房外形。这是许多垂直切口乳房整形术的基本手术策略。然而,处理乳房下皱襞时,可预见的是在期望的位置定位一个稳定的乳房下皱襞的重要性不能被夸大,因为它确实是整个乳房的基础。如果乳房下皱襞位置改变时,通常会有损手术的最终整体效果。

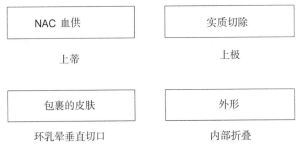

四个基本要素:SPAIR乳房成形术

NAC 血供	实质切除
上蒂	上极
包裹的皮肤	外形
环乳晕垂直切口	内部折叠

图82.4 短瘢痕乳晕下蒂乳房缩小术的基本要素。NAC,乳头-乳晕复合体。

结论

迄今,文献已报道多种乳房缩小术和乳房悬吊术。尽管这些手术方式的技术细节存在多种差异,但它们之间存在共性,都可以归纳为4个共同的基本要素。了解这些要素以及它们如何应用于这些手术,可有助于准确评估每种技术的优点和在尝试比较术后效果时避免错误判断。这样可以更好地了解完成乳房缩小术和乳房悬吊术的手术策略。

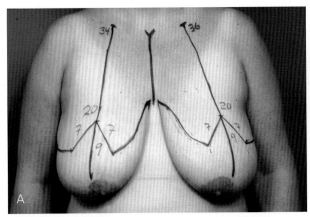
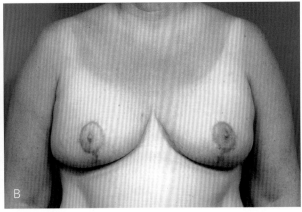

图82.5 A. 准备倒T形下蒂乳房缩小术的术前标记。B、C. 术后6周正面和侧面效果图。乳房体积与身体其余部分成比例,且乳头-乳晕复合体位于正中心,即刚好定位在乳房最大隆起的中心点。

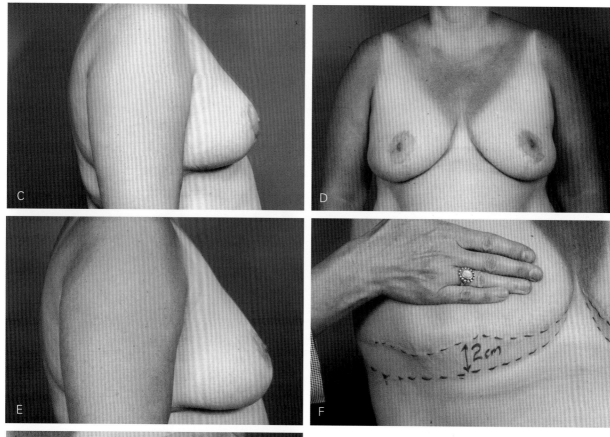

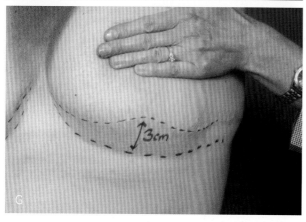

图82.5（续） D、E. 术后1年正面和侧面效果图。乳房体积已经转移到乳房下极，使得乳房上方看起来被掏空，并且乳头－乳晕复合体上移，不再位于乳房隆起曲线的顶点。F、G. 乳房抬起后，可以看到最终的下皱襞位置，其移至下皱襞瘢痕下方2～3 cm。这个瘢痕展现了手术后乳房下皱襞的原始位置，这个标记位置下方的乳腺组织下移导致了乳房缩小术后经典的"下极膨出"现象产生。

编者评论

在本章中，Hammond医生回顾了乳房缩小成形术和乳房悬吊术的基本原则和概念，并着重描述了两者的相同点和差异点。对于各类手术技术，所强调的4个要素包括：确保乳头－乳晕复合体血供；切除多余乳房组织；去除多余乳房皮肤；重塑乳房外形。使用哪种手术技术最终根据乳房特征和外科医生对该术式的熟练程度。当正确选择女性患者和正确设计及执行手术时，以上所述的所有技术都可以获得良好手术效果。本章为外科医生提供了有价值的信息。虽然对各种蒂进行了全面介绍，但仍有一种未描述，即内侧蒂。虽然内侧蒂与内上侧蒂相似,而且两种手术名称也经常互用,但是两种蒂的方向仍存在差异。按照 Orlando 和 Guthrie 最早的研究报道,他们指出内上蒂垂直缘为乳房 12 点钟位置至顺时针方向(右侧乳房)和逆时针方向(左侧乳房)75°~90°。这类蒂主要用于小容量乳房缩小术。内侧蒂垂直缘为自右侧乳房 1 点钟和左侧乳房 11 点钟位置,分别至顺时针方向(右侧乳房)和逆时针方向(左侧乳房)大约 45°。这可允许在乳头-乳晕复合体植入时,改善旋转弧度,并防止蒂形成折叠或卷曲。

这对需要大容量切除乳房组织的女性尤其重要。内侧蒂和内上侧蒂的其他优点是血供来自胸廓内动脉和胸肌穿支,乳头-乳晕复合体的神经支配在大多数女性中也可保留,并且对于给定的乳房,蒂的长度通常较短。虽然多数女性可应用血管蒂来确保乳头-乳晕复合体血供,但是在一些特大乳房中(单个乳房 2 500 g),有时也需要进行游离乳头移植。

(*M.Y.N.*)

参考文献

[1] Weiner DL, Aiache AE, Silver L, et al. A single dermal pedicle for nipple transposition in subcutaneous mastectomy, reduction mammaplasty, or mastopexy. *Plast Reconstr Surg* 1973;51(2):115-120.

[2] Weiner D. Breast reduction: the superior pedicle technique (dermal and composite). In: Goldwyn RM, ed., *Reduction Mammaplasty*. Philadelphia: Lippincott Williams & Wilkins; 1990:233-238.

[3] Arufe HN, Erenfryd A, Saubidet M. Mammaplasty with a single, vertical, superiorly- based pedicle to support the nipple- areola. *Plast Reconstr Surg* 1977;60(2):221-227.

[4] Courtiss EH, Goldwyn RM. Reduction mammaplasty by the inferior pedicle technique. An alternative to free nipple and areola grafting for severe macromastia or extreme ptosis. *Plast Reconstr Surg* 1977;59(4):500-507.

[5] Robbins TH. A reduction mammaplasty with the areola- nipple based on an inferior dermal pedicle. *Plast Reconstr Surg* 1977;59(1):64-67.

[6] Skoog TD. A technique of breast reduction: transposition of the nipple on a cutaneous vascular pedicle. *Acta Chir Scand* 1963;126:453-465.

[7] Orlando JC, Guthrie RH Jr. The superomedial dermal pedicle for nipple transposition. *Br J Plast Surg* 1975;28(1):42-45.

[8] Hester TR Jr, Bostwick J III, Miller L, et al. Breast reduction utilizing the maximally vascularized central breast pedicle. *Plast Reconstr Surg* 1985;76(6):890-900.

[9] McKissock PK. Reduction mammaplasty with a vertical dermal flap. *Plast Reconstr Surg* 1972;49(3):245-252.

[10] McKissock PK. Reduction mammaplasty by the vertical bipedicle flap technique. Rationale and results. *Clin Plast Surg* 1976;3(2):309-320.

[11] Strombeck JO. Mammaplasty: report of a new technique based on the two pedicle procedure. *Br J Plast Surg* 1960;13:79.

[12] Wise RJ. A preliminary report on a method of planning the mammaplasty. *Plast Reconstr Surg* 1956;17(5):367-375.

[13] Lassus C. A technique for breast reduction. *Int Surg* 1970;53(1):69-72.

[14] Lassus C. Breast reduction: evolution of a technique—a single vertical scar. *Aesthetic Plast Surg* 1987;11(2):107-112.

[15] Lassus C. A 30-year experience with vertical mammaplasty. *Plast Reconstr Surg* 1996;97(2):373-380.

[16] Lejour M, Abboud M, Declety A, et al. Reduction of mammaplasty scars: from a short inframammary scar to a vertical scar. *Ann Chir Plast Esthet* 1990;35(5):369-379.

[17] Lejour M. Vertical mammaplasty and liposuction of the breast. *Plast Reconstr Surg* 1994;94(1):100-114.

[18] Lejour M, Abboud M. Vertical mammaplasty without inframammary scar and with breast liposuction. *Perspect Plast Surg* 1996;4:67-90.

[19] Hall- Findlay EJ. A simplified vertical reduction mammaplasty: shortening the learning curve. *Plast Reconstr Surg* 1999;104(3):748-759.

[20] Hammond DC. Short scar periareolar inferior pedicle reduction (SPAIR) mammaplasty. *Plast Reconstr Surg* 1999;103(3):890-901.

[21] Benelli L. A new periareolar mammaplasty: the "round block" technique. *Aesthetic Plast Surg* 1990;14(2):93-100.

[22] Graf R, Biggs TM. In search of better shape in mastopexy and reduction mammaplasty. *Plast Reconstr Surg* 2002;110(1):321-322.

[23] Góes JC. Periareolar mammaplasty: double skin technique with application of polyglactin or mixed mesh. *Plast Reconstr Surg* 1996;97(5):959-968.

Benelli 环乳晕切口乳房悬吊术和乳房缩小术：双环法

Periareolar Benelli Mastopexy and Reduction: The "Round Block"

无论行何种乳房整形术，大家主要关注的是瘢痕最小化和塑造完美乳房。最理想的状态是将瘢痕局限在乳晕内。

各种环乳晕整形术的适应证有限[1-6]。由于乳晕张力会增加乳晕扩大和变形的风险，因此，只有中度下垂的小乳房患者才考虑使用环乳晕法乳房悬吊术。而"双环法"技术有效消除了这种风险，从而使环乳晕乳房悬吊术治疗乳房下垂或乳房肥大成为可能[7,8]。

我们这种手术技术的主要方法之一是使用一个封闭的环形真皮荷包缝合的方式治疗下垂和肥大。双环形成一个环，在乳晕周围形成一个牢固的圆形真皮瘢痕环（图83.1 和图83.2）。

为了获得较好的乳房外形，手术时需将腺体

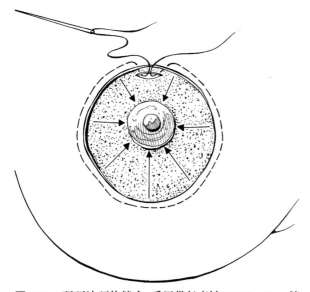

图83.1　双环法环扎缝合，采用带长直针 2-0 Mersilene 缝线以类似荷包缝合法缝合。缝合线穿过位置为距去皮化区域边缘外 5 mm 的真皮深层。双环法环扎缝合能更好控制乳晕和瘢痕，可用于许多肿瘤整形和经乳晕缘重建手术。

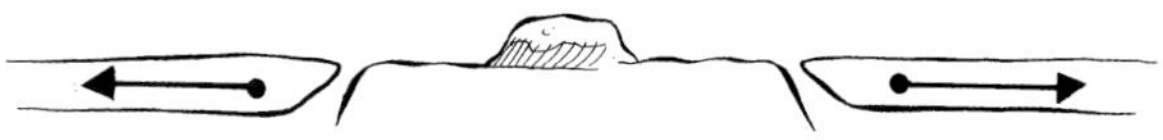

图83.2　剖面观显示双环法环扎缝合在乳晕和瘢痕处不产生张力。

切除（产生圆锥状）和皮肤切除（去除乳晕周围多余皮肤）分开进行。最终，腺体切除并塑形而成的圆锥状腺体表面的皮肤必须保持无张力。因为皮肤张力过大会导致乳房外观变平。

为了实现乳房的最大前凸度，我们采用倒 T 形切口法交叉缝合腺体，这种方法能将腺体完美形成圆锥状并提供支撑力，且不需要切除皮肤。皮肤仅简单地游离以平整地覆盖在圆锥状腺体上。

因为乳晕缘入路可易于对全乳腺处理，从而使手术切口最小化，所以对环乳晕瘢痕的控制为我们进行乳房成形术提供了更多新的可能。因此，环乳晕切口入路允许我们进行各种手术，如乳房悬吊术，伴乳房缩小或增大的乳房悬吊术，乳房肿瘤切除术、乳房皮下腺体切除术及全乳房切除术加乳房重建。

作为女性气质的象征，乳房外观在女性自我评价中起着重要的作用。乳房外观也有助于女性个人在社会中发展。女性对乳房外观的要求多受民族文化的影响，或有时仅被当时的流行趋势所影响；比如同一患者会发现自己在咨询医生时，北美的外科医生会建议隆胸术而巴西的外科医生则会建议乳房缩小术。外科医生必须要注意她的个人喜好并仔细听取患者的需求，牢记满足这些需求时必须考虑到解剖上的协调，因为某些患者想把自己的乳房大小从一个极端重塑到另一个极端。

腔镜外科和其他领域的发展已经使各种手术的瘢痕缩小。采用腋窝或环乳晕入路，术后留下的瘢痕很隐蔽甚至看不见，隆胸患者可以获得满意的效果。当今时尚是女性越来越愿意显露自己身体而不是紧紧包着，因此过去长瘢痕的乳房整形术现在已经很少有人愿意接受，而且更无法接受的是，因为这些瘢痕的情况是无法预见的。虽然患者坐直时，瘢痕可能比较隐蔽，但患者仰卧时，瘢痕就会很明显。

对成熟女性来说，瘢痕大小可能不太重要，但对年轻女性来讲，瘢痕有时会增生而对她产生负面的影响。仅在乳晕周围取切口，即可使瘢痕最小化。

环乳晕切口的乳房整形术优势在于瘢痕小，美容效果好，但外科医生也应警惕这种术式存在的其他潜在问题。最重要的是避免为了减少瘢痕的形成，而影响到乳房的外形和乳晕本身的外观效果。

在本章中，我们分析了可能避免这些潜在障碍并取得良好效果的技术因素，并正确地选取适合特定患者的环乳晕切口。每种技术在合适病例中实施时都可获得满意的效果。

"双环"技术的发展

1983年，我们开始开展环乳晕切口的乳房悬吊术，为防止乳晕扩大及减少术后瘢痕，我们采取环乳晕真皮层荷包缝合方式封闭切口。鉴于这种手术方式的卓越效果，我们进行了推广应用，并称之为"双环"技术。使用这个名称是因为手术时用不可吸收的缝线以荷包缝合的方式沿乳晕真皮层边缘进行环形缝合，从而形成了牢固的圆形皮肤瘢痕环。这种技术使我们已经能够治疗更为严重的乳房下垂，因此可扩大经环乳晕切口乳房悬吊术的适应证（其过去仅用于治疗中等程度的乳房下垂和乳房肥大），特别是担心术后有较高乳晕扩大和环乳晕瘢痕增宽风险的病例。

我们对"双环"技术慎之又慎地进行推广应用。刚开始，我们通过应用"双环"技术经环乳晕

切口乳房悬吊术和一期植入乳房假体确保乳房的外形和前凸度，获得了纠正乳房萎缩性下垂的最佳效果。

为在单纯乳房下垂和乳房肥大治疗中获得满意的圆锥状乳房，可在乳房基底部进行简单内翻和折叠，这种方法对于乳房较小者已取得了满意效果，但是对于乳房较大者效果不佳，其中有些术后远期出现乳房扁平和乳房下垂复发。

因此，我们采用倒T形切口乳房缩小成形术的经典方法。然而，我们仅在乳房腺体层进行倒T形切开及重塑，而不倒T形切开皮肤层，皮肤最终以"双环法"缝合方式封闭圆形切口而达到皮肤无张力重塑。

倒T形切口法技术的特点为将两个腺体瓣（外侧和内侧）交叉和重叠，可保证最大前凸度，从而达到最丰满的圆锥状乳房和最佳的长期提升效果[9]。

为确保乳房保持其外形，我们发现，将重塑为圆锥状的腺体固定在胸大肌上（至少是暂时固定）同等有效[10]。

对于乳腺的手术操作，我们的目标是尽可能地防止腺体与胸大肌分离，最大化保证腺体瓣的活力和确保乳房呈圆锥状。而对于皮肤，我们倾向于避免过多切除去上皮化后的椭圆形乳晕区。这有助于防止并发症出现，例如由于乳晕区张力过大而导致的瘢痕增生和乳房变平。

患者和方法

1983年以来，我们已经在美容外科、肿瘤外科和重建外科对超过386例患者进行了这项手术（表83.1）。而且，我们也持续改进这一手术方式，以用于严重乳房下垂或乳房肥大病例的治疗。每个乳房缩小术乳房切除的组织量平均为220 g（最大1 200 g）。

手术原则是进行内部倒T形切口法乳房悬吊术，用一个大的上侧皮肤腺体蒂确保乳晕血供，"双环"法无张力缝合覆盖在圆锥状腺体表面的乳晕缘皮肤切口，类似于手上戴手套。手术后几周，

表83.1　临床资料(从1983年1月至1997年1月)

缩乳术	51%	198
乳房固定术	19%	73
乳房固定和隆乳术	18%	69
肿瘤切除后重建术	12%	46
病例总数	100%	386

一旦术后水肿消退,皮肤将自然收缩贴在新的圆锥状乳腺上。乳房皮肤具有显著的伸展收缩能力,可自然调控而适应怀孕和哺乳期间体积的巨大变化,并在此期间乳晕直径随乳房的变化而变化。

在乳房上,我们将皮肤区分为:①菲薄而弹性好的乳晕皮肤,其功能为适应乳房体积变化,并且通常只产生细小的瘢痕和容易随腺体重量牵拉伸展;②厚韧的乳房基底部和乳房下皱襞的皮肤,其功能为支持乳房,而产生的瘢痕可能较大。

为了达到支持乳房的目的,我们使用环乳晕技术去除乳晕周围薄而弹性好但却没有任何支持乳房作用的皮肤,保存乳房基底和乳房下部支持作用良好的厚的皮肤。然而,其他产生倒T形瘢痕的技术均需在乳房基底部去除皮肤,即在乳晕下方垂直缝合的皮肤是之前转瓣重塑乳房的菲薄而弹性好的乳晕缘皮肤。这解释了垂直瘢痕的外观美容效果和其术后的良好弹性和牵拉能力。这个瘢痕长度通常在手术时限制为5 cm,因为术后会有所延长。

应用与倒T形切口法相同的方式处理乳晕血供和神经支配以及乳腺腺体,即选择垂直上蒂的皮肤腺体瓣确保乳晕血供和神经支配。因为要覆盖整个椭圆形乳晕缘的长度,这种蒂需要更宽大,而倒T形切口法乳房成形术,设计的蒂需要更狭窄,整个蒂围绕通过乳晕边缘,其需要游离相邻组织以达到提升。因此,乳晕的血供、哺乳能力和神经支配均可通过"双环"技术得到更好的保存。

应用剪刀贴近腺体剪开皮肤可保留皮下血管完整性。我们在宽椭圆形去表皮区域做皮肤切口时,会保存1 cm的真皮条以保护椭圆形皮肤边缘,特别是其下部的皮肤边缘。

因此,整个手术保留了乳房的血液供应和神经支配。其优势在于瘢痕控制改进和保持重塑乳房的腺体组织活力。

患者选择和术前准备

术前咨询对了解患者的期望值至关重要,她们的期望值经常会超出手术的预期效果。应该告知患者手术效果依赖乳房组织的解剖质量。因此,患者选择和手术准备务必谨慎。

在计划手术时,我们必须考虑3个因素:心理背景、解剖学因素和我们自身的技术经验。

心理背景

心理背景是最重要的因素。患者必须愿意接受因缩小瘢痕而出现的乳房外形不够完美。因此,我们应该对术后可能出现的困难有一个现实的认识,以了解患者对缩小瘢痕的意愿。

患者应知晓乳房悬吊术,特别是环乳晕乳房悬吊术的潜在术后并发症,例如术后乳晕皮肤出现褶皱或扇贝状变形,其可能将持续数周甚至数月,2个月内需要24小时穿戴胸衣;偶尔,在出现瘢痕增生、皮肤持续不平整时,可能需要修复瘢痕;甚至在手术失败时,可能最终需要行倒T形切口法乳房悬吊术。

从患者对这些术后风险的反应,可以判断哪些患者可能不能接受这些术后并发症或不完美的效果。通常,有"过分需求"的患者将被排除,因为他们经常有不切实际的期望或过度自恋的倾向。通常要求短瘢痕技术的患者都想获得自然的乳房外观和基本满意的手术效果,会希望对乳房外形和细小难辨的瘢痕感到欣喜。

解剖学因素

年轻患者的中度乳房下垂或乳房肥大是该术式最佳适应证。在这些患者中,皮肤有良好的收缩能力且乳腺组织也更坚韧,这点很重要,因为年轻女性的皮肤瘢痕更容易增生,因此我们要尽量缩小瘢痕范围。

然而,乳房脂肪组织过多或有大量多余皮肤

则为该术式的禁忌证。而且，外科医生考虑给超重、老年或吸烟患者手术时应需谨慎。

胸型和乳房外形也很重要：管状乳房是一个很好的适应证，但对过于巨大的乳房，手术则更为困难。

手术经验

对于不熟悉该手术的外科医生来说，建议优先选择中度乳房下垂患者开展该术式，其中设计的环乳晕椭圆形区域的垂直轴不要超过 10 cm。获得一些经验后，可以选择扩大适应证为较严重的乳房下垂或肥大患者。难易度主要取决于乳房下垂的程度。这种术式类似倒 T 形缩乳整形术，在腺体瓣远端部分进行切除，但不切开皮肤。

因此，如果心理和解剖学因素支持，我们将可能为更多的年轻患者选择这种手术，甚至在严重的乳房肥大患者中也可尝试。

手术技术

第 1 步：设计和标记

我们没有标准模式，每个手术都因患者个体而异。标记由患者站立开始，然后仰卧位，最后再返回站立位。

站立位标记

标出中线显示对称性（图 83.3）。在锁骨水平距正中线 6 cm 处标记乳房中轴线。此经线不是下垂乳房的经线，而是手术重塑后乳房的经线。这个新经线不一定穿过下垂的乳头，因为乳房下垂通常会因胸壁的自然弧度而有不同程度的外扩。

新的经线经常比下垂乳房的顶点更靠内侧。患者站立时不能标记乳房中轴线的下部，仰卧时才可标记。

新乳晕在中轴线上的位置：乳晕的上缘（A 点）位于乳房中轴线上，在乳房下皱襞的前投影点上方 2 cm 处。手术重塑乳房时，外科医生需要确定 A 点是否在正确的位置。

对称性：为了更精确地评估，外科医生检查

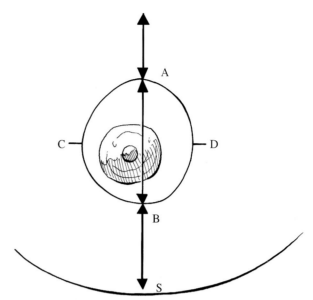

图 83.3 皮肤标记。选择 4 个基本点缝合，尽量缩小椭圆形区域的大小。需要大量的皮肤覆盖圆锥状腺体，手术后皮肤会回缩。切除过多的皮肤会造成严重的并发症。对于 A、B、C、D 和 S 点的具体描述参见文本。

时，患者要以解剖学姿势站立。面向患者正前方 3～6 英尺（1 英尺＝30.48 cm）处是检查者的最佳位置。检查期间，外科医生还可检查乳房其他的不对称问题。

乳房大小不对称时，这种站立位的术前评估可以通过左右乳房对比，用于评估乳房缩小术后可能的差异。

仰卧位时标记

标记乳房下部时，患者需仰卧位，上肢对称地放于身体两侧。

乳房下皱襞和腺体范围的标记。S 点是乳房中轴线穿过乳房下皱襞的点。它通常位于乳房下皱襞距中线约 10 cm 处。

B 点是新乳晕的下缘。位于乳房中轴线上，其位置取决于最终乳房的预估覆盖体积和乳房皮肤的回缩情况。B 点和 S 点之间距离（BS）可以在 5～12 cm 之间波动。

留下充足的 BS 距离有两个优势。皮肤无张力地覆盖圆锥状腺体可以防止乳房外形变平，使皮肤自然地缩回，以适应乳房腺体内部重塑形成的新圆锥状腺体的高度。减少皮肤的切除范围有利于在乳晕缘缝合时皮肤能更好地适应乳晕的最终大小。

C点和D点分别是椭圆形区域的内外侧标记点。使用乳房中轴线作为参照，对称地标记这C点和D点，目的是标记出乳晕缘椭圆形区域的最小尺寸，因为需要充足的皮肤对提升和凸起的新的腺体锥无张力覆盖。因此，C点是乳晕缘椭圆形区域的外侧界限，通常接近乳晕的外侧边界。

以乳房中轴线作为参照，乳晕缘椭圆形区域的内侧界限（D点）在C点的对称位置，根据胸壁的宽度，植入的乳房假体以及需要皮肤覆盖的乳房，位于距中线8～12 cm的位置。以中线做参照，对称地标记对侧乳晕缘椭圆形区域的内侧边界。

捏住A点和B点，然后捏住C点和D点，分别检查标记点拉拢后的皮肤张力，验证保留的皮肤足以无张力地覆盖腺体。最后，用虚线连接A、B、C和D点，标记出乳晕缘椭圆形区域。当患者仰卧时，这些点连成的椭圆形区域应该近似圆形。

患者站立位对设计的椭圆形区域做最终确认，因为站立时重力会使椭圆形区域的垂直经线变长。此外，外科医生应检查对称性，并在检查时，记录和拍摄标记的各种参数。

第2步：准备

患者半坐位，将两侧上肢放于下肢两侧，然后用胶带固定到身体上。用生理盐水（1 000 mL）、肾上腺素（0.25 mg）和2%利多卡因（20 mL）的配比溶液对手术区域局部浸润注射。除注射椭圆形区域和周围3 cm外，还需对要游离的区域进行皮下注射，以确保皮缘的血供。腺体切除区域以及胸大肌固定腺体区域的胸肌前间隙也要浸润注射。

第3步：切开和解剖

乳晕缘椭圆形区域可通过以同心圆式牵引表皮瓣完成去表皮化（图83.4）。用超过最终所需直径1 cm的管状物在拉紧的皮肤上标记乳晕区，超出的1 cm可补偿后续皮肤的扭曲和回缩。

在去表皮化的真皮区域做2～10点钟位置的半环形切口，切口距全层皮肤皮缘1 cm，此切口设计可确保改善保留侧表皮边缘的皮下血供。

在皮下进行切开分离以确保皮肤血供完整。皮下切开分离范围从预设乳晕椭圆形区域至乳房下皱襞边缘（图83.5）。在外上象限，胸外侧动脉分支血管在该腺体区域浅表走行，因此皮下切开

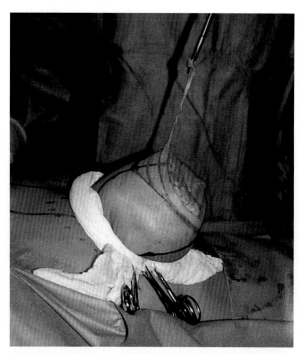

图83.4 去表皮化。通过以同心圆式牵引表皮瓣快速去除乳晕缘表皮。

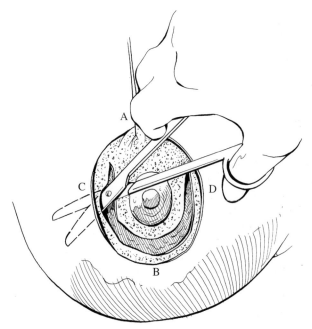

图83.5 皮肤腺体的游离范围为覆盖新圆锥状腺体的皮肤能均匀分布的最小范围。

分离时必须更浅表,以保留胸外侧动脉分支血管。为了良好暴露,充分牵拉非常必要。

在此阶段,术者切开腺体构建支持乳晕的血供和神经支配的真皮腺体瓣。这个切口通常不沿真皮边缘切,因为特别是在外侧,真皮边缘会太靠近乳晕。

腺体切口为距离乳晕下缘 3 cm 的半圆形切口,此切口设计可保留乳晕的神经支配和血液供应。此切口易于打开胸肌前间隙,可让我们仅在前间隙的无血管中心区域分离,前间隙外周区域的筋膜与乳腺腺体附着更牢固,而血管穿支也主要在外周区域,因此在无血管区操作可有效保留外周区域的血供。

然后,将下方腺体瓣用两个钳子夹持上提,在乳房中轴线外侧垂直切开至胸肌筋膜。

切开分离后,共分出 4 个皮瓣(图 83.6):

- 支持乳晕血供和神经支配的上方真皮腺体瓣。
- 内侧腺体瓣。
- 外侧腺体瓣。
- 游离的皮瓣。

对腺体瓣的处理有助于减少乳房体积,如果需要,也可将皮肤腺体瓣固定在新位置形成锥形腺体而重塑腺体,最后在锥形腺体表面对皮肤切口以双环法缝合方式闭合。

第 4 步:切除腺体

根据病例特点,可以在不同的腺体瓣上切除腺体。为了缩小上象限,可以进行 Pitanguy 式龙骨样切除(图 83.6)。为了缩小外下象限,可采用类似倒 T 形切口法乳房缩小术切除外侧瓣(图83.6)。如果外侧瓣仍然太厚,可进一步在胸肌前间隙切除腺体瓣后侧,以获得理想厚度。

为了缩小内下象限,可以在内侧瓣的远端部分切除腺体。如果要切除的体积较大,可采用类似倒 T 形乳房缩小术切除。在某些病例,内侧瓣的切除不向内侧继续扩大,以留下足够的组织量填充乳房内侧部分。

第 5 步:腺体塑形

根据每个患者的解剖学特点,设计腺体瓣以获得良好外观,同时进行最小范围游离以防止脂

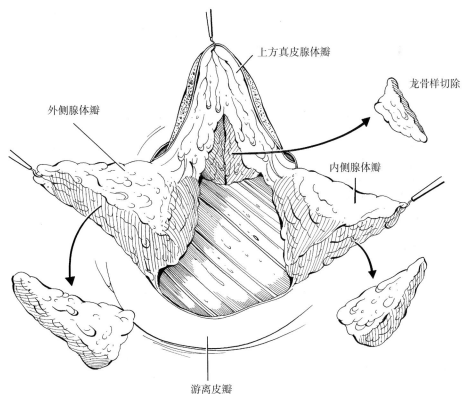

上方真皮腺体瓣

龙骨样切除

外侧腺体瓣

内侧腺体瓣

游离皮瓣

图 83.6 腺体瓣的切除,如有必要,切除方式类似于倒 T 形切口法:包括支撑乳头－乳晕复合体的垂直上蒂皮肤腺体瓣、外侧和内侧腺体瓣和游离皮瓣。

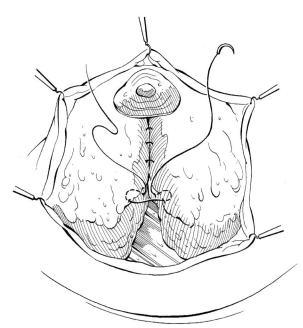

图 83.7　对下方腺体进行内翻折叠缝合,因为不游离乳房后间隙,可以在切断最少腺体血管情况下塑造圆锥状腺体和提升乳房。这种方法适用于小乳房和腺体组织韧度差的病例。

肪坏死。如果没有质地坚韧的腺体和充足的组织量,我们则不能构建腺体瓣。相反,我们不在腺体后方游离,仅以乳房中轴线为轴将两侧腺体简单内翻折叠(图 83.7)。这种内翻折叠的缝合方式可

以在小乳房病例中完美塑造圆锥状腺体,而在较大的乳房中,要想获得持久完美的圆锥状腺体,乳房交叉缝合悬吊术效果更好。

腺体瓣缝合可缩小乳房基底部,塑造圆锥状外形并提供最佳的持久支撑。乳房交叉缝合悬吊术经常很好地达到这些目标。

我们起始以内翻折叠方式缩小上侧乳腺基底部,即龙骨样切除缝合复位。缝合后线不剪断,而直接缝合到腺体后方潜行的顶部胸肌上,这种缝合可同时将乳腺上端塑造成圆锥状并对其提升。这种暂时过度的提升,可使乳腺上端明显凸起。

如果上侧乳腺组织量较小,则不进行龙骨样切除,而仅简单地将腺体从后方和胸大肌缝合提升上极即可(图 83.8 和图 83.9)。在愈合期间,因重力作用,提拉上极产生的明显凸起会在几周内消失。

将两个下方腺体瓣交叉缝合(外侧瓣和内侧瓣)可缩小下方腺体基底部。交叉在上方的腺体瓣可移动的幅度最大。因为乳房下垂不仅存在垂直方向的下垂,还有乳房的整体外移,因此我们通常会选择将外侧腺体瓣交叉覆盖在内侧腺体瓣上,以使乳房外形偏向内侧。而在一些特殊病例,

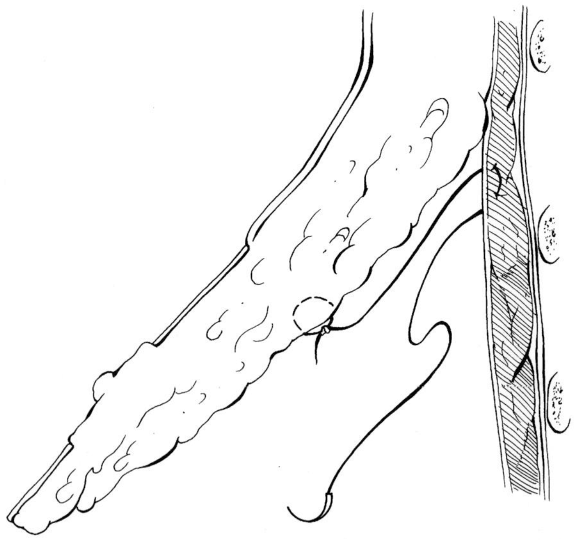

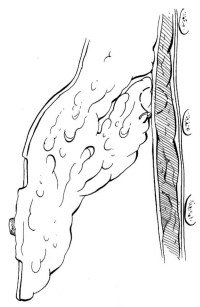

图 83.8　提升上端,并与胸肌缝合固定。避免缝合时腺体组织过紧导致绞窄性缺血,首先在腺体侧缝合打个无张力结,然后再持针线缝合至胸肌打结固定。

图 83.9　与胸肌附着点缝合牵拉可提升乳晕和乳房上端的位置,这种操作可以防止手术后乳房下垂复发。无论行何种手术切口或何种乳房整形术,乳房上端直接出现明显凸起均为正常。

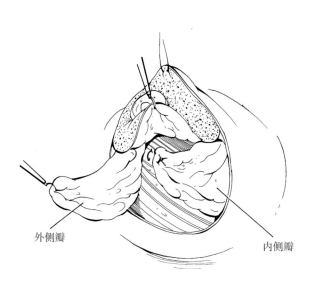

图83.10 内侧瓣旋转、折叠，以U形缝合固定在胸肌。胸肌的固定位置必须根据每个患者的解剖来分析选择。大多数情况下，内侧瓣缝合在乳晕后方，以确保能更好地支持乳晕前凸。

如果需要将乳房整体向外偏移时，则会在手术时需将内侧腺体瓣交叉覆盖在外侧腺体瓣上。

在多数病例中，进行交叉缝合乳房悬吊术会将内侧腺体瓣旋转或折叠置于乳晕后方，将其远端部分以U形缝合方式固定到胸大肌（图83.10）。然后，再将外侧腺体瓣交叉覆盖在内侧腺

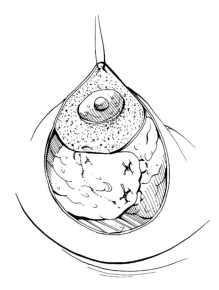

图83.11 外侧瓣交叉越过内侧瓣，交叉越过区以浅层U形缝合固定，缝合时勾缝Cooper韧带以避免缝合线压迫腺体瓣内的走行血管。腺体全层"系带"式缝合后将强有力地支撑新圆锥状腺体（第7步）。

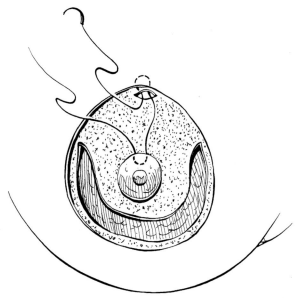

图83.12 通过真皮窗将乳晕上缘牢靠缝合固定，真皮窗技术可避免瘢痕扩大，并可使术者将环扎缝合的线结包埋其中。

体瓣，并以U形缝合方式缝合固定（图83.11）。最后，调整这些腺体瓣缩小乳腺基底部，并塑造圆锥状腺体而避免上方覆盖的乳头、乳晕内陷。

第6步：用于乳晕固定的真皮窗

在距预设乳晕椭圆形区域上缘5 mm的真皮处做一个1 cm切口，即为真皮窗，通过此真皮窗将乳晕向上提拉，并与椭圆形区域上缘皮肤牢靠缝合固定（图83.12）。通过此真皮窗，我们制作了一个小的皮下袋，通过这个小袋我们可牵拉并将乳晕上缘真皮层与小袋深层真皮缝合固定，并可将线结埋藏于皮下。通过这种缝合，乳晕与周围皮肤可达到无张力缝合。

第7步：腺体全层"系带"式缝合

手术的最理想状态为，圆锥状腺体塑形良好，乳头乳晕在圆锥状尖端。腺体组织的质量决定了是否可以保持长期的手术效果。为了保持最佳外形，我们优选2-0带长微曲针的Mersilene缝线进行腺体全层"系带"式缝合（图83.13）。这种缝合方式，即使在乳腺腺体韧度较差，特别是脂肪组织较多的患者，也同样非常有效。

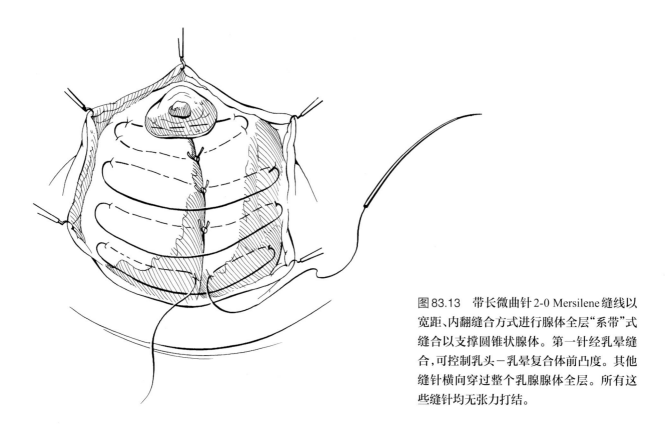

图83.13 带长微曲针2-0 Mersilene缝线以宽距、内翻缝合方式进行腺体全层"系带"式缝合以支撑圆锥状腺体。第一针经乳晕缝合,可控制乳头-乳晕复合体前凸度。其他缝针横向穿过整个乳腺腺体全层。所有这些缝针均无张力打结。

腺体全层"系带"式缝合具体方式为:缝线贯穿整个腺体厚度,宽距、间断内翻缝针,中等张力打结使两侧腺体瓣交叉折叠。"系带"式缝合的上部也需穿过乳晕缘的真皮腺体瓣,这样可固定乳头-乳晕复合体的前凸度,防止其向前异常凸起。特别注意,腺体全层"系带"式缝合时需无张力缝合,以免阻断腺体血供和造成脂肪坏死。腺体全层"系带"式缝合的作用是为浅层缝合方式塑形的圆锥状腺体提供被动支撑(参见第5步)。

第8步:双环法环扎缝合

环形切除-荷包缝合技术,即双环法(round block technique)。

将游离的皮肤上提覆盖圆锥状腺体,必要时可扩大游离范围使其易于上提,并使乳晕周围皮肤均匀分布。

双环法环扎缝合类似于荷包缝合,缝合深度为真皮深层,缝线穿过位置为距椭圆形区域边缘外5 mm(图83.14)。首先将缝线穿过缝合固定乳晕的真皮窗,然后沿着距椭圆形区域边缘外5 mm的真皮深层潜行,完成整圈缝合后返回起点打结

(图83.1)。缝合使用带7 cm长直针的Mersilene 2-0缝线,这种缝针和缝线易于在真皮层潜行。

牵拉缝线提起乳晕周围的游离皮瓣,在缝线上滑动皮肤可使皮肤均匀分布。按预设乳晕直径放置一个乳晕环,并将缝线沿乳晕环打结(图83.15)。将线结通过真皮窗埋在皮下,并在线结处滴1滴聚维酮碘。在使用前,将缝合线在聚维酮碘液中充分浸泡。我们优选编织聚酯缝合线,因为瘢痕能长入这种缝合线的纤维间隙中,这样可避

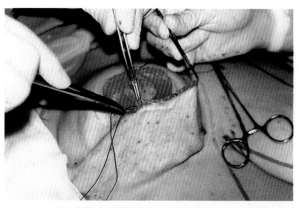

图83.14 长直针在距椭圆形区域边缘外5 mm的真皮深层潜行的缝合图。双环法环扎缝合线结埋在皮肤全层下面而不是露在切口下方。

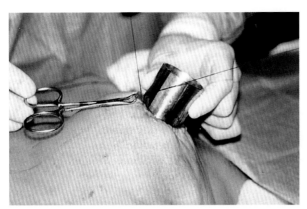

图 83.15 牵拉双环法环扎的缝合线并绑到一个金属管上,以便于精确测量两侧乳晕的直径及其对称性。

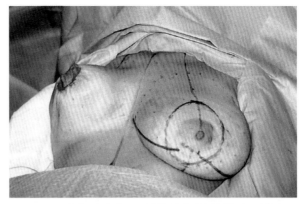

图 83.16 术者可通过双环法将游离皮瓣提拉和覆盖在重塑的圆锥状腺体上,同时将多余皮肤均匀分布。

免乳房移动时皮肤在缝合线上滑动。

在缝合皮肤切口之前,需改善乳晕周围皮肤分布,尽量避免较深的皱褶,必要时,可尝试用更多的浅皱褶来替代深皱褶,这样更多的是皮肤压迫而不是皱褶。双环法荷包缝合可将覆盖的圆锥状腺体表面的皮瓣上提,并可通过调整缝线使皮瓣均匀分布(图 83.16)。

第9步:乳头 – 乳晕复合体凸度的调整

腺体圆锥状塑形可使乳头 – 乳晕复合体前凸,甚至使其明显前凸。因此,需要设计一些缝合技术来控制乳头 – 乳晕复合体的前凸度:

- 腺体塑形后,腺体全层"系带"式缝合,经乳晕组织的第一针缝合(图 83.13)是控制乳头 – 乳晕复合体前凸的关键(第7步)。
- 皮瓣乳晕缘内翻缝合可牢固地垂直牵拉乳晕缘全层和水平牵拉椭圆形区域皮缘。
- 在这些缝合部位也可调整缝线使皮肤隆起分布均匀(如 Cardinal 缝合)(图 83.17)。

- 直针带 2-0 编织聚酯缝合线径向穿过乳晕U 形缝合后打结。为将线结覆盖,缝合起点和止点均埋于乳晕深层(图 83.18)。U 形缝合在保持乳晕呈圆形也有作用;有时,乳晕易于呈现为椭圆形。在从椭圆形的最大直径径向穿过来进行 U 形缝合时,适当给予缝合线张力,可使乳晕维持圆形。

以上采取的所有缝合等措施均可控制乳头 – 乳晕复合体的大小、形状和前凸。

第10步:皮肤补充缝合

为将大椭圆形区域最终与小乳晕完美契合,需要进行补充缝合。使用 4-0 Vicryl 缝合线从乳晕顶部开始环乳晕一周皮内缝合,缝合细节为在椭圆形区域边缘大针脚水平进出针和乳晕边缘垂直进出针。这种缝合方式可避免产生深皱褶,且可使浅皱褶均匀分布。缝合后缝线原位吸收,外露线结3周后剪除。

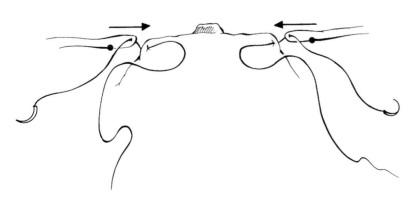

图 83.17 皮瓣乳晕缘内翻缝合可以控制双环法环扎缝合产生的乳晕前凸,以及在主要标记点缝合使乳晕缘皱褶均匀分布。

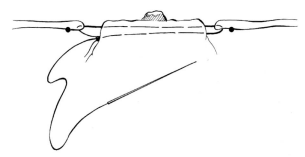

图83.18　径向穿过乳晕的U形缝合可形成屏障限制乳晕前凸,并可使可能出现的卵圆形乳晕维持圆形。

第11步:敷料包扎和术后护理

第一层包扎的敷料是在乳晕区覆盖湿敷料和在游离皮瓣区覆盖干敷料。用弹性绷带适度压力缠绕固定以避免血肿形成。腋窝下方放置负压引流。

手术后第2天,患者出院。去除负压引流和所有敷料,检查皮瓣的活力,先用消毒液、后用乙醚清洁皮肤,以促进黏着垫的黏附。使用的黏着垫是一种无菌、超薄、高度贴合、半固态聚氨酯泡沫黏着垫。这种敷料可覆盖乳晕和手术切口,并保护所有游离皮瓣。患者离院后需穿简单的胸罩,以保持乳房和黏着垫的正常位置。

这种黏性聚氨酯泡沫垫具有许多优点。

- 减小手术切口的张力。
- 吸收切口渗出液。
- 避免局部碰伤和细菌感染。
- 肿胀期限制乳头-乳晕复合体前凸。
- 为了患者方便,不必去除敷料,只需每周一次到医院就诊观察调整和更换黏着垫即可。

术前和术后抗生素治疗6天,必要时进行胃肠外或口服止痛药。患者2个月内必须昼夜穿戴胸罩。

案例

结果如图83.19所示。

术后并发症

术后并发症与传统乳房整形术出现的术后并发症一样(表83.2)。皮肤腺体瓣游离减轻了皮肤坏死和腺体脂肪坏死的问题。为了避免这些并发

症,必须采取一些预防措施。

为保证良好的皮瓣血供,应注意以下几点。

- 尽量少地切除皮肤,避免皮瓣张力过大。
- 不要损伤去皮化椭圆形区域的边缘。
- 做皮下切开游离时,保护真皮下血管网。
- 将皮下游离控制在最小需求范围,这样可以在圆锥状腺体上更容易地提拉调整皮肤,如同联合肌肉筋膜系统进行的面部提升术。
- 手术中精心操作皮瓣,只夹持去除表皮的真皮边缘。

表83.2　340例乳房提升术、缩小术或隆胸术的术后并发症

血肿	6	1.7%
浆膜瘤	1	0.2%
感染	3	0.8%
皮脂腺囊肿	6	1.7%
完全或边缘性乳晕坏死	0	0.0%
乳晕敏感缺失	0	0.0%
皮瓣部分坏死	3	0.8%
增生性瘢痕	1	0.2%

为保证良好的腺体血供,应注意以下几点。

- 不要损伤腺体瓣基底部。
- 将皮下和胸肌前间隙游离控制在最小需求范围,达到腺体移动所需空间及缩小和重塑圆锥状腺体的需要即可。在腺体瓣远端切除腺体避免腺体过长时间出现远端缺血。

乳房交叉悬吊术的第一组缝合应靠浅表以避免腺体瓣卡压导致坏死。腺体全层"系带"式缝合穿过重塑圆锥状腺体的全层,并且打结时需无张力,其唯一作用是为圆锥状腺体提供被动支撑。我们优选编织聚酯缝合线进行腺体全层"系带"式缝合,因为瘢痕能长入这种缝合线的纤维间隙中,这样可形成最佳的组织愈合。

曾有一例感染病例,是一例有胸部痤疮的16岁女孩。起因为她术后未去除敷料就洗了热水浴,洗浴后敷料一直是湿的,而且术后一整周都没有换药。结果除了双侧乳房的葡萄球菌蜂窝织炎

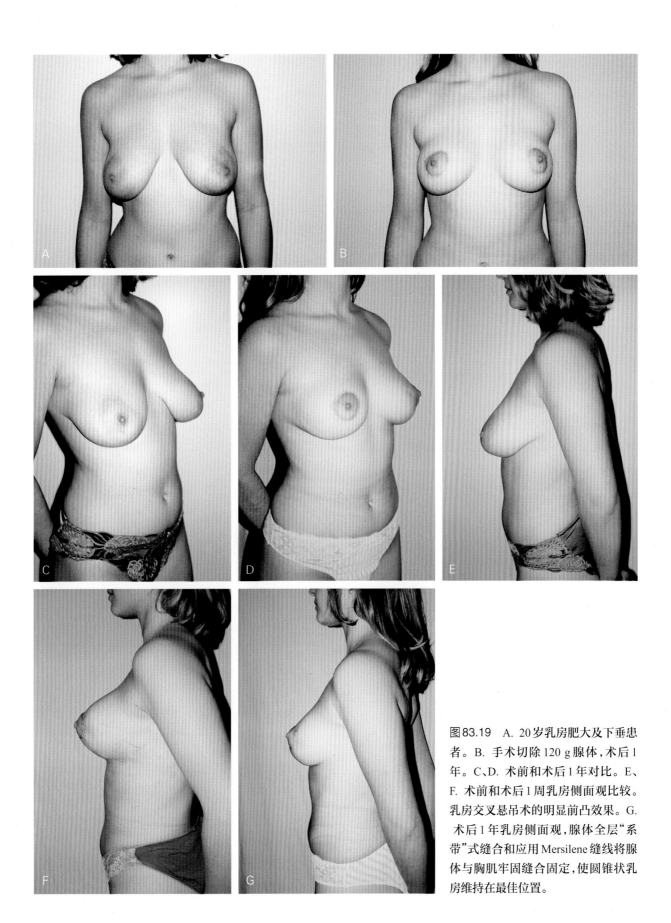

图83.19 A. 20岁乳房肥大及下垂患者。B. 手术切除120 g腺体,术后1年。C、D. 术前和术后1年对比。E、F. 术前和术后1周乳房侧面观比较。乳房交叉悬吊术的明显前凸效果。G. 术后1年乳房侧面观,腺体全层"系带"式缝合和应用Mersilene缝线将腺体与胸肌牢固缝合固定,使圆锥状乳房维持在最佳位置。

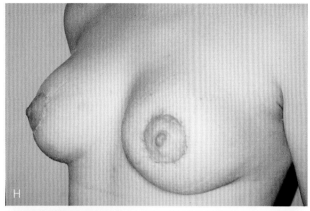

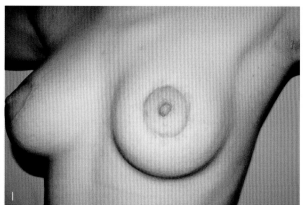

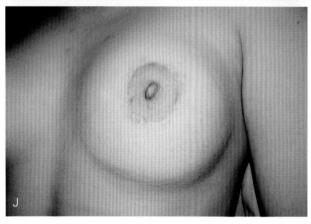

图83.19(续) H. 术后1个月的乳晕;双环法缝合将多余皮肤均匀分布,避免形成深皱褶。I. 术后1年的乳晕;双环法缝合避免乳晕和瘢痕的扩大。J. 术后1年仰卧位的乳晕,皱褶消失,手术保留原乳房下皱襞的自然外观。

外,湿敷料下面的痤疮突然恶化。感染组织需要进行手术清创。自然愈合后,她再次接受手术,但这次采用了倒T形切口法,最终结果满意。

另外2例感染病例,分别发生在严重的多囊性乳腺炎,以及由于缝线过紧导致乳房腺体缝合时脂肪嵌顿入组织间隙,发生卡压进而出现腺体瓣脂肪坏死的患者。在这2个病例中,手术切口延迟愈合,但最终结果满意。术后可在局部麻醉下进行瘢痕修复,并将瘢痕尽量限制在乳晕周围。

长期并发症

通过切除乳晕缘最小范围的皮肤,正确使用双环法环扎缝合(参见第8步)和通过真皮窗固定乳晕(参见第6步)防止瘢痕和乳晕扩大。

通过良好的交叉乳房悬吊术或腺体全层"系带"式缝合内翻折叠腺体来防止乳房外观扁平和乳房下垂复发(参见第5步和第7步)。

可通过在真皮深层内潜行进行双环法环扎缝合,均匀分布乳晕周围多余皮肤,皮肤沿双环法环扎缝合线上滑动(参见第8步),以及最终应用皮内补充缝合(参见第10步)等方法来避免皱褶存在。

采用腺体全层"系带"式缝合经乳晕组织第一针缝合技术(参见第7步),皮瓣乳晕缘内翻缝合,或经乳晕径向U形缝合(参见第9步)等技术预防乳晕前凸。

结论

双环法技术的出发点是通过在乳晕皮肤深层环扎缝合,即类似荷包缝合,来治疗乳房下垂和乳房肥大,术后只有一个短乳晕瘢痕且无乳晕或瘢痕扩大。

对术后效果进行详细分析,可使我们能详细阐述术中的每一步操作,解决整个手术过程中遇到的每个问题。有了这些技术的改进和选择明确手术适应证的患者,双环法技术可使我们能够获得稳定和满意的效果,包括微小的瘢痕和满意的乳房外形,以及最低的并发症发生率。

外科医生首次使用该技术时应该选择解剖条件好的轻度乳房下垂或乳房肥大患者作为此手术的对象。为了达到良好的效果，手术的每个细节，从术前标记到皮肤缝合，都需要谨慎细致。

我们期望双环法技术经过在美容或肿瘤重建外科的广泛应用，加上其他相关学科临床医生的不断改进，可有效减少瘢痕后遗症，大幅度提高患者的生活质量。

编者评论

非常感谢Louis Benelli在本章中对双环法入路乳晕缘瘢痕乳房悬吊术的介绍。当然，Benelli博士正是因推广和重新赋予经乳晕缘手术的理念，且不增加乳房的垂直或横向切口而闻名。

他在本章节介绍的内容与本书中Góes博士的观点相同：即在适应证明确的患者中，经乳晕缘切口乳房悬吊术或经乳晕缘手术都可以获得无乳房额外瘢痕的良好美容效果。然而，注重患者的选择和手术细节是实施这一手术的关键。

(S.L.S.)

参考文献

[1] Dartigues L. Etat actuel de la chirurgie esthétique mammaire. *Monde Med* 1928;38:75.

[2] Erol O, Spira M. Mastopexy technique for mild to moderate ptosis. *Plast Reconstr Surg* 1980;65:603.

[3] Faivre J, Carissimo A, Faivre JM. La voie péri-aréolaire dans le traitement des petites ptoses mammaires. In: *Chirurgie Esthétique.* Paris: Maloine; 1984.

[4] Gruber RP, Jones HW Jr. The "donut" mastopexy: indications and complications. *Plast Reconstr Surg* 1980;65:34.

[5] Hinderer U. Plastia mammaria modelante de dermopexia superficial y retromammaria. *Rev Esp Cirurg Plast* 1972;5:521.

[6] Kausch W. Die operationen der mammahypertrophie. *Zentralbl Chir* 1916;43:713.

[7] Benelli L. Technique de plastie mammaire le "round block." *Rev Fr Chir Esthet* 1988;13:7-11.

[8] Benelli L. A new periareolar mammaplasty: round block technique. *Aesth Plast Surg* 1990;14:99.

[9] Vinas J. The double breasted breast. *Rev Soc Argentina Cirurg Estet* 1974;1:25.

[10] Vogt T. Mammaplasty: the Vogt technique. In: Georgiade NG, ed. *Aesthetic Surgery of the Breast.* Philadelphia: WB Saunders; 1990: 271-290.

Ruth Graf　André Ricardo Dall'Oglio Tolazzi
Thomas Biggs　Maria Cecília Closs Ono

第 84 章

胸壁组织瓣和胸肌环法乳房悬吊术

Mastopexy With Chest Wall－based Flap and Pectoralis Muscle Loop

引言

所有外科手术包括乳房外科手术,都在持续不断地发展[1-14]。Wise[15]、Pitanguy[16]、Lassus[17-19]、Lejour[20-23]、Benelli[24]等学者对乳房外科学做出了巨大的推动,不仅简化了手术步骤,而且还使切口瘢痕缩短及乳房外形更加美观。本章介绍一种旨在获得更佳乳房外形的手术方法。该方法构建了一种胸壁－乳房组织瓣,将该组织瓣从胸肌环下方穿过,移位至乳房上极,并通过胸肌环将其固定在乳房上部。这种方法可以应用在不同的切口,如:标准倒 T 形切口,短 T 形切口,L 形切口或乳晕缘垂直切口。本章我们介绍的手术方法选择的是垂直切口,其在切除乳头乳晕周围的垂直椭圆形区域后将产生大量多余的皮肤,可以双环法缝合切口。这种切口描述为纵向椭圆形切口最为合适。如果需要行乳房缩小术,术中可通过在乳房下部去除所需组织量和最佳位置切除即可完成。该术式可以切除的乳房组织数量是没有限制的。

手术方法

患者取站立位画线标记。第一条线沿中线从胸骨上切迹向下至剑突,第二条线从锁骨距胸骨上切迹 5 cm 处至乳头－乳晕复合体(NAC),然后垂直向下至乳晕。标记胸骨上切迹至乳头－乳晕复合体连线上 17～20 cm 处的点(A 点),此点约位于乳晕上缘。标记乳房中线与乳房下皱襞上方 2～4 cm 的交汇点(D 点)。根据乳房的大小,D 点至乳房下皱襞的距离会在 2～4 cm 之间变化(图 84.1)。

轻轻向外侧推挤乳房(如 Lejour 描述的方法),平行于中线绘制一条线,并与 D 点相连。再轻轻向内侧推挤乳房,同法绘制一条线,与 D 点相连。在内侧和外侧线上距 D 点约 5～8 cm 处进行标记(B 点和 C 点)。应当注意的是,推挤乳房时应予以适当张力,以确保既能切除足够的皮肤,也不至于张力过大,增加缝合难度。该距离也根据乳房的大小和松弛度而相应改变。自 A 点到 B 点和 C 点绘制小弧度曲线。最终,AB 线距中线不小于 9 cm,AC 线距腋前线不小于 10 cm。

因乳房大小不同,D 点到乳房下皱襞以及 BD 线和 CD 线的距离各异,因此外科医生可对其做适当调整。乳房越大,这些距离越大,但是,这些距离分别应该不超过 4 cm 和 8 cm。另外,标记时将 B 点和 C 点适当拉近,以便在缝合时不会出现明显张力。

手术过程

患者仰卧于手术台上,全身麻醉诱导后或硬膜外麻醉(局部麻醉也可完成手术)后消毒、铺巾,沿切口标记线皮下浸润注射(除乳晕表面)稀释的肾上腺素-盐水溶液(1:100 000)。将 AB、AC、BD 和 CD 连线划定的皮肤区域去表皮化(图 84.2),应保留乳头－乳晕复合体(直径 4.5～5 cm)。沿 BD 线和 CD 线做切口,并在乳头－乳晕复合体下方 1 cm 处横向切开真皮层。

此步为制作胸壁组织瓣的开始(图 84.3)。沿着垂直线,切口向内倾斜 1～2 cm,以保留更多内侧和外侧腺体柱便于随后缝合。保留这些组织之后,继续向内切开,并远离胸壁组织瓣,以保留较宽的组织瓣基底部。继续向胸壁解剖,在解剖游离至乳房下皱襞的过程中保留尽量少的皮下组织。

对胸壁组织瓣外侧和内侧进行游离解剖后,在乳头－乳晕复合体放置大拉钩,向上牵拉乳

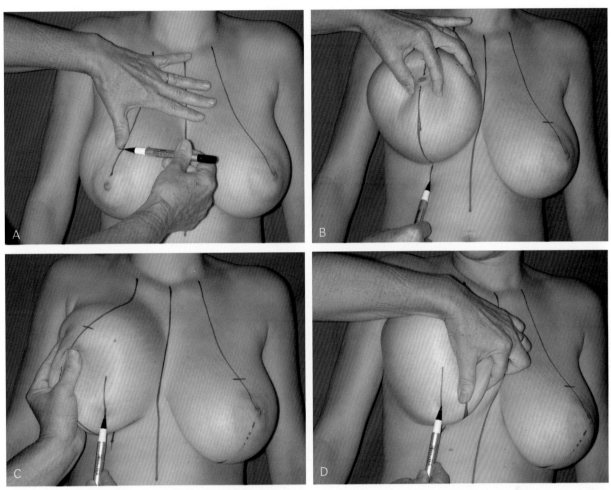

图 84.1　A～D. 垂直切口法的基本标记。画出自胸骨上切迹至乳头－乳晕复合体的连线,距锁骨 20 cm 处的 A 点将是塑形后新乳晕位置的上缘(A)。自锁骨水平距胸骨上切迹 5 cm 处的锁骨表面处至乳头－乳晕复合体做连线,然后平行于正中线垂直向下穿过乳房下皱襞做连线,其长度不小于 11 cm(B)。如 Lejour 描述技术,轻轻向外侧(C)和内侧(D)推挤乳房,平行于中线各绘制一条垂直线。注意胸骨上切迹是指胸骨的头侧边缘,而不是切迹深处。

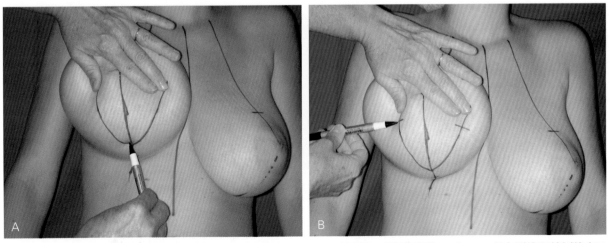

图 84.2　A. 两条垂直线与乳房正中线约乳房下皱襞上方 2～4 cm 处相交,此处标记为 D 点。B. 在内侧线和外侧线自 D 点上方 5～8 cm 处,分别标记 B 点和 C 点。

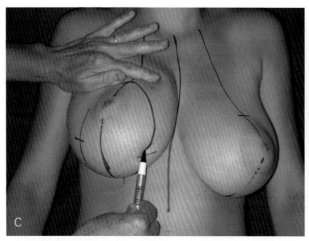

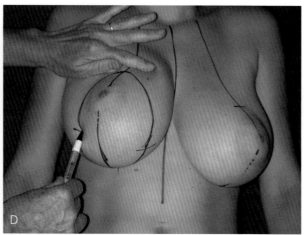

图84.2(续)　自A点到B点绘制小弧度曲线(C),并再自A点到C点绘制相同曲线(D)。标记完成后,AB线距中线距离不小于9 cm,AC线距腋前线不小于10 cm。

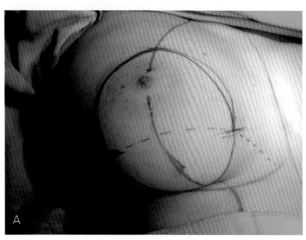

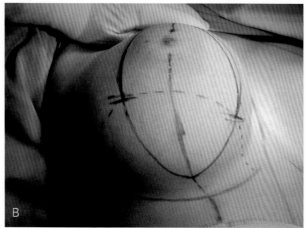

图84.3　A、B. 患者仰卧于手术台上。在皮肤标记垂直线和胸壁组织瓣位置。

房。然后,从B点到C点切开乳房组织,深达胸肌筋膜。此处切开乳房组织需小心谨慎,勿过度游离损伤组织瓣(胸壁组织瓣的蒂)。此时组织瓣可以自由移动,由第5、6肋间发出的血管供血,形成穿支组织瓣(图84.4和图84.5)。最终,胸壁组织瓣的上侧、外侧、下侧、内侧均已游离。

非常重要的是,胸壁组织瓣不能有张力牵拉。如果存在张力,应继续解剖游离至胸肌筋膜。这个自由移动的全胸壁组织瓣在其他手术中称为"底部外翻"组织,在本手术中,该组织瓣将被移位至乳房上部,并保留在该处。

将乳房组织向上牵拉至头侧,向上游离胸肌筋膜达第2肋间,在乳房上部形成腔隙,将胸壁组织瓣固定于此处。而在此步骤之前,用亚甲蓝在胸肌表面标记出一长约8～10 cm和宽约1.5～

2 cm 的条带,其尾侧或下侧标记线在胸壁组织瓣基底部的头侧(图84.6)。

提起并切开分离标记好的肌肉带,游离范围不超过肌肉厚度的一半(肌肉后方筋膜保持完整),供区以2-0尼龙线缝合关闭。构建此胸肌环用于辅助将胸壁组织瓣固定在乳房上部。胸壁组织瓣需从胸肌环下方穿过,填充至乳房上部腔隙。值得注意的是,组织瓣表面上所有真皮成分需从胸肌环下方完全穿过。

然后,将皮瓣真皮层与胸肌筋膜用2-0尼龙线连续缝合,先缝合外侧,最后缝合内侧。组织瓣穿过胸肌环之后,如果胸肌环张力过大导致组织瓣受压,则可以将胸肌环向外侧适当解剖游离,降低胸肌环张力(向内侧解剖游离有可能破坏胸大肌起点)(图84.6)。

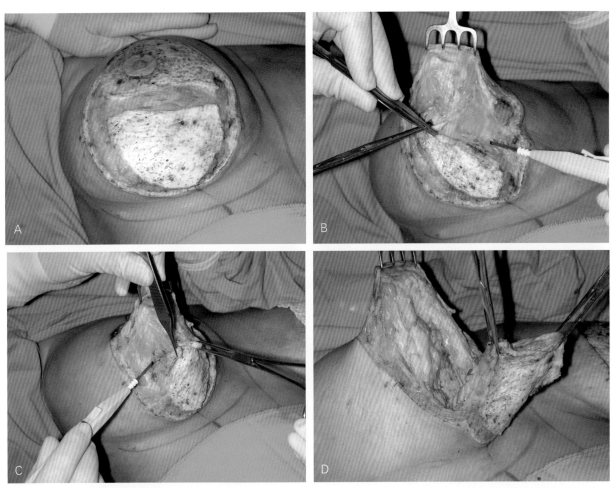

图84.4　A. 画线标记后做皮肤切口并去表皮化,上至B点和C点上方2 cm。B、C. 沿着垂直线,切口向内倾斜1～2 cm,保留内侧(B)和外侧(C)腺体柱,便于之后切口缝合。D. 在乳头－乳晕复合体放置大拉钩,向上牵拉乳房。然后,在乳晕下方1 cm处从B点到C点切开乳房组织,深达胸肌筋膜。

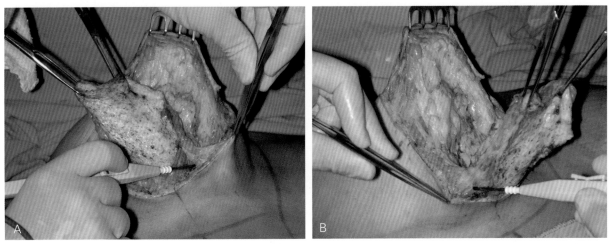

图84.5　A、B. 继续向内切开,并远离胸壁组织瓣以保留较宽的基底部。解剖游离至乳房下皱襞的过程中尽量保留较少的皮下组织。

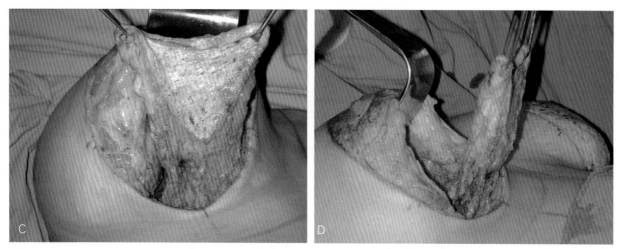

图84.5(续) C、D. 保证胸壁组织瓣足够宽基底部情况下去除多余组织。

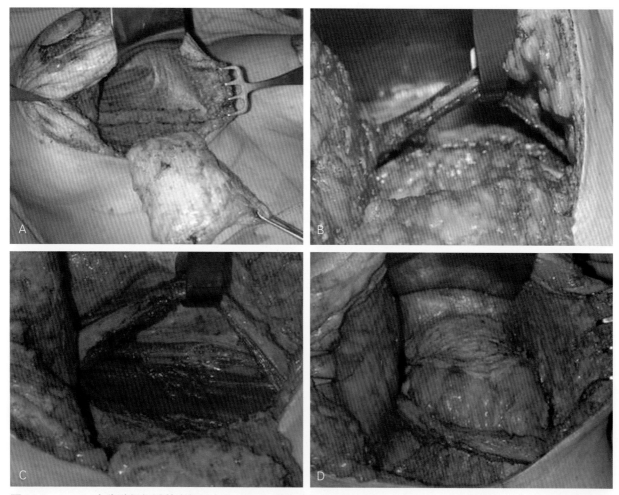

图84.6 A～D. 在胸壁组织瓣基底部正上方,用亚甲蓝在胸肌表面标记出一长约8～10 cm和宽约1.5～2 cm的条带(A),并将其向上牵拉及游离,完整保留胸肌深层部分(B)。胸壁组织瓣在双蒂肌瓣下方穿过,闭合供区(C),并将胸壁组织瓣缝合固定于第2肋间(D)。

将胸壁组织瓣固定到适当位置后,用拉钩牵拉乳头－乳晕复合体将乳房上提,切除多余乳房组织。手术到此步骤时,术者应根据乳房大小和患者要求来确定组织的切除量。自中心向下逆向切除乳房基底部外侧主要组织和少量中间的组织,以缩小乳房基底部并防止乳房过度前突。尽管胸壁组织瓣可以用于任何大小的乳房,但使用这种方法(垂直切口和纵向椭圆形缝合)的最大切除量为800～1 000 g,包括乳房外侧吸脂的量。

切除多余乳房组织之后(图84.7),2-0尼龙线间断将乳房上部组织与胸肌筋膜正好对着组织瓣的头侧(在第2肋间隙)缝合,其目的是提升已去上皮化的乳房组织并改善乳房上部丰满状态。

开始关闭切口,2-0尼龙线逐层缝合腺体柱。最好是外侧组织进针深于内侧组织以保证乳房内侧更为丰满。缝合垂直切口上部深层真皮,将乳晕下方B点和C点缝在一起。

双环法缝合NAC周围组织以均匀分布乳晕周围皮肤并减小NAC的张力(图84.8)。在乳晕周围皮肤和乳晕标记出8个基点。使用3-0无色尼龙线连续缝合,缝合时缝线穿过的层次为外环皮肤真皮深层和乳晕深层组织;缝合乳晕侧时,缝线在标记点间挂取较少组织,而缝合外环皮肤侧时,缝线在标记点间挂取较多组织。最后,牵拉缝线缩小乳晕外环,与预期直径长度的NAC契合(约4.5 cm)。

从D点开始,用3-0 Monocryl线间断缝合垂直切口皮肤,缝合时将深层真皮与深层腺体柱缝合固定,缝合后可将整个垂直切口单元上提,使D点位于新的乳房下皱襞水平。因此,最终的垂直切口下端将位于或略高于新的乳房下皱襞水平。最后,用4-0 Monocryl线皮内连续缝合关闭皮肤切口(图84.9)。常规不放置引流管。

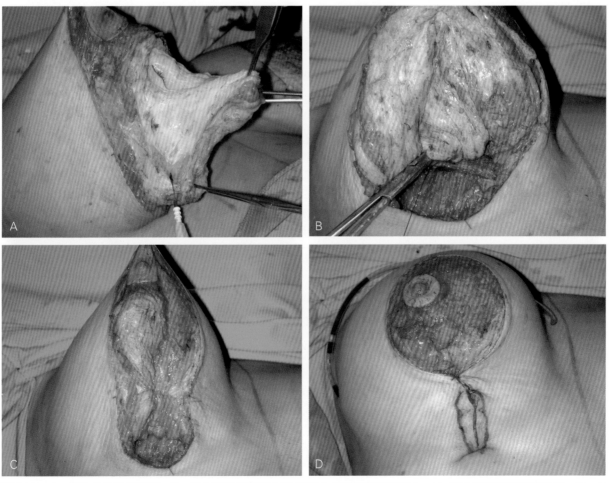

图84.7　A. 切除多余乳房组织。B. 将上部乳房组织与组织瓣上方覆盖的胸肌缝合。C. 缝合内侧和外侧腺体柱。D. 去除多余皮肤,缝合真皮层和皮肤,关闭切口。

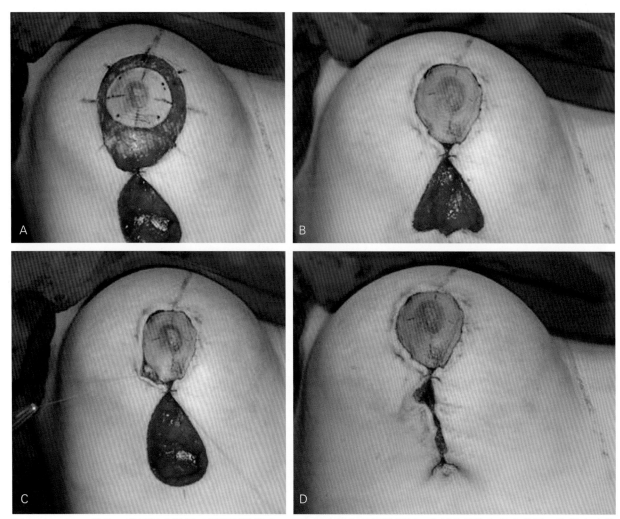

图84.8　A、B. 乳头－乳晕复合体切口以双环法缝合。在外环皮肤和乳晕处标记8个基点以均匀分布乳晕。为缝合皮肤切口并降低乳晕周围切口张力，采用3-0无色尼龙线对乳晕周围皮肤进行双环法缝合，缝合方式为穿过外环皮肤真皮深层和乳晕深层组织的连续缝合。缝合时的细节为在缝合外环皮肤侧时，缝线在标记点间挂取较多组织，而缝合乳晕侧时，缝线在标记点间挂取较少组织。最后，牵拉缝线缩小乳晕外环，达到与直径4.5 cm乳头－乳晕复合体契合的要求。C、D. 从D点开始，用3-0 Monocryl线间断缝合深部真皮组织关闭皮肤切口，缝合时将垂直切口皮肤与深层腺体柱缝合固定，继续缝合至乳晕下方皮肤，缝合完成后，垂直切口D点与新的乳房下皱襞处于同一水平。

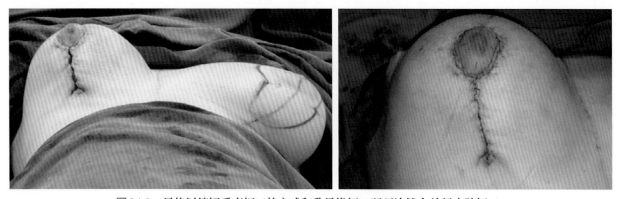

图84.9　最终以缩短垂直切口的方式和乳晕缘切口双环法缝合关闭皮肤切口。

讨论

虽然经典倒T形切口乳房成形术对于经验不足的整形外科医生是容易学习的技术,且在手术台上已获得了更多稳定的效果,但是这种术式仍具有的一些缺点,需要应该重新评估[25,26]。垂直短瘢痕法(约5 cm)在乳房下部横行切除皮肤和乳房组织,成形的乳房呈又宽又扁、前凸度差的圆锥形,而且乳房外形随时间往往会更糟[25,27,28]。所有这些问题及对瘢痕长度的关注促进了乳房手术新技术的发展。

虽然垂直切口乳房悬吊术可追溯到Lotsch[29]和Dartigues[30]的时代,并且后来被Arié[4]应用到乳房缩小术,但其后来在手术史上却销声匿迹,直到20世纪60年代,Lassus[17-19]才又掀起该手术方式新的浪潮。采用可调节标记法、乳晕上蒂瓣,以及中心蒂法乳房缩小术,Lassus将垂直切口乳房缩小成形术广泛应用于乳房肥大患者。此后,该术式由Lejour[20-23]和其他几位学者[27,31-38]改良和推广。

1990年,Levet[39]描述了采用纯后蒂瓣法乳房缩小术。在这一时期,许多学者发现,在他们的工作和其他人的工作中常常遇到乳房下降和上端丰满度丧失("假性下垂")的问题。然而在Ribeiro描述的手术方法中[40,41],采用了将下蒂瓣转移至乳房上部的技术,从而改善这个问题。

之后,Daniel[42]采用了胸大肌双蒂肌瓣将Ribeiro组织瓣固定在乳房上部,进一步减轻了"假性下垂"现象。目前,我们已经对乳房组织瓣提出了一些改良,描述其为完全基于胸壁的组织瓣,并通过胸肌环将其固定在乳房上部[33-36]。此外,文献中也描述了其他组织瓣[43]。

自1994年以来,胸壁组织瓣等已经在倒T形切口、斜切口、L形切口以及最近描述的垂直切口乳房成形术中得到应用。该方法从乳房下蒂组织瓣转变为完全与周围组织游离的单纯胸壁血管蒂组织瓣,其上保留了上覆真皮,以便为组织瓣固定到胸肌下方后乳房获得更好的支撑和外形。图84.10展示了与Wise切口法相比,垂直切口法能使术后瘢痕缩至最小[15]。

乳房上部保持足够丰满,垂直瘢痕位于新的乳房下皱襞水平或上方可防止乳房下垂。

胸壁组织瓣长度根据乳晕和乳房下皱襞之间距离不同而各异。其上限位于乳晕下缘下方1 cm处,两侧边界范围达乳房内侧和外侧轮廓。其基底部可达乳房下皱襞,宽度为6~8 cm,厚度为4 cm,其血管蒂源于第5和第6肋间隙的肋间血管。

双蒂肌瓣(胸大肌环)位于乳房组织瓣基底部正上方,宽度为1.5~2 cm,长度为8~10 cm。解剖此肌瓣应沿与肌纤维相平行的方向进行,而且需注意浅层游离提起的肌层厚度不能超过胸肌厚度的一半。此外,勿损伤肌肉后方的筋膜,以保留胸小肌和胸大肌之间完整的神经节链,因其负责乳房部分淋巴液的引流。

当不需要切除过多乳房组织时,可以用该技术组合进行乳房悬吊术;而如乳房腺体柱或基底

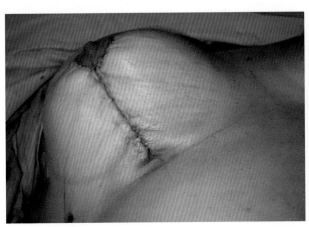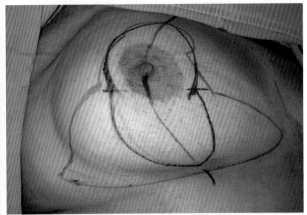

图84.10 垂直切口法的皮肤标记。垂直切口法(红墨水)和倒T形切口或Wise切口(蓝墨水)的比较。

部大量组织需要切除,则可在胸壁组织瓣固定后,用此技术组合进行乳房缩小术。我们观察到,与不采用胸壁组织瓣的技术相比,使用这种技术切除了更少的乳腺组织,而且乳房基底部也更聚拢。据我们的经验,本术式切除的乳腺组织量平均为250 g,少于其他未采用胸壁组织瓣法。在巨乳或严重乳房下垂患者,D点应标记在乳房下皱襞上方约4 cm处。这种术式将乳房下部的皮肤和皮下组织作为胸壁的一部分,新的乳房下皱襞也明显提高。乳晕下垂直切口法和乳晕缘双环法产生的多余皮肤予以去除。

手术中观察到垂直切口产生的多余皮肤可通过缩小切口的皮下缝合法去除。Marchac和Olarte建议,术后前2个月,皮肤尚处于调整阶段,不需要横向去除垂直切口下部瘢痕下方的皮肤[44]。在乳晕周围通过双环法缝合切除乳晕周围多余皮肤可进一步缩短垂直瘢痕的长度。

该技术的优点如下(图84.11～图84.14):

(1)患者仰卧位和侧卧位乳房均能保持持续坚挺和上部丰满。

(2)乳晕保持在正确位置,很少有乳房下垂发生(没有触底现象)。

(3)垂直切口瘢痕不跨过新的乳房下皱襞,并且通过内部缝合乳房组织降低皮肤张力,因而有更好的弹性和外观。

(4)通过对乳房实质的垂直切除及乳房组织柱的缝合,乳房基底部得以进一步缩小。

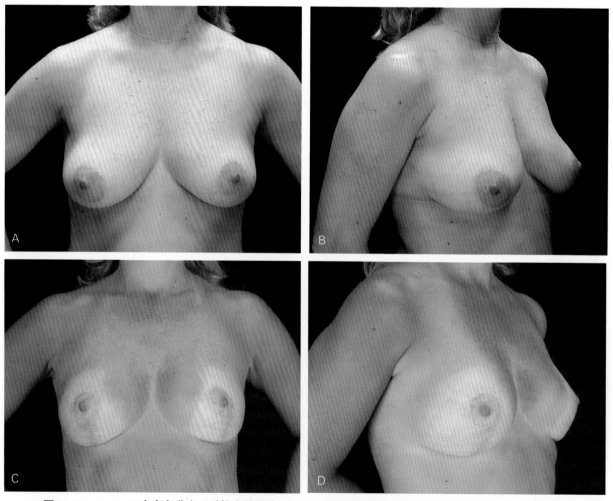

图84.11　A、B. 30岁患者乳房下垂的术前照片。C、D. 垂直切口和胸壁组织瓣乳房悬吊术后6个月照片。

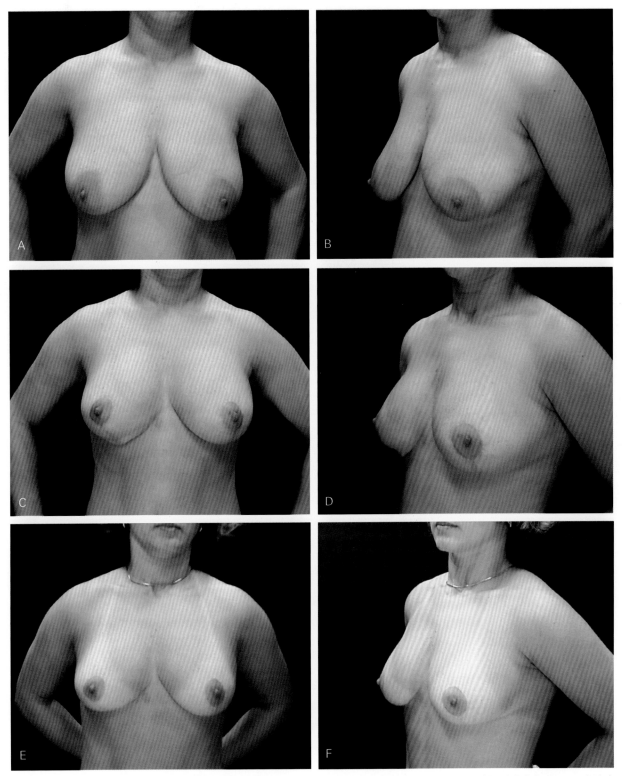

图84.12　A、B. 38岁患者乳房肥大和下垂的术前照片。C、D. 垂直切口悬吊术和乳房缩小术（每侧乳房切除300 g组织）后1年。E、F. 瘢痕修复后2年,仅留下较短横行瘢痕。

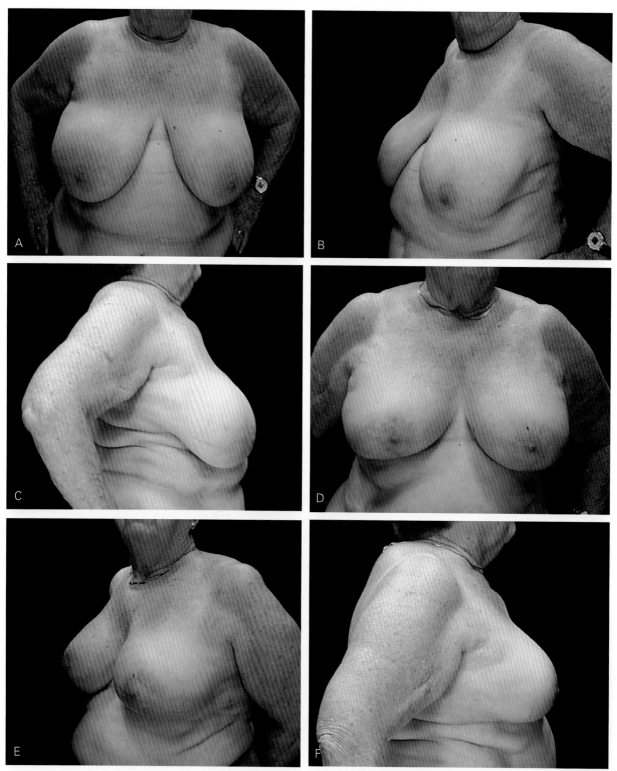

图 84.13　A～C. 71 岁患者乳房肥大和下垂的术前照片。D～F. 采用胸壁组织瓣的垂直切口乳房悬吊术和乳房缩小术（每侧乳房切除 900 g 组织）后 1 年。

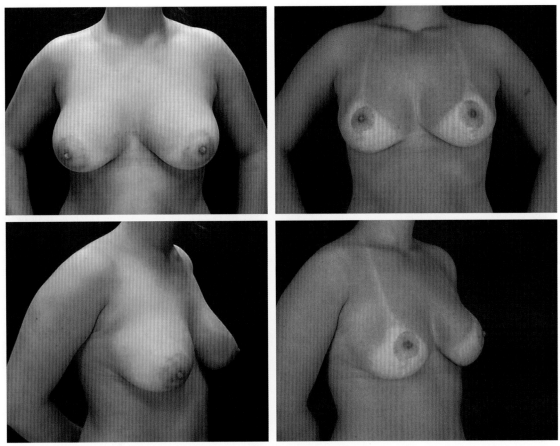

图84.14 术前和术后10年照片对比。

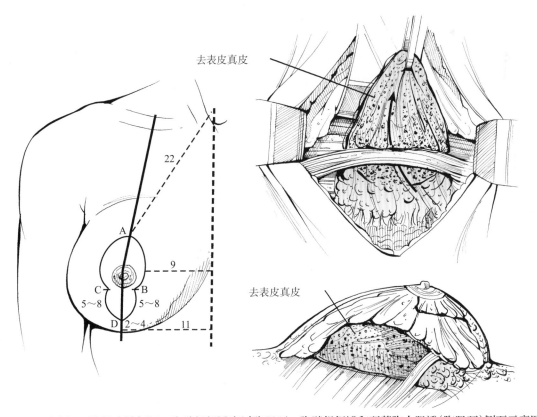

图84.15 垂直切口法的皮肤标记。胸壁组织瓣穿过胸肌环。胸壁组织瓣和双蒂胸大肌瓣(胸肌环)侧面示意图。

结论

乳房成形术达到极佳的美观效果需要具备以下特点：理想的外形、最小的瘢痕、乳头－乳晕复合体位于乳房前突的顶端，以及相对缩小的乳房基底部。使用传统技术，通过真皮层缝合方法可以达到患者需求的乳房外形，然而这种乳房外形在数年后会变的松弛，导致乳房组织的下垂（"随时间延长皮肤逐渐拉伸"）。

通过联合胸壁组织瓣的垂直切口法和采用双蒂胸大肌瓣将胸壁组织瓣固定于乳房上部，我们在长期随访中发现该技术组合达到了最小瘢痕、更理想的乳房外形，以及乳房上部持续丰满和无下垂现象的效果（因此保持了乳头－乳晕复合体在乳房前突的最佳位置）（图84.15）。

该方法选取不跨越乳房下皱襞的垂直切口获得满意的手术效果。在以前的手术方法中，通过收紧皮肤获得满意乳房外形，因此随着皮肤被拉伸，乳房外形即改变。而通过该方法，乳房组织被解剖分离，移动至其目标位置，并通过胸肌环固定，从而确保其良好的外形。该方法不依赖皮肤缝合获得理想外形，而且，"下方错位"的组织被推移至乳房上部位置。这是乳房手术发展的新阶段。

编者评论

随着乳房缩小术与乳房悬吊术的发展，各类创新改善乳房外观的手术方式也逐渐形成。当然，本章介绍的这种手术方式即属于这一类。这种方法的几个方面值得进行评论。如上所述，这种构建下蒂真皮组织瓣的手术方式可用于任何类型皮肤切口，无论是垂直切口、环形垂直切口，或者是倒T形切口。唯一的局限性就是其他组织蒂可用于为乳头－乳晕复合体提供神经血管支持。在大多数病例中，选用的是上侧蒂瓣或内上侧蒂瓣。正如所述，在Wuringer等[45]和Wuringer的文献[46]中即已描述了与该方法特别相关的乳房血管的支配模式。

事实上，肋间穿支血管，更重要的是胸廓内穿支血管[47]为乳房下蒂组织瓣提供了血管支持，即使术中真皮层被解剖分离，只要深面横向走行的乳房隔膜下部未受损，均可满足组织瓣供血。这些穿支血管沿乳房隔膜分布。术中识别并保护乳房隔膜可以防止不慎破坏组织血供。过去，对乳房深部组织瓣活性的关注度逐渐上升。乳房深部下蒂如果出现大量脂肪坏死，根据乳房体积大小不同，有可能很难发现。

但是，乳房X线检查可能可以发现疑似脂肪坏死，但是难以与恶性肿瘤鉴别。

作为塑形手术，包括这种组织瓣，在任何乳房提升和重塑手术中总体设计是一种及其重要的技术。能使乳房上部丰满，并使乳房聚拢而塑造更加美观的乳房外形。我认为，这种手术的效果主要与组织瓣的设计及位置有关，与是否设计有胸肌环无关。我相信，将组织瓣与胸肌筋膜缝合也可以获得与作者描述相似的手术效果。

无论术中是否采用胸肌环，术后出现假性下垂现象都会限制这种方法的应用。与乳房下皱襞牢靠附着相连的下蒂瓣，即使在解剖游离中已被损伤，也可起到固定乳房下皱襞在原位的作用。尽管可能还与其他因素有关，但是这种固定至少可以限制"假性下垂"现象的程度。随着乳腺外科学不断发展，严谨的乳腺外科医生都应能够将包括本技术在内的各种手术技术作为他们的必备技能。这些方法使用得当，就可以为适应证明确的患者提供满意的手术效果。

参考文献

［1］ Lexer E. Ptosis operation. *Clin Monatsbl Augenh* 1923;70:464.

［2］ Holländer E. Die operation der mamahypertrophie und der hange-brust. *Deutsche Med Wochenschr* 1924;50:1400.

［3］ Lotsch GM, Gohrbandt E. Operationen an der weibliche brustdrüse. *Chir Oper Leipzig* 1955.

［4］ Arié G. Una nueva técnica de mastoplastia. *Rev Lat Am Cir Plast* 1957;3:23-28.

［5］ Dufourmentel C, Mouly R. Plastic mammaire par la méthode oblique. *Ann Chir Plast* 1961;6:45.

［6］ Elbaz JS, Verheecke G. La cicatrice en L dans les plasties mammaires. *Ann Chir Plast* 1972;17:283-288.

［7］ Regnault P. Reduction mammaplasty by the "B" technique. *Plast Reconstr Surg* 1974;53(1):19-24.

［8］ Meyer R, Kesselring UK. Reduction mammaplasty with an L-shaped suture line. *Plast Reconstr Surg* 1975;55:139-148.

［9］ Horibe K, Spina V, Lodovici O. Mamaplastia redutora: nuovo abordaje del método lateral oblícuo. *Cir Plast Ib Latinoam* 1976;11(1):7-15.

［10］ Ely JF. Guidelines for reduction mammaplasty. *Ann Plast Surg* 1981;6(6):424-429.

［11］ Bozola AR, Mamoplastia em "L"-contribuição pessoal. *Rev AM-RIGS* 1982;26(3):207-214.

［12］ Chiari AJ. The L short-scar mammaplasty: a new approach. *Plast Reconstr Surg* 1992;90(2):233-246.

［13］ Góes JCS. Periareolar mammaplasty with mixed mesh support: the double skin technique. *Plast Reconstr Surg* 1992;2:575-576.

［14］ Góes JCS. Periareolar mammaplasty: double skin technique with application of polyglactine or mixed mesh. *Plast Reconstr Surg* 1996;97(5):959-966.

［15］ Wise RJ. A preliminary report on a method of planning the mammaplasty. *Plast Reconstr Surg* 1956;17:367-375.

［16］ Pitanguy I. Surgical treatment of breast hypertrophy. *Br J Plast Surg* 1967;20:78.

［17］ Lassus C. Breast reduction: evolution of a technique. A single scar. *Aesthet Plast Surg* 1989;11:107.

［18］ Lassus C. A technique for breast reduction. *Int Surg* 1970;53:69-72.

［19］ Lassus C. Update on vertical surgery. *Plast Reconstr Surg* 1999; 104:2289-2298.

［20］ Lejour M, Abboud M, De Clety A, et al. Reduction des cicatrices de plastie mammaire: de l'ancre courte a la verticale. *Ann Chir Plast Esthet* 1990;35:369-379.

［21］ Lejour M. *Vertical Mammaplasty and Liposuction of the Breast.* St. Louis, MO: Quality Medical Publishing; 1993.

［22］ Lejour M. Vertical mammaplasty and liposuction of the breast. *Plast Reconstr Surg* 1994;94(1):100-114.

［23］ Lejour M. Vertical mammaplasty: early complications after 250 personal consecutive cases. *Plast Reconstr Surg* 1999;104(3):746-770.

［24］ Benelli L. A new periareolar mammaplasty: round block technique. *Aesthet Plast Surg* 1990;14(2):99-100.

［25］ Ramirez OM. Reduction mammaplasty with the "owl" incision and no undermining. *Plast Reconstr Surg* 2002;109:512.

［26］ Atiyeh BS, Rubeiz MT, Hayek SN. Refinements of vertical scar mammaplasty: circumvertical skin excision design with limited inferior pole subdermal undermining and liposculpture of the inframammary crease. *Aesthet Plast Surg* 2005;29:519-531.

［27］ Pallua N, Ermisch C. "I" Becomes "L": modification of vertical mammaplasty. *Plast Reconstr Surg* 2003;111:1860.

［28］ Daane SP, Rockwell WB. Breast reduction techniques and outcomes: a meta-analysis. *Aesthet Surg J* 1999;19:293.

［29］ Lotsch F. Uber Hangebrustplastik. *Zentralbl Chir* 1923;50:1241.

［30］ Dartigues L. Traitement chirurgical du prolapsus mammaire. *Arch Franco Belg Chir* 1925;28:313.

［31］ Hall-Findlay E. A simplified vertical reduction mammaplasty shortening the learning curve. *Plast Reconstr Surg* 1999;104:748-759.

［32］ Hall-Findlay E. Vertical breast reduction with a medially-based pedicle. *Aesthet Plast Surg* 2002;22:185-194.

［33］ Graf R, Biggs TM, Steely RL. Breast shape: a technique for better upper pole fullness. *Aesthet Plast Surg* 2000;24:348-352.

［34］ Graf R, Auersvald A, Bernardes A, et al. Reduction mammaplasty and mastopexy with shorter scar and better shape. *Aesthet Surg J* 2000;20:99-106.

［35］ Graf R, Biggs TM. In search of better shape in mastopexy and reduction mammaplasty. *Plast Reconstr Surg* 2002;110(1):309-317.

［36］ Graf R, Reis de Araujo LR, Rippel R, et al. Reduction mammaplasty using the vertical scar and thoracic wall flap technique. *Aesthet Plast Surg* 2003;27(1):6-12.

［37］ Mottura AA. Circumvertical reduction mastoplasty: new considerations. *Aesthet Plast Surg* 2003;27(2):85-93.

［38］ Peixoto G. Reduction mammaplasty: a personal technique. *Plast Reconstr Surg* 1980;65(2):217-225.

［39］ Levet Y. The pure posterior pedicle procedure for breast reduction. *Plast Reconstr Surg* 1990;86(41):67-75.

［40］ Ribeiro L, Backer E. Mastoplastia com pediculo de seguridad. *Rev Esp Cir Plast* 1973;6:223-234.

［41］ Ribeiro L. A new technique for reduction mammaplasty. *Plast Reconstr Surg* 1975;55:330-334.

［42］ Daniel M. Mammaplasty with pectoral muscle flap. In: *Transactions of the 64th Annual Scientific Meeting of the American Society of Plastic and Reconstructive Surgeons, Montreal, Canada*; 1995: 293-295.

［43］ Cerqueira AA. Mammoplasty: breast fixation with dermoglandular mono upper pedicle under the pectoralis muscle. *Aesthet Plast Surg* 1998;22:276-283.

［44］ Marchac D, Olarte G. Reduction mammaplasty and correction of ptosis with a short scar. *Plast Reconstr Surg* 1982;69:45.

［45］ Wuringer E, Mader N, Posch E, et al. Nerve and vessel supplying ligamentous suspension of the mammary gland. Plast Reconstr Surg 1998;101:1486.

［46］ Wuringer E. Refinement of the central pedicle breast reduction by application of the ligamentous suspension. Plast Reconstr Surg 1999;103:1400.

［47］ van Deventer PV. The blood supply to the nipple-areola complex of the human mammary gland. Aesthet Plast Surg 2004;28:393.

第 85 章

Barbara B. Hayden

无假体乳房悬吊术：外上蒂旋转皮瓣法

A Mastopexy Technique Without Implants: Superolaterally Based Rotation Flap

本章回顾了目前几种无假体乳房悬吊术的方法,讨论了需要软组织填充胸部/乳房内上象限、缩小乳房基底宽度及重新调整乳房下皱襞位置的患者首选无假体乳房悬吊术的理由。本章描述的手术方法是众多新方法之一,其利用冗余部位的组织来填充萎缩下垂的乳房。

引言

外科有句古老的格言:解决问题的方法越多,越可能没有任何一种方法在所有情况下都适用。每种乳房悬吊术都期望获得提升、重塑以及支撑下垂乳房的效果,并长期保持。理想的手术方法应将瘢痕最小化并能最大限度地对乳腺癌监测。

迄今为止,没有任何单一的手术方法可以在无其他方法辅助下达到这些目标。相反,人们普遍认为,乳房悬吊术的方法选择及其相关风险应该与患者的病情程度和类型以及外科医生的手术技术相匹配。

例如乳房轻度下垂和腺体组织较厚的患者,即不必要做一个涉及旋转皮瓣、组织推进、筋膜或者肌肉悬吊,应用到如补片(人工合成或可吸收)、真皮移植片以及同种或异种脱细胞真皮基质植入物的复杂术式。然而,毫无疑问,总是存在需要选择其中一种或更多术式解决问题的患者。因此,对这些更积极有效的手术方法进行深入了解以及熟练掌握,将有助于每位外科医生为其每位患者制订更好的手术方案。

无假体乳房悬吊术的发展史

乳房悬吊术已经从皮肤和组织切除发展至以乳房实质塑形,假体植入[1,2]、局部推进皮瓣、旋转皮瓣[3]、瓦合皮瓣[4]支撑并采用真皮悬吊[5]、筋膜悬吊[6-8]、胸肌悬吊[9]、补片[10-12]、同种异体移植物及异种移植物[13,14]支持的皮瓣技术为主的手术方法。

随着乳房实质重塑及内支撑术的应用增加,乳房悬吊术已经从倒T形切口手术转变为短瘢痕垂直切口乳房悬吊术[15,16]、乳晕缘切口乳房悬吊术[15,17-22]以及乳房下皱襞局部切口的手术方法[23]。在本书的其他章,已经对乳房悬吊术的发展史做了很好的概述,多位作者也在发表的文献中对其进行了归纳总结[3,4,6,7]。

对于萎缩下垂的乳房,隆胸术是一种简单易行的手术方法。乳房悬吊术已发展到更复杂的组织重塑,因此,乳房悬吊术联合隆胸术的合理性受到质疑。动静脉供血不足、乳头坏死、感觉缺失、植入假体移位以及不可预知的后果已被认为是乳房悬吊术联合假体植入术的严重手术风险,这些风险在乳腺后假体植入的术式尤为明显[1,2]。但缺少假体支撑,乳房悬吊术常不能使乳房上部软组织隆起达到丰满的效果。

一些更积极有效的乳房悬吊手术方式已被提出,以作为解决乳房体积缩小及减重术后产生明显手术困难患者的手术方案[24-28]。患者减重术后存在的体重丢失、乳房体积丢失问题在产后和年长女性患者乳房也很明显。

已经有许多学者提出可转移腋前线外侧的冗余组织用于增加乳房体积的建议。本人所提出的手术方式正是基于这个设想而来(利用而不是切除冗余组织)[29,30]。

推荐技术

外上蒂旋转皮瓣(SLBRF)法已经发展为能解决乳房下垂一些主要问题的手术方法。其适应证包括：

- 乳房上部萎缩。
- 乳房前凸度差。
- 乳房实质松弛和弹性差。
- 乳房基底增宽。
- 乳房下皱襞松弛和下移。
- 乳房组织降至乳房下皱襞下方。
- 胸外侧壁组织量过多。
- 皮肤冗余。

该手术方法力求采用自体组织填充乳房内上象限和乳沟，重建乳房下皱襞，通过旋转和推进乳房下皱襞下方和腋前线外侧的组织来改善乳房组织的厚度。SLBRF 皮瓣蒂有乳房外上象限方向来源血管为乳头良好供血的优点。

旋转皮瓣不仅能使内上象限隆起，还能缩小乳房基底的宽度，而且还可在缩短乳房下皱襞内侧和外侧切口长度的同时改善乳房前凸度。由于伤口关闭时没有张力，可以预期切口愈合良好。

适应证

最适合该术式的患者一般为产后和（或）减重手术后患者。通常，这种患者乳房内上象限的组织明显萎缩。该术式在乳房长度明显变长、乳头外偏、乳腺腺体和脂肪组织向外侧延伸至腋前襞的患者效果最佳。

当需要提升或重建下垂或分离的乳房下皱襞时，该手术方式尤为有效。在许多乳房悬吊术中乳房下皱襞年轻化经常被忽视。这是很不幸的，因为这对于多数术后身材看起来还可以接受的女性是很大的关注点，毕竟当她们在穿着高臀齐腰和短腰款的成衣时会看起来特别奇怪。

禁忌证

该术式不适用于真性下垂不明显的患者，除非其乳房下皱襞非常低，需要上提几厘米，并且乳房的宽度足够切取一定长度的皮瓣。如果乳房的长度不足，则没有足够的组织制成旋转至乳房内

上象限的皮瓣，从而不能达到自体填充内上象限的效果。如果乳头－乳晕复合体术前即向内侧偏移，且皮瓣蒂又短，则难以在避免乳头－乳晕复合体回流静脉扭转风险的情况下将乳头－乳晕复合体旋转至美观满意的位置。

该术式不应该用于既往有过手术史的乳房，除非外科医生确信外上蒂完整，并有充足的静脉回流。

术前准备和画线标记

患者取站立位画线。标记线以粗线条标出，其可为术中做切口提供定位。这些标记线包括从胸骨切迹延伸到脐的正中线，腋前襞和乳房下皱襞也需要标记。确定乳房的轴线，通常为锁骨中线至乳头连线。根据需要可调整标记线以使双侧对称。

此外，应给设计的横切口做标记，其位置应高于现有乳房下皱襞几厘米，其目的是获得更年轻化的新乳房下皱襞。为适应女性着装要求，乳房下皱襞水平位置最好在胸骨切迹和脐连线中点或肩峰和肘连线中点。让患者着装展示有助于确定重建乳房下皱襞的最佳位置和乳房前凸度。

标记乳头－乳晕复合体的预期理想位置，但建议医生不要将垂直切口延伸得过高。一旦皮瓣已经使乳房内上和内下象限填充丰满，术中可根据需要将垂直切口向上延长。

手术方法

患者仰卧于手术台上。患者手臂和腿呈躺椅姿势铺巾，并在坐位重新评估患者体位，以确保没有区域处于过度牵拉、外展或过度受压。认真固定气管内插管，并在仰卧位和坐位时分别检查确保插管达到足够通气，在铺巾之前同法评估导尿管。铺巾前进行这些简单的步骤可以将长时间手术中隐藏的体位错误导致不良结局风险降至最低。

患者做好术前准备并消毒铺巾，铺巾时需充分暴露脐水平以上区域，并为胸外侧壁至腋后线

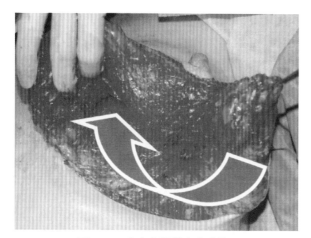

图85.1 中央血管蒂去上皮化。

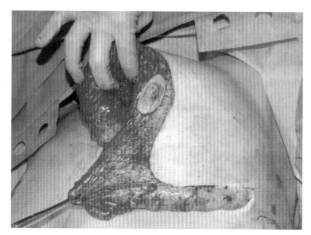

图85.2 制作左乳房内侧组织袋接收外上蒂旋转皮瓣。保留锁骨中线外侧的所有连接组织。

的入路提供足够的空间。这些重要的标记如不能充分暴露的话,将会对外科医生手术台上进行个体化乳房手术造成障碍。

中央血管蒂去上皮化的过程见图85.1。

解剖游离内侧皮瓣

沿着术前标记的垂直切口和局部水平切口切取内侧乳腺皮瓣。斜向胸肌筋膜解剖分离,制作接收 SLBRF 转移的乳房袋。小心操作避免对锁骨中线外侧的胸肌进行任何解剖游离(图85.2)。

解剖游离外上蒂旋转皮瓣

设计 SLBRF 时应尽可能多地使用内下侧去表皮化皮瓣部分。以 Allis 钳将皮瓣内侧缘牵拉至正中线,找出限制皮瓣移动的部位(图85.3)。沿下皱襞切开乳房实质,斜向上方分离至胸大肌下界。注意保护胸大肌下界到下垂的乳房下皱襞之间任何可能起支撑作用的组织或韧带。皮肤切口可以较小,但术中乳房组织的解剖通常需向后延伸到腋前线(图85.3)。这一延伸可使皮瓣游离度增加,并可将皮瓣向前向上旋转至之前解剖的内侧乳房袋。

乳房外上象限不进行解剖游离或抽脂。然而,当将切除的组织向上旋转至腋下及向后旋转至腋前襞,可小心去除腋前襞前未旋转折叠的多

余组织。

重建乳房下皱襞

固定 SLBRF 之前,患者取坐位,重建乳房下皱襞。根据需要使用保留的乳房下皱襞韧带和(或)通过真皮移植片、同种异体移植物、异种移植物整复的韧带,将横切口下方的皮下组织上提至胸壁(图85.4)。恢复乳房下皱襞的完整性对于获得持久效果至关重要。因此,推荐采用非可吸收缝线进行缝合。

外侧上蒂旋转皮瓣的旋转与固定

将皮瓣旋转至乳房袋需要一些技巧,当皮瓣蒂柔韧度差或者皮瓣长度短时这些技巧尤为重要(图85.5)。当皮瓣能旋转超过100°,乳房则可获得前凸度极佳的圆锥状外形,且乳头-乳晕复合体也可达到挺拔美观的外形。精细的操作,如仔细用手去除乳头-乳晕复合体上方的脂肪组织,可以既能使皮瓣足够度数旋转又不破坏静脉回流。

一旦皮瓣以无张力的最佳方式旋转至乳房袋固定后,将其沿着胸骨内侧界缝合固定。然后,将旋转皮瓣的下缘缝合固定至重建的乳房下皱襞和胸壁(图85.6)。

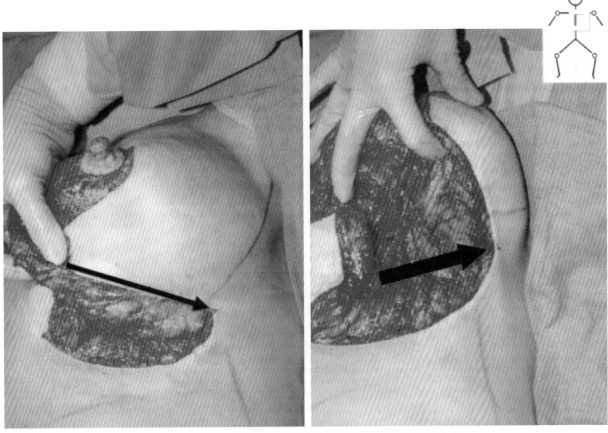

图85.3 皮瓣内侧存在张力提示乳房实质必须从外侧解剖分离。

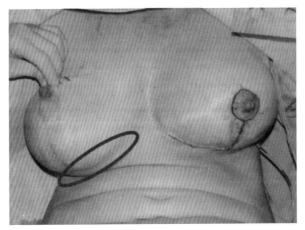

图85.4 恢复乳房下皱襞的完整性对于获得持久效果至关重要。

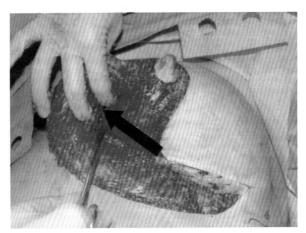

图85.5 较短的外侧蒂会使旋转皮瓣蒂部时无法直接旋转至乳房袋，就可能需要沿着乳房下皱襞和侧胸壁进一步切开松解。

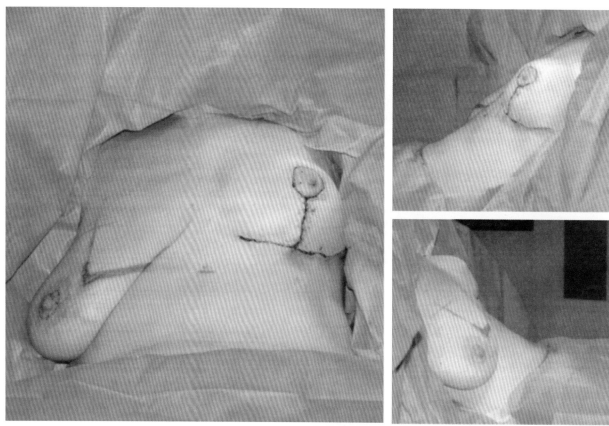

图85.6　乳房组织缝合后的外观。注意缝合前确保皮肤无张力。还要注意乳房内上象限的填充丰满度,缩小乳房基底的宽度,注意乳房前凸度以及上提的乳房下皱襞。

编者评论

　　Barbara Hayden 向我们介绍了乳房悬吊术中重塑和提升乳房的一种可选择的方法。正如她说的那样,无论何时,有越多可以选择的手术方法,就意味着没有一种手术方法能兼具效果理想和适合所有病例。但有一点很明确,有效的手术方法远不止皮肤切除,还包括腺体重塑。她介绍的SLBRF法,是从其他如Lassus、Graf等学者描述的腺体重塑方法改进而来。Hayden博士以她对美国南加州患者特殊的感情和其需求的理解,为我们展现了对这一手术有趣而独特的观点。因此她强调手术不仅要达到医学上的美观,也要满足患者着装的需求。此外,她还强调在不植入假体的情况下,上提乳房下皱襞、缩小乳房、保留乳头-乳晕感觉以及填充乳房内上象限。

　　我也做了一种与Hayden博士类似的手术,但是不同的是,我通常将乳头保留在上蒂皮瓣,然后将不带乳头的腺体组织旋转至单独分离的外侧蒂皮瓣。这两种方法和其他人的方法都有各自的适应证。因此,正如Hayden所描述的,选择合适的患者就变得至关重要。显然,某些患者的乳房组织所在的位置不允许乳头和乳房组织瓣根据需要旋转,因此对于她们来说,这些手术方法并不适宜。

　　虽然只通过切除皮肤的乳房悬吊术在乳房外科手术中仍有其适应证,但乳房实质重塑手术是更有效的可选方案,并随时间推移终将成为主流的乳房手术方案。

(S.L.S.)

参考文献

［1］ Spear S. Augmentation/mastopexy: "surgeon, beware." *Plast Reconstr Surg* 2003;112(3):905-906.

［2］ Handel N. Secondary mastopexy in the augmented patient: a recipe for disaster. *Plast Reconstr Surg* 2006;118(7S):152S-161S.

［3］ Losken A, Holtz DJ. Versatility of the superomedial pedicle in managing the massive weight loss breast: the rotation- advancement technique. *Plast Reconstr Surg* 2007;120(4):1060-1068.

［4］ Foustanos A, Zavrides H. A double- flap technique: an alternative mastopexy approach. *Plast Reconstr Surg* 2007;120(1):55-60.

［5］ Rohrich RJ, Gosman AA, Brown SA, et al. Mastopexy preferences: a survey of boardcertified plastic surgeons. *Plast Reconstr Surg* 2006;118(7):1631-1638.

［6］ Lockwood T. Reduction mammaplasty and mastopexy with superficial fascial system suspension. *Am Soc Plast Surg* 1999;103(5):1411-1420.

［7］ Ritz M, Silfen R, Southwick G. Facial suspension mastopexy. *Plast Reconstr Surg* 2006;117(1):86-94.

［8］ Wuringer E. Refinement of the central pedicle breast reduction by application of the ligamentous suspension. *Plast Reconstr Surg* 1999;103(5):1400-1410.

［9］ Graf R, Biggs T. In search of better shape in mastopexy and reduction mammoplasty. *Plast Reconstr Surg* 2002;110(1):309-317.

［10］ Goes JC, Landecker A, Lyra EC, et al. The application of mesh support in periareolar breast surgery: clinical and mammographic evaluation. *Aesthetic Plast Surg* 2004;28(5):268-274.

［11］ de Bruijn HP, Johannes S. Mastopexy with 3D preshaped mesh for long-term results: development of the internal bra system. *Aesthetic Plast Surg* 2008;32(5):757-765.

［12］ Goes JC. Periareolar mammaplasty: double skin technique with application of polyglactine or mixed mesh. *Plast Reconstr Surg* 1996;97(5):959-968.

［13］ Panettiere P, Marchetti L, Accorsi D. The underwire bra mastopexy: a new option. *J Plast Reconstr Aesthet Surg* 2009;62(7):e231-e235.

［14］ Colwell AS, Breuing KH. Improving shape and symmetry in mastopexy with autologous or cadaveric dermal slings. *Ann Plast Surg* 2008;61(2):138-142.

［15］ Hidalgo DA. Y- scar vertical mammaplasty. *Plast Reconstr Surg* 2007;120(7):1749-1754.

［16］ Pechter EA, Roberts S. The versatile helium balloon mastopexy. *Aesthet Surg J* 2008;28(3):272-278.

［17］ Spear S, Giese SY, Ducic I. Concentric mastopexy revisited. *Plast Reconstr Surg* 2001;107(5):1294-1299.

［18］ Lassus C. A 30-year experience with vertical mammaplasty. *Plast Reconstr Surg* 1996;97(2):373-380.

［19］ Hammond DC. Short scar periareolar inferior pedicle reduction (SPAIR) mammaplasty. *Plast Reconstr Surg* 1999;103(3):890-901.

［20］ Lejour M. Vertical mammaplasty: early complications after 250 personal consecutive cases. *Plast Reconstr Surg* 1999;104(3):764-770.

［21］ Rohrich RJ, Thornton JF, Jakubietz RG, et al. The limited scar mastopexy: current concepts and approaches to correct breast ptosis. *Plast Reconstr Surg*, 2004;114(6):1622-1630.

［22］ Hammond DC, Alfonso D, Khuthaila DK. Mastopexy using the short scar periareolar inferior pedicle reduction technique. *Plast Reconstr Surg* 2008;121(5):1533-1539.

［23］ Corduff N, Taylor GI. Subglandular breast reduction: the evolution of a minimal scar approach to breast reduction. *Plast Reconstr Surg* 2004;113(1):175-184.

［24］ Rubin JP, Gusenoff JA, Coon D. Dermal suspension and parenchymal reshaping mastopexy after massive weight loss: statistical analysis with concomitant procedures from a prospective registry. *Plast Reconstr Surg* 2009;123(3):782-789.

［25］ Graf RM, Mansur AE, Tenius FP, et al. Mastopexy after massive weight loss: extended chest wall-based flap associated with a loop of pectoralis muscle. *Aesthetic Plast Surg* 2008;32(2):371-374.

［26］ Hamdi FA. A mastopexy with lateral intercostal artery perforator (LICAP) flaps for patients after massive weight loss. *Ann Plast Surg* 2007;58(5):588.

［27］ Kwei S, Borud LJ, Lee BT. Mastopexy with autologous augmentation after massive weight loss: the intercostal artery perforator (ICAP) flap. *Ann Plast Surg* 2006;57(4):361-365.

［28］ Rubin JP, Gusenoff JA, Coon D. Dermal suspension and parenchymal reshaping mastopexy after massive weight loss: statistical analysis with concomitant procedures from a prospective registry. *Plast Reconstr Surg* 2008;123(3):782-789.

［29］ Strauch B, Elkowitz M, Baum T, et al. Superolateral pedicle for breast surgery: an operation for all reasons. *Plast Reconstr Surg* 2005;115(5):1269-1277.

［30］ Goes JC, Landecker A, Lyra EC, et al. The application of mesh support in periareolar breast surgery: clinical and mammographic evaluation. *Aesthetic Plast Surg* 2004;28(5):268-274.

垂直瘢痕无损伤缩乳术及乳房悬吊术
Vertical Scar Breast Reduction and Mastopexy Without Undermining

在1964年,我曾为一位单侧乳房肥大(图86.1)的患者行巨乳缩小术,这个手术主要包括4个基本原则(图86.2)。

(1) 中央垂直切口楔形缩小乳房。

(2) 将乳晕转位至上蒂型皮瓣上方。

(3) 无损伤。

(4) 最终为垂直瘢痕。

我于1969年首次发表了该技术,随后在1970年再次发表。在首次应用该技术40年后的今天,我仍然在使用垂直乳房形成术,在此期间我做了一些手术方法的改进以避免乳房下皱襞下方垂直瘢痕的出现。

为什么要做垂直乳房成形术

多年来,绝大多数需行缩乳术的患者只关心乳房缩小的程度,这也是整形外科医生最关心的问题,而瘢痕问题常常被忽略。但是近年来,此类患者逐渐开始对手术效果有了更高的要求。

最重要的是,患者想要最漂亮的乳房。什么是漂亮的乳房呢?在欧洲,人们对漂亮的认识与北美洲、南美洲、亚洲、非洲肯定是不同的。在法国,漂亮的乳房的标准包括合适的尺寸、丰满的上极、良好的凸度,同时乳头位置适中(图86.3)。患者希望一次手术终身受益,同时手术安全并且瘢痕最小。

在法国最新的一项调查结果显示,78%的患者担心美容手术会造成这样或那样的并发症。显然,在美容手术中必须采用最安全的操作方式,尤其是在乳房成形术中,因为对于女性而言乳房是最为重要的。

垂直乳房成形术是安全的吗

无论是医生还是患者,都不希望在缩乳术后出现相关并发症,如出血、感染、皮肤/乳腺组织/乳头坏死或者感觉丧失。垂直乳房成形术通过中央楔形切口"整块"切除乳房的下部的皮肤、脂肪、腺体组织达到缩小乳房的目的(图86.2A)。然后将乳房两侧残留部分向中央缝合来重塑乳房的形态

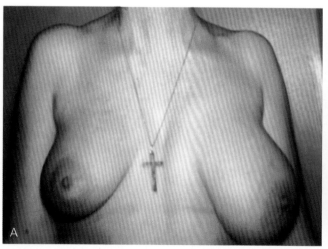
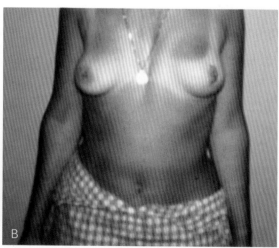

图86.1 第一例垂直乳房成形术:术前(A)及术后(B)2年。

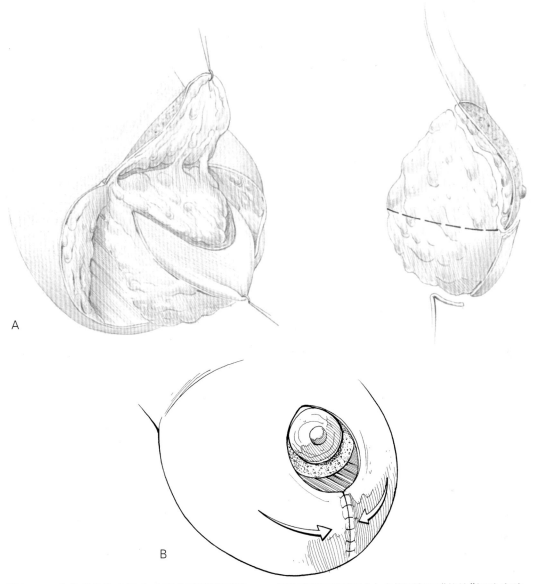

图86.2 垂直瘢痕乳房缩小成形术无损伤原则。A. 在乳房的下极通过中央楔形切口"整块"切除皮肤、脂肪、腺体，以及乳晕瓣下方的部分脂肪和腺体。B. 将乳房两侧保留的部分组织向中央缝合重塑乳房形态。

（图86.2B）。

　　因为相对无损伤（没有剥离皮肤与腺体、腺体与肌肉），手术完成时创面内没有残留死腔，如果能够确切止血，术后则不会出现血肿，也无必要放置引流（图86.4）。

　　乳腺下方中央楔形整块切除不会损伤皮肤和腺体的血供（图86.5），此外，因为没有剥离腺体和肌肉，乳房穿支血管保留完好，因此应用垂直乳房形成术后出现皮肤或腺体坏死概率极低。

　　乳房成形术一个重要的原则是乳头 - 乳晕复

合体的安全转位。自1964年以来我便开始常规使用上蒂型皮瓣。为什么呢？通过 Marcus 在1934年（图86.6）的报道来看，乳头 - 乳晕复合体存在3种主要血供类型，我们可以清楚地看到上蒂型皮瓣没有损伤这些不同类型的血供中的任何一种。这就解释了为什么这个皮瓣是相当安全的。但是，当乳头 - 乳晕复合体提升太多或者太过靠上（超过10 cm），向后折叠的蒂部会造成静脉回流障碍，乳晕坏死便可能发生。在这种情况下，我将使用 Skoog 在1963年提出的外侧瓣或者我曾经描述

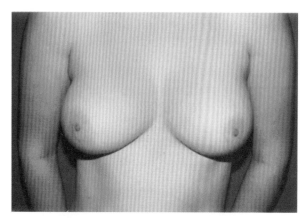

图86.3 一位年轻女性的漂亮乳房。

过的内侧真皮腺皮瓣(图86.7)。

乳头由多重神经支配,第4肋间神经前外侧支只是其中之一。因为术中没有剥离皮肤与腺体,上蒂型皮瓣保留了支配乳头的大部分神经,其中也包括了第4肋间神经前外侧支(图86.8)。乳房垂直成形术后乳头感觉功能很少受到影响。

我的乳房垂直成形术具有良好的远期效果。较大的乳房可以通过水平切口、垂直切口或者是两种切口联合切除来缩小。众所周知,水平切除常导致乳房扁平(图86.9),与此相反,垂直切除可使乳房轮廓更加挺拔优美。前文所述的中央楔形切除法可重塑乳房形态,该法通过将切口两侧保留组织向中央缝合,可使乳房向前上转位,如同用手捏乳房下极时一样使得乳房更加挺拔。因此,垂直乳房成形术采用乳房下极垂直切口可获得同样的效果(例如,完美的轮廓和丰满的上极)(图86.10~图86.12)。

当使用乳房下极中央楔形切口时,乳腺大部分下垂部分会随之被切除(图86.13),此时为了重建乳房形态,需将残留乳房的侧方部分向中央靠拢并缝合。然而,残留乳房的侧方部分并没有下垂,因此没有必要将这些部分通过与肌肉缝合从而固定到更高的位置上。这使手术效果更加长久,并且可以避免对相关组织过度剥离。

垂直瘢痕乳房成形术的手术瘢痕并不是最小的

虽然乳晕周围切口可能是目前瘢痕最短的,

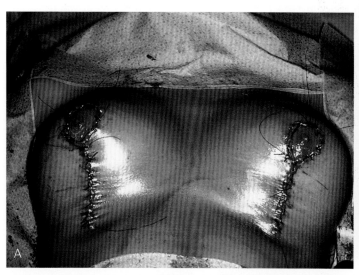

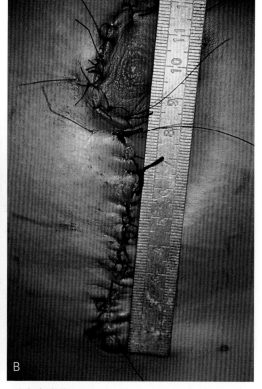

图86.4 A. 缝合完成后乳房大体照。B. 手术瘢痕约8 cm。

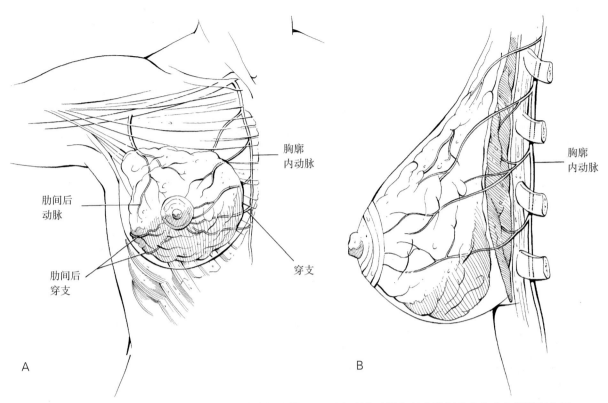

图86.5　A. 整块切除不会损伤皮肤和腺体的血供。B. 没有剥离腺体和肌肉使得乳房穿支血管保留完好。

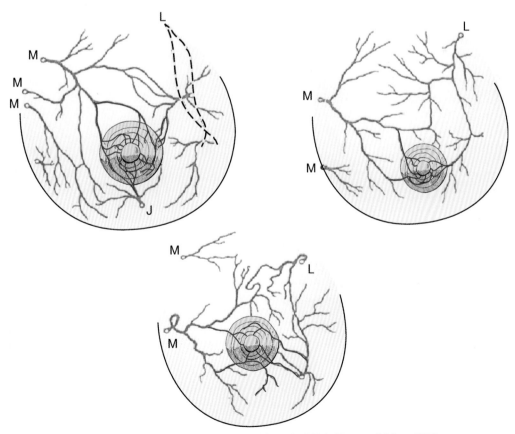

图86.6　上蒂型皮瓣不会损害剩余腺体和皮肤的血供。M,内侧;L,外侧。

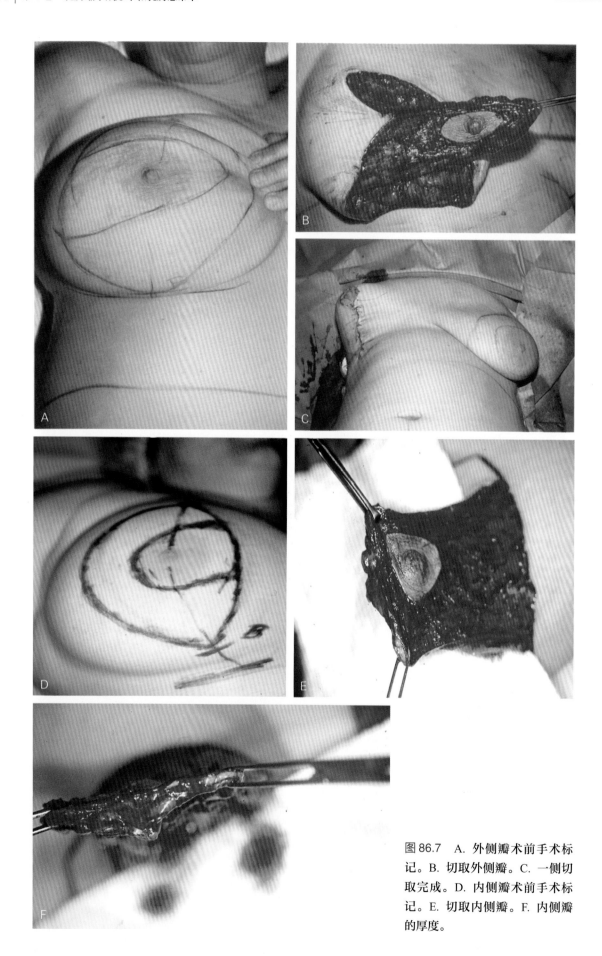

图86.7　A. 外侧瓣术前手术标记。B. 切取外侧瓣。C. 一侧切取完成。D. 内侧瓣术前手术标记。E. 切取内侧瓣。F. 内侧瓣的厚度。

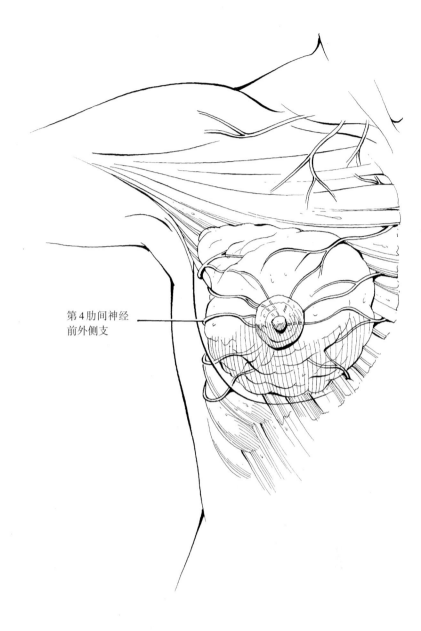

第 4 肋间神经
前外侧支

图 86.8　术中没有剥离皮肤与腺体，上蒂型皮瓣保留了支配乳头的大部分神经，其中包括了第 4 肋间神经前外侧支。

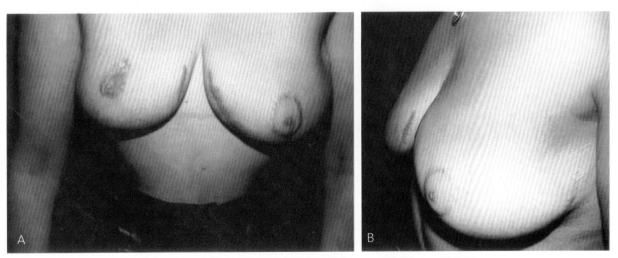

图 86.9　水平乳房成形术后出现扁平乳房。A. 正位照。B. 斜位照。

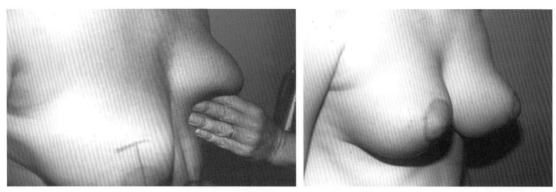

图86.10 垂直乳房成形术可获得完美的乳房轮廓和丰满的上极,如同用手指捏乳房下极时的效果一样。

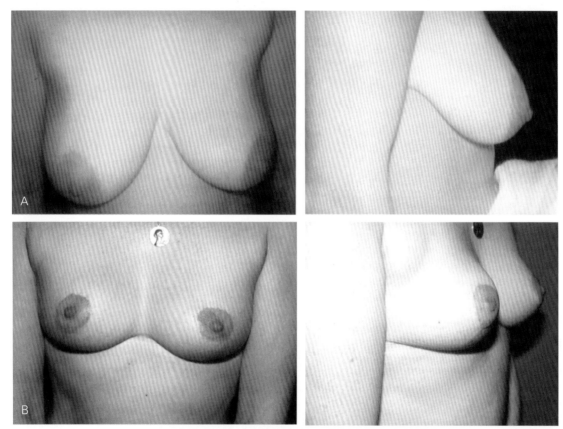

图86.11 A. 术前照片。B. 术后20年照片。

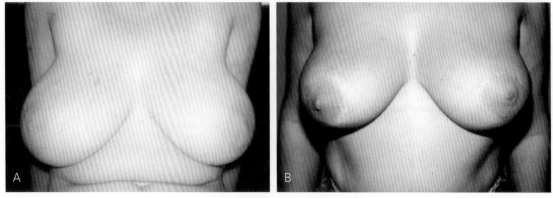

图86.12 A. 术前照片。B. 术后18年照片。

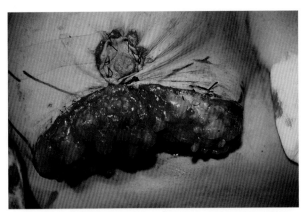

图86.13 乳腺下极下垂部分被切除,残留乳房的侧方部分并没有下垂,因此没有必要将这些部分通过与肌肉缝合,从而固定到更高的位置上。

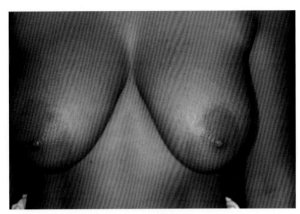

图86.14 垂直乳房成形术较好的适应证包括:年轻、乳房弹性良好、腺体坚实、不是特别肥大且下垂不明显。

但对于中等或重度肥大的乳房来说,我的经验是采用垂直切口的瘢痕实际上是最短的。垂直类型的瘢痕具有很多的优势,比如站立时很难被看见,多年以后常常会消失,即使在肤色较深的妇女中也很少会出现增生性瘢痕。

长期以来,许多外科医生都说,在手术结束时,垂直瘢痕的长度不应该超过5.5 cm。为什么呢?如果我们测量我们认为漂亮的不同乳房中乳晕下缘到乳房下皱襞之间的距离,我们会发现这个距离随着乳房的大小而变化,它的范围从4.5~10 cm不等甚至更长。因此,垂直瘢痕的合适长度是不固定的。唯一重要的一点是在手术结束时垂直瘢痕的下缘必须位于乳房下皱襞之上。如果瘢痕在乳房下皱襞之上或是皱襞边缘,瘢痕下部分则不会很明显。

垂直乳房成形术,就像我做的那样,可以显著缩小乳房体积,但是这并不意味着可以将巨大的乳房变成非常小的乳房,垂直乳房形成术仅能缩小约50%的乳房体积。

严格把握垂直瘢痕乳房成形术的手术适应证是非常重要的(图86.14),这些适应证主要包括年轻患者、皮肤弹性良好、腺体充实、乳房并不是特别大且下垂不明显,做过多例手术后,手术医生即可以获得相关经验(图86.15)。

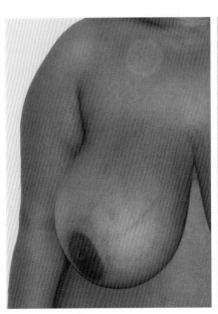

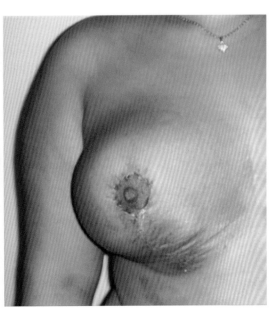

图86.15 经过多次手术的经验积累后,手术医生可考虑扩大该术式的适应证。

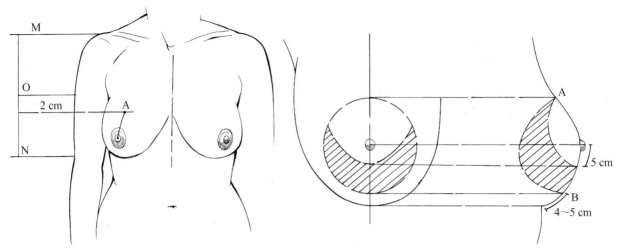

图86.16　确定乳头位置的方法。

正如鼻整形术和面部提升术一样,我认为在缩乳术中进行精确的术前标记是不现实的。那为什么在缩乳术前又需要进行标记呢?对于我而言,如同鼻整形术一样,乳腺外科手术也是一类塑形的艺术。外科医生必须具有三维空间想象力,同时具有艺术细胞,才能塑造出漂亮的乳房。一个艺术家需要在雕刻前做出标记从而辅助作品完成,外科医生也需要术前标记辅助完成垂直乳房成形术。

第一个关键点是A点,A点不是乳头的新位置,它标记的是乳晕上缘的新位置。如图86.16所示,测量肩峰到鹰嘴的距离,取这段距离的中点,于中点以下2 cm处标记另外一点,通过该点画一条水平线,另画一条垂直于该水平线并经过乳头的垂线,这两条线的交叉点就是A点。

第二个关键的点是B点,该点位于穿过乳头的垂线并在乳房下皱襞之上(图86.17)。B点距乳房下皱襞的距离平均是4.5 cm,在轻度肥大并下垂的乳房是3 cm,在重度肥大并下垂的乳房可达到6~9 cm,甚至10 cm。分别把乳房推向内、外侧,评估需要切除的区域及组织量,然后根据切除范围分别于内、外侧画两条连接A、B点的弧线作为术前标记(图86.18)。当然,切除范围和区域也可以通过用手指捏来确定,当用手指向上捏乳房到彼此接触时可在乳房内、外侧分别标记一点,放松后通过A、B两点分别与前所述新标记的点于乳

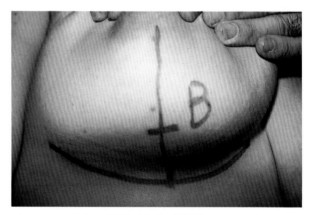

图86.17　B点位置。

房内外侧画弧线,即显示需切除的大致范围。图86.19显示了需要切除的大致区域以及上蒂型皮瓣的术前标记。

这些标记确定了上蒂型皮瓣需要去除表皮及乳房下极需要整块切除的范围。患者通常需要半卧于手术台上,该体位对手术非常重要。垂直乳房手术是一种为患者量身定做的乳房手术。患者必须处于半卧位,以便于手术各个步骤的操作:乳房的形态、垂直瘢痕的长度、保留乳房的对称性、乳头的位置以及两个乳房的形态是否存在差异。如果发现有什么不妥,我们需要在手术台上即刻做出调整直至达到了满意的结果。对我而言,这是获得漂亮对称乳房的唯一途径。

该手术从上蒂型皮瓣去除表皮开始,在乳头瓣下方外侧缘标记处切开直至胸大肌筋膜。乳房

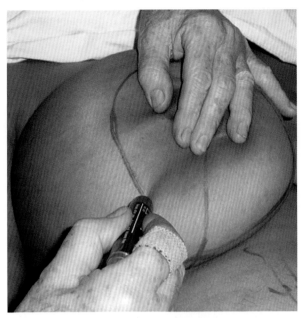

图86.18　确定乳房切除范围。

乳房下极中央楔形切除主要包括两部分,即上方和下方部分,其中下方部分由皮肤、脂肪和腺体等整块组织构成。而上方的部分仅由脂肪和腺体组成。除此之外,不涉及其他部位的损伤是垂直乳房成形术的最主要的特征。皮肤仍与腺体相连,而残留的腺体仍与胸大肌相连,这使得垂直乳房成形术成为一个非常安全的手术方式。然后,将两侧残余乳房组织由下向上缝合,使下方多余的组织移向切口的上方,乳房外形得以重塑。补充切除有时候是必需的。如乳房形态欠佳(图86.22),则需拆除缝线进一步切除多余组织,然后通过新的缝合重塑乳房外形,直至获得满意的乳房形态(图86.23)。

在取得满意的乳房形态后,在乳房上用亚甲蓝画3~4条新的水平标记线,并用数字标记顺序,水平线左右两侧对称(图86.24)。将原缝线被拆除后,这些新的标记可以精确地显示那些需要再次切除的组织范围(图86.25)。

当拆除缝线时,有必要明确新标记的水平线是否显示充分,否则,就必须重新标记。再次切除多余组织后,按新的标记线(1对1、2对2、3对3)依

下极中央部分便可从乳房下皱襞的胸壁上提升上来(图86.20)。于乳晕瓣下边缘处切至7~8 mm深度后,切口向上转向A点并保留皮瓣下面的腺体(图86.21),把位于乳晕瓣深面的腺体组织侧缘切开后便完成了上蒂型皮瓣切取。

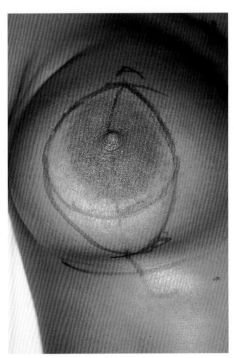

图86.19　上蒂型皮瓣及切除范围。

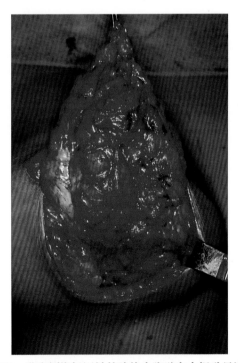

图86.20　乳房侧缘标记处的腺体由胸壁向上提升是该手术操作中唯一的损伤。

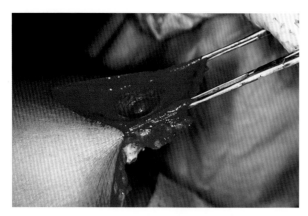

图86.21 上蒂型皮瓣。

次缝合(图86.26)。这种方法既节约了时间同时又防止乳房重塑中出现错误。缝合时需要缝合真皮深层及皮下浅层,真皮深层可使用不可吸收的尼龙线缝合,而皮下浅层可采用连续缝合(图86.4)。我建议不缝合乳房侧面深部组织,因为此处几乎仅有脂肪,缝合脂肪并不能持久地维持乳房形态,反而缝合过紧可能导致脂肪坏死。我的垂直乳房成形术不依赖皮肤组织来支撑,因此术后不会出现瘢痕裂开等并发症。此外,牢固的纤维带为圆润的乳房轮廓提供了足够支撑,并可以维持很长时间。由于术中没有额外的损伤,术后没有必要放置引流。

手术当晚或术后第2天一早患者即可以出院,

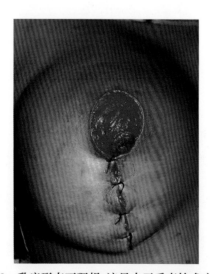

图86.22 乳房形态不理想,这是由于垂直技术产生了一上一下两个"猫耳"。上方"猫耳"较好,可以将乳头-乳晕复合体转位到此处并与"猫耳"缝合。与之相反,下方的"猫耳"必须切除,采用水平切除时将会留下一个较短的水平瘢痕,而本人更喜欢垂直切除,然后用缝线重塑乳房。

术后2周可拆除缝线,3个月内勿佩戴胸罩,直至乳房形态最终确定。图86.27为患者术后2个月效果图。

自20世纪60年代末以来,我已经完成了1 350例乳房手术(439例乳房悬吊术,911例乳房缩小术),结果表明,如果遵循已经明确的手术原则,垂直乳房成形技术是一种非常安全的手术方式,远期手术效果良好。但是,某些并发症仍无法避免。

其中一个非常严重的并发症是垂直瘢痕增生,在我的病例中,有4例患者出现该并发症并导致严重的后果,而16例患者经几年的治疗后症状得到改善。在肥大伴下垂的乳房中,垂直瘢痕的下半部分常出现在乳房下皱襞以下,当然在肥大下垂不太明显的乳房中也可能出现该情况,这主要由手术失误造成。我认为最好在术后3~4个月、乳房出现下降时进行手术,而一个小的三角形的瘢痕切除术可有效处理这个问题,仅留下一个短的水平瘢痕。

垂直乳房成形术后乳房形态不满意,需告知患者最好等待3个月,那时乳房的外形通常会有所改善。如果患者对乳房的外形仍然不满意,就必须重新评估。在大多数情况下,不满意原因主要是由于乳房下极缺乏张力引起的。在局部麻醉下,乳房可以通过原手术方式进行重塑,即根据标记线再次切除多余组织后从下方到上方缝合,然后用亚甲蓝标记新的缝合部位,这样就可以在局部麻醉下根据新的标记切除过多的皮肤、脂肪和腺体。我已经用这种方法翻修了56个病例。

在我的病例中,没有出现到乳晕坏死的情况,因为上蒂型皮瓣中乳晕复合体的上移均未超过9 cm。然而在此之前,我完成的手术中有2例患者出现乳晕全坏死,17例患者部分坏死。

乳房悬吊术

垂直乳房成形术也可应用于乳房悬吊术,两者中皮肤切除和乳房缩小的术前标记与评估是相似的,但均无须切除乳腺组织(图86.28),只需切除侧方标记范围内的皮肤(图86.29)。然而对于

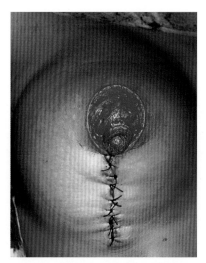

图 86.23　通过缝合重塑乳房圆锥形态。

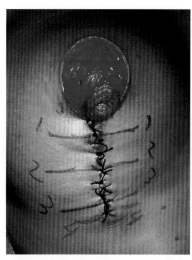

图 86.24　用亚甲蓝画数个水平线来标记新的缝合部位，并且用数字标记水平线的顺序。

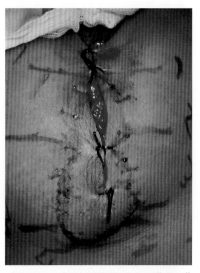

图 86.25　拆除原缝线后出现"猫耳"。

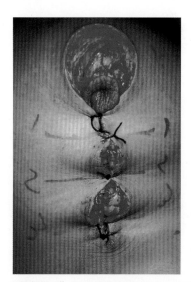

图 86.26　修整"猫耳"，然后按照新标记水平线进行缝合。

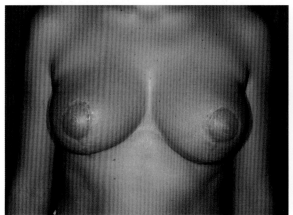

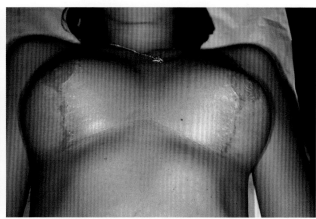

图 86.27　术后 2 个月效果。

缩乳术,侧方标记处要垂直切到胸大肌。切口内的腺体需从肌肉表面剥离,从中央一直分离到上方的蒂部,形成腺体瓣(图86.30)。然后,将腺体瓣的下半部折叠并将远端固定在乳房上部的胸肌上(图86.31)。最后,对切口边缘皮肤进行类似处理(图86.32)。

与乳房缩小术一样,乳房悬吊术中仍需检查乳房的形态,通常我仍通过缝合来重塑乳房,以减少操作。

在乳房悬吊术中,折叠中下部位的乳房可将

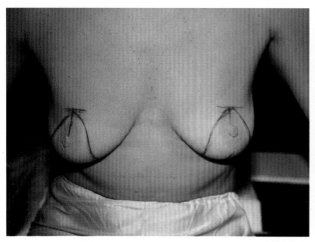
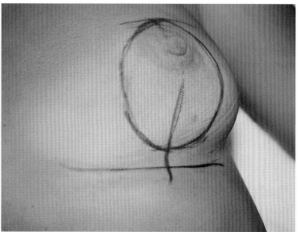

图86.28 术前标记。

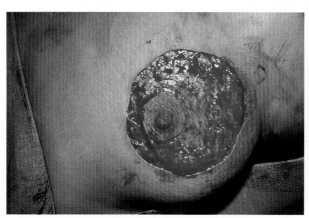

图86.29 侧方标记线内的皮肤需切除。

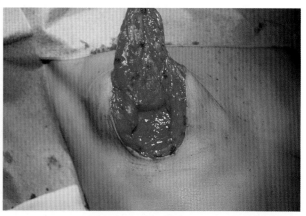

图86.30 侧方标记线处需切至胸大肌并形成腺体瓣。

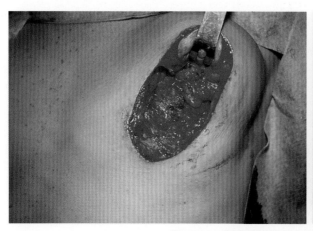
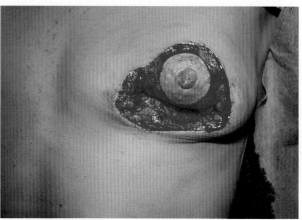

图86.31 将腺体瓣的下半部固定在乳房上部的胸肌上。

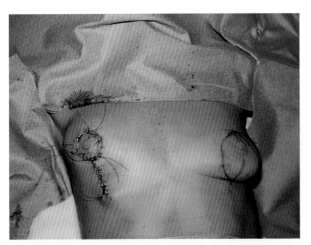

图86.32 皮肤边缘缝合,并完成了一侧的操作。

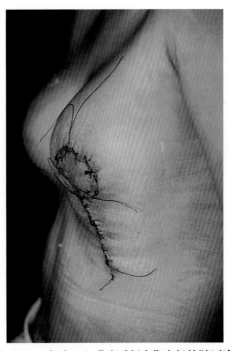

图86.33 术后5天,乳房看起来像客机的"机鼻"。

下极组织移至上极(如同乳房缩小术),这有助于塑造乳房良好的轮廓;而两侧组织向中央集中可使保留的乳房组织向上方聚集(如中央楔形切除术),使乳房上极更加丰满、轮廓更加明显,并且效果更持久。

术毕及术后前几天,乳房的异常形态可能是令人焦虑的,就如同客机的"机鼻"(图86.33)。乳房一般需要2～2.5个月的时间才能达到令人满意的外观。术后早期,垂直瘢痕可能出现在乳房下皱襞以下,但在2～3个月后,随着乳房的下降,瘢痕通常不会再明显(图86.34和图86.35)。

垂直乳房悬吊术对于陈旧性假体移位的乳房重塑也很有价值(图86.36)。还可以与乳房假体植入联合使用,从而解决患者皮肤过多而乳房组织不足的问题(图86.37)。

长期随访结果

许多手术短期内疗效显著,但远期效果差。为实现长久的疗效,首先我们必须了解乳房下方错位的原因。其中重力是一个重要因素,我们对此无能为力,但对于其他伴随的、非重力因素我们可以采取一些措施。这些因素是什么呢?要了解这些因素,我们必须了解乳房一些解剖学特征。乳腺与皮肤的连接比与肌肉的连接更紧密。在维持乳房形态方面,皮肤支撑起着主导作用,主要表

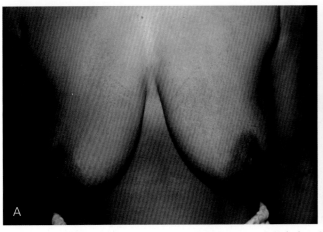
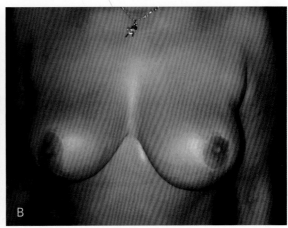

图86.34 术前(A)及术后2年(B)照片。

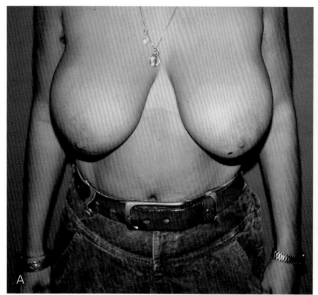
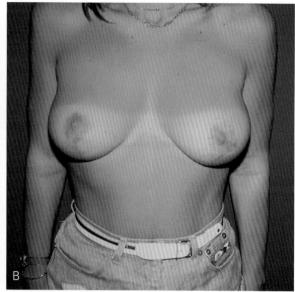

图86.35　术前(A)及术后3年(B)照片。

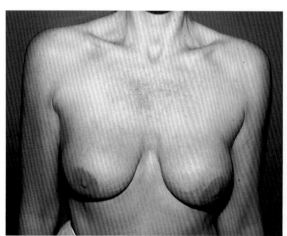
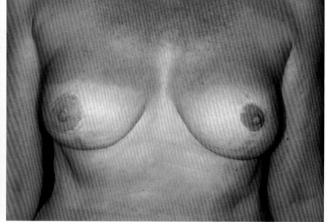

图86.36　取出假体并使用垂直乳房悬吊术重塑乳房。

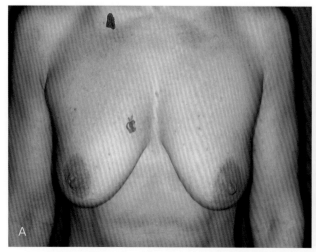
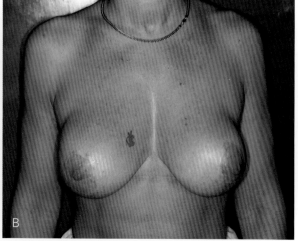

图86.37　术前照片(A)及假体植入＋垂直乳房悬吊术后照片(B)。

现在年轻人,可有效防止重力引起的乳房下垂。乳房的皮肤紧紧与皮下组织相连,通过其弹性以及与腺体之间的纤维连接来支撑乳房。Cooper韧带包含很多纤维的成分,它连接皮肤与腺体、腺体与乳头以及腺体与腺体(图86.38)。一旦皮肤和Cooper韧带过度拉伸、强度减弱,它们便再也无法起到支撑作用了。

乳腺下方错位现象可能是由于皮肤条件差和或Cooper韧带损伤造成的。目前没有任何方法可以修复损伤的皮肤或Cooper韧带,但必须保护残余的有功能的韧带。虽然这些韧带的强度减弱,它们仍然可以帮助支撑乳房。在1970年,我曾写道"术中皮肤损伤是无稽之谈,因为切断的是支撑乳房的主要纤维",再次强调我的乳房悬吊术不依赖于皮肤的支撑。

乳房下极中央垂直楔形切除

正如本章前文所述,较肥大的乳房可以通过水平切口、垂直切口或混合切口进行缩小。水平切口易产生扁平乳房(图86.9)。相比之下,垂直切口则可增加乳房的丰满度,如同用手指捏合乳房下极中央,就可以增加乳房的挺拔程度(图86.10)。我的手术主要采取了乳房下极中央垂直楔形切除的方法(图86.2),可以产生同样的结果——丰满的上极和良好轮廓(图86.11)。Wise法将水平和垂直切除相结合,但大部分采用Wise法行缩乳术的疗效并不满意——乳房不够丰满挺拔。

对患者来说,乳房成形术的目的之一是提高乳腺的丰满度,因此,乳腺下极中央楔形切除法必然优于Wise法。当使用该术式时,乳房的大部分下垂部分被切除(图86.2),而其余部分位于乳房下皱襞水平或其上方,没有必要将这些组织悬吊在更高的位置,因此该手术的疗效不依赖于悬吊。此外,操作过程中没有皮下组织的损坏,保留的乳房维持了原来的结构,这就是该术式远期效果良好的原因(图86.37和图86.38)。

垂直瘢痕

当中央垂直楔形切除完成后,通过将剩余乳房的侧方部分向中央集中,可重建乳房圆润形态(图86.2)。此时,皮肤脂肪与腺体这两种组织复合体又贴附在一起并完美契合(图86.26),组织愈合后会形成与乳房的厚度相似的坚韧的纤维带,该纤维带与紧身胸衣中的骨架作用相似,起着支撑作用,这也是该术式疗效持久的原因。瘢痕的长度是否与远期疗效呈正相关? 我常听到这样一种观点:"为了减少瘢痕而牺牲乳房的形态是不值得的",然而,长瘢痕并不意味着疗效优良(图86.9)。

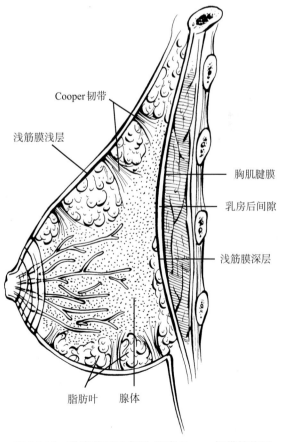

Cooper韧带

浅筋膜浅层

胸肌腱膜

乳房后间隙

浅筋膜深层

脂肪叶 腺体

图86.38 乳房截面示意图,注意Cooper韧带的位置。

编者评论

Lassus 教授是短瘢痕缩乳术和乳房悬吊术的开创者之一。他的微损伤垂直瘢痕技术对于轻度和中度乳房肥大伴下垂的患者来说非常具有吸引力。该术式适合于那些需要中度缩乳的患者，这些患者往往排斥水平瘢痕，但能够接受垂直瘢痕，尽管垂直瘢痕乳房形成术所需的愈合时间较长。

显然，选择合适的手术患者至关重要，尤其是那些乳房问题不太严重的患者，并确保她们已经做好心理准备来应对各种各样情况，比如成形术后的乳房需要漫长的塑形时间才有机会获得满意的形态。尽管如此，对于符合适应证的患者，特别是那些力求避免横向切口瘢痕的患者，微创垂直瘢痕技术在乳房成形术中仍然占有一席之地。

在本章中，垂直瘢痕乳房成形术的开创者——Lassus 教授概述了该技术的合理性，并强调了一些手术要点。首先，Lassus 教授建议在乳房成形术中不要出现死腔，尤其是切除乳房下极中央部分时必须牢记该理念。乳腺组织切除后所产生的空隙必须由剩余的乳腺组织进行填充，将内外侧乳腺组织重新缝合在一起有助于下极中央区的修复，而未能充分消灭死腔将会导致术后严重畸形的发生，如乳房下极中央部分起皱和塌陷等。垂直乳房成形术的"圆锥效应"可减少基底的直径并且增加乳房的丰满度，在乳房形态重塑方面有极大的促进作用。Lassus 教授的伟大贡献包括如何对垂直瘢痕法进行术前标记，以及如何运用该术式进行乳房成

形。当然该术式同样适用于其他不同类型乳房问题的患者。Lassus 教授认为垂直乳房成形无任何实质损伤，可以避免乳房血供的损伤以及死腔形成。同时他强调手术需在半坐位进行，这点在手术操作可重复性以及疗效评价一致性方面是至关重要的，虽然看似简单而但容易被忽视。垂直乳房成形术需要在术中准确评估乳房外形，这是能够取得长期优良疗效的前提，但当患者仰卧时术者无法准确判断乳房的外形。Lassus 教授推测，垂直修复会产生一个瘢痕带，它在抵抗上方组织的重力的同时，能够通过限制乳房下极皮肤包膜拉伸从而避免术后乳房错位发生。我同意 Lassus 教授的观点，并且在实践中尽可能地加强垂直切口的缝合，从而支撑乳房的下极。当然，随着时间推移，垂直瘢痕法能否确切地固定乳房并维持术后疗效仍值得讨论。许多医生试图通过收紧乳房下极的方式来重塑乳房的形态，虽然术后早期乳房的形态难令人满意而且紧缩组织松弛不可避免，但大部分患者远期疗效仍值得肯定。针对不同的患者需采取个性化治疗，如需要根据患者乳房缩小的程度以及乳腺组织条件决定切除范围和组织量，当然这个过程中的经验非常重要，因此初学者适合从较小的缩乳术及乳房悬吊术开始使用该项技术，随着经验积累，术者可以将该技术应用于更大的乳房上并可取得良好的效果。毫无疑问，作为在乳腺外科领域的一大进步，垂直乳房成形术在今后岁月里仍将被人们所铭记。

(D.C.H.)

延伸阅读

1. Arie G. Una nueva tecnica de mastoplastia. *Rev Latinoam Cit Plast* 1957;3:23.
2. Balch CR. The central mound technique for reduction mammaplasty. *Plast Reconstr Surg* 1981;67:305.
3. Biesenberger H. *Deformation und Kosmetische Operationen der Weiblichen Brust*. Vienna: W Mandrich; 1931.
4. Bostwick J III. *Aesthetic and Reconstructive Breast Surgery*. St. Louis, MO: CV Mosby; 1983.
5. Courtiss EH, Goldwyn RM. Reduction mammaplasty by the inferior pedicle technique. An alternative to free nipple and areola grafting for severe macromastia or extreme ptosis. *Plast Reconstr Surg* 1979; 59:500.

6. Dartigues L. Le traitement chirurgical du prolapsus mammaire. *Arch Francobelges Chir* 1925;28:313.

7. Durston W. Sudden and excessive swelling of a woman's breast. *Phil Trans R Soc Lond* 1731;4:78.

8. Georgiade NG, Georgiade GS, Riefkhol R, et al. *Essentials of Plastic, Maxillofacial and Reconstructive Surgery.* Baltimore, MD: Williams & Wilkins; 1987:694.

9. Georgiade NG, Serafin D, Morris R, et al. Reduction mammaplasty utilizing an inferior pedicle nipple-areolar flap. *Ann Plast Surg* 1979; 3:211.

10. Georgiade NG, Serafin D, Riefkhol R, et al. Is there a reduction mammaplasty for "all seasons"? *Plast Reconstr Surg* 1979;63:765.

11. Goldwyn RM, ed. *Plastic and Reconstructive Surgery of the Breast.* Boston: Little, Brown; 1976.

12. Goldwyn RM, Courtiss EH. Inferior pedicle technique. In: Regnault P, Daniel RK, eds. *Aesthetic Plastic Surgery.* Boston: Little, Brown; 1986:522 - 526.

13. Hallock GG, Cusenz BJ. Salvage of the congested nipple during reduction mammaplasty. *Aesthet Plast Surg* 1986;10:143.

14. Hauben DJ. Experience and refinements with the supero-medial dermal pedicle for nipple-areolar transposition in reduction mammaplasty. *Aesthet Plast Surg* 1984;8:189.

15. Hester TR Jr, Bostwick J, Miller L, et al. Breast reduction utilizing the maximally vascularized central breast pedicle. *Plast Reconstr Surg* 1985;76:890.

16. Hoffman S. Recurrent deformities following reduction mammaplasty and correction of breast asymmetry. *Plast Reconstr Surg* 1986;78:55.

17. Lassus C. A technique for breast reduction. *Int Surg* 1970;53:69.

18. Lassus C. New refinements in vertical mammaplasty. Presented at the 2nd Congress, Asian Section of the International Plastic and Reconstructive Surgery Society, Tokyo, 1977.

19. Lassus C. Minimal scarring in mammaplasty. Presented at the Tagung der Vereinigung der Deutschen Plastischen Chirurgen, Cologne, Germany, October 18-21, 1978.

20. Lassus C. New refinements in vertical mammaplasty. *Chir Plast* 1981;6:81-86.

21. Lassus C. Treatment of impending nipple necrosis: a technical note. *Chir Plast* 1985;8:117.

22. Lassus C. An "all season" mammaplasty. *Aesthet Plast Surg* 1986;10: 9.

23. Lassus C. Breast reduction: evolution of a technique. A single vertical scar. *Aesthet Plast Surg* 1987;11:107.

24. Lejour M. Vertical mammaplasty and liposuction of the breast. *Plast Reconstr Surg* 1994;94:100.

25. Lejour M. *Vertical Mammaplasty and Liposuction of the Breast.* St. Louis, MO: Quality Medical; 1994.

26. Lejour M, Abboud M, Declety A, et al. Réduction des cicatrices de plastie mammaire de l'ancre courte à la vertucale. *Ann Chir Plast Esthet* 1990;35:369.

27. Marchac D, De Olarte G. Reduction mammaplasty and correction of ptosis with a short inframammary scar. *Plast Reconstr Surg* 1982;69: 45.

28. Marcus GH. Untersuchungen über die arterielle Blutversorgung der Mamilla. *Arch Klin Chir* 1934;179:361.

29. Mathes SJ, Nahai F, Hester TR. Avoiding the flat breast in reduction mammaplasty. *Plast Reconstr Surg* 1980;66:63.

30. Meyer R, Kesserling UK. Reduction mammaplasty with an L-shaped suture line. *Plast Reconstr Surg* 1975;55:139.

31. Moufarrege R, Beauregard G, Bosse JP, et al. Reduction mammaplasty by the total dermoglandular pedicle. *Aesthet Plast Surg* 1985;9: 227.

32. Nicolle FV. The lateral pedicle technique. In: Georgiade NG, Riefkhol R, Georgiade GS, eds. *Aesthetic Surgery of the Breast.* Philadelphia, PA: WB Saunders; 1990:215.

33. Peixoto G. Reduction mammaplasty: a personal technique. *Plast Reconstr Surg* 1980;65:217.

34. Peixoto G. The infra-areolar longitudinal incision in reduction mammaplasty. *Aesthet Plast Surg* 1985;9:1.

35. Pitanguy I. Breast hypertrophy. In: *Transactions of the International Society of Plastic Surgeons. Second Congress, London, 1959.* Edinburgh: Livingstone; 1960:509.

36. Regnault P. Breast reduction: a technique. *Plast Reconstr Surg* 1980; 65:840.

37. Reno WT. Reduction mammaplasty with a circular folded pedicle technique. *Plast Reconstr Surg* 1992;90:65.

38. Schwarzmann E. Uber eine neue methode der mammaplastue. *Wien Med Wochenschr* 1936;86:100.

39. Skoog T. A technique of breast reduction. *Acta Chir Scand* 1963;26: 453.

40. Strombeck JO. Mammaplasty: report of a new technique based on the two-pedicle procedure. *Br J Plast Surg* 1960;13:79.

41. Strombeck JO. Reduction mammaplasty: some observations, and some reflections. *Aesthet Plast Surg* 1983;7:249.

Juan Diego Mejia
Foad Nahai

第87章

垂直乳房悬吊术
Vertical Mastopexy

引言

"ptosis"一词源自希腊语,被翻译为"下垂"[1]。乳房下垂是指乳头相对于乳房下皱襞的位置。外形美观的乳房,乳头应是乳房最凸出的部位,且位于乳房下皱襞之上。乳头下降至乳房下皱襞以下的程度决定了乳房下垂的严重程度。Regnault乳房下垂分类法可能是最古老和最常用的分类方法[2]。根据Regnault分类法,乳头位于乳房下皱襞以下1 cm或不足1 cm时,为Ⅰ度下垂。乳头位于乳房下皱襞以下1~3 cm,但仍在乳房下极以上时,为Ⅱ度下垂。乳头位于乳房下皱襞以下超过3 cm,或已达乳房下极,为Ⅲ度下垂。还有一种情况称为假性下垂,是指乳房下极低于乳房下皱襞,但乳头位于或高于乳房下皱襞。识别假性下垂是非常重要的,在制定矫正方案时可避免乳头位置过高。

乳房下垂矫正手术被称为乳房悬吊术。完成该手术必须考虑到4个要素[3]:①提升乳头-乳晕复合体并保护其血供;②必要时切除过多的乳腺组织;③切除多余的皮肤;④乳房形态重塑。

在任何乳房悬吊术式中,保护乳头-乳晕复合体的血供是首要问题。几乎所有类型的带蒂皮瓣都可以维持乳头-乳晕复合体的血供,常见的有上蒂、下蒂、外侧蒂、内侧蒂、中央蒂、水平双蒂和垂直双蒂。

切除多余的乳腺实质组织是乳房缩小术的一个重要步骤,在乳房悬吊术中为了获得理想的形状和尺寸,有时也需要该操作。皮瓣蒂的位置决定了乳腺切除的区域,从而影响乳房的最终形状。例如,下蒂型皮瓣意味着切除上极乳腺组织,这会使乳房上极不丰满,由于下蒂皮瓣的重力作用,使乳房下极移位。而选用上蒂型皮瓣可以切除中央和下极多余的乳腺组织,既避免了向下极移位现象,又保留了上极乳腺组织,使乳房上极丰满。

多余的皮肤可以用不同的方法切除。皮肤切除的设计决定了最后留在乳房上的瘢痕。最常见的皮肤切除方式有环乳晕、垂直、横向和倒T形(Wise切口),有时需要根据带蒂皮瓣的具体类型或乳腺组织切除的区域来选择。倒T形或Wise法切除皮肤常联合不同类型的带蒂皮瓣和腺体切除方式,最常见的是下蒂型皮瓣。环乳晕、垂直或横向乳房悬吊术也是如此。最常见的垂直切口乳房成形术通常联合上蒂型皮瓣和中央区乳腺组织楔形切除术。然而,不同类型的带蒂皮瓣(上蒂、下蒂、外侧蒂、内侧蒂)和腺体切除方式都被称为垂直乳房悬吊术[4-8]。

在乳房悬吊术中,乳房的最终形态是仅次于乳头-乳晕复合体血供的重要问题。外科医生不能因瘢痕的长度或位置而忽略乳房的形态。因此,虽然环乳晕切口可以取得最理想的瘢痕效果,但这只适用于小的、腺体丰满的、轻度下垂的乳房。如果要使乳头-乳晕复合体提升超过2~3 cm,采用这种切口将达不到满意的效果[9]。与Wise法相比,垂直切口留下的瘢痕更小,乳房的形态更好,这也是近年来垂直切口乳房成形术受欢迎的原因之一。

因此,垂直乳房悬吊术是通过皮肤垂直切口的方法矫正乳房下垂的外科手术,仅留下垂直的瘢痕。除了上蒂型皮瓣联合中央区乳腺切除这一最常见的术式外,其他蒂型联合乳腺区段切除的术式也可以形成垂直的瘢痕。

技术的演变

早在 1925 年，Dartigues 就提出了通过垂直切口进行乳房成形的乳房悬吊术，但它几乎不为人知，直到 1957 年和 1969 年，Arie 和 Lassus 重新兴起了这项技术[4,5,10-12]。在 20 世纪 90 年代初，Lejour 阐述了她的垂直乳房成形技术，她的技术源于 Lassus。Lassus 和 Lejour 对垂直乳房成形术的发展和普及做出了巨大的贡献。

Claude Lassus 被认为是垂直乳房成形术的开创者之一。在 1964 年，他对一名单侧乳房肥大的患者实施了乳房缩小术，并于 1969 年发表了这项技术，并总结 4 个原则[5,10]：①中央垂直楔形切除以缩小乳房；②上蒂型组织瓣实施乳晕转位；③无损伤原则；④以垂直瘢痕结束手术。

除了没有去除乳房组织外，他的垂直乳房成形术与乳房悬吊术相似[10]。中央区楔形的腺体没有被切除，而是被保留下来作为上蒂型组织瓣，然后向后折叠并锚定于乳房上半部的胸肌筋膜上。该术式能使乳房上极饱满，乳晕前凸。通过缝合中央及侧方的纤维组织可缩小基底部直径，形成锥形乳房。

将从前胸壁延伸出来的数层纤维束重新缝合固定，可加强中心区的纤维带，从而维持了组织的支撑力量，可长期保持乳房的形态。

上蒂型皮瓣可能是该术式的一个限制因素。乳头 - 乳晕复合体上移需要折叠上蒂，这可能会导致静脉丛受压塌陷从而损伤乳头 - 乳晕复合体。当乳头 - 乳晕复合体提升超过 9 cm 时，坏死的风险高，此时内侧蒂或外侧蒂皮瓣更安全[10]。在这种情况下，我们更倾向于选用垂直双蒂皮瓣（上蒂型和中心型蒂型）[9]。根据 Lassus 的报道，自从他停止在上蒂型皮瓣中将乳头 - 乳晕复合体提升超过 9 cm 后，便没有再出现乳晕坏死的情况。而在此之前，他报道过 2 例乳晕全部坏死和 17 例部分坏死的病例[10]。

Lassus 的术式避免了皮下或腺体下组织的破坏，死腔小，因此术后出现血肿和血清肿的概率较小。最后，术区留下一个垂直的瘢痕。在他最初的描述中，巨乳缩小及乳房悬吊术后的垂直瘢痕通常垂直延伸到乳房下皱襞下方。为了避免这种情况，Lassus 在下皱襞处增加了一个短的水平切口。但是他后来又仅通过限制下部皮肤的切除范围以及拉紧缝合垂直切口的方法恢复成垂直瘢痕。

1994 年，Lejour 介绍了她的垂直乳房成形术。它源于 Lassus 的术式。Lejour 术式有 3 个创新观念：①较宽地切除下极皮肤以促进皮肤回缩，减小瘢痕；②过度矫正畸形以保证更好的远期效果；③使用吸脂法重塑乳房形态，并可在患者体重减轻时去除多余的、易于被吸收的组织。Lejour 的垂直乳房悬吊术还提升了乳房下部的中心部分，然后将其缝合悬吊到乳腺后间隙更高的位置上[4]。

解剖

Corduff 和 Taylor[13] 的解剖研究表明，乳房主要的血供在浅层进入乳头 - 乳晕复合体。胸廓内动脉的一个分支从第 2 或第 3 肋间穿出，通过上蒂为乳头 - 乳晕复合体提供血供。这个动脉分支通过皮下组织进入乳房，向乳头方向倾斜向下，然后深入乳腺中。它走行于乳房中央区、皮肤下约 1 cm 深处。这就是上蒂型皮瓣可以修薄至乳晕下 1 cm 仍然安全的原因[5,6,10]。大多数进入乳房的动脉没有静脉伴行，而静脉丛较表浅并且集中在乳晕周围，因此，在乳头 - 乳晕复合体周围应始终留有足够宽度的真皮桥。任何需要折叠长蒂的皮瓣设计都有可能使静脉丛塌陷，从而影响静脉回流。动脉的血流很大足以不受折叠影响，但静脉回流很可能受阻。乳头 - 乳晕的感觉神经支配主要来自于第 4 肋间神经的前内侧支及前外侧支，第 3 和第 5 肋间神经以及来自颈丛的神经也参与于乳头 - 乳晕的感觉。多条神经对乳晕区的重叠支配可能是大多数患者在垂直乳房成形术后乳晕仍然保持感觉的原因[14,15]。

为什么选择垂直乳房悬吊术

乳房皮肤切除的概念是三维的：一维是指环乳晕切除皮肤；二维包括环乳晕和垂直方向切除皮肤；三维包括环乳晕、垂直和水平方向切除皮肤。水平切除方式包括短T形、J形、L形以及长水平T形[16]。

环乳晕皮肤切除术仅适用于小的、轻度下垂的乳房，这种乳房乳头－乳晕复合体需要提升的量小于2～3 cm。虽然将切口局限于乳晕看起来很诱人，但如果应用于不合适的患者，则效果不佳。对于较严重的乳房下垂患者，垂直或倒T切除法最常用。在中度或重度的乳房下垂患者中，倒T形切除皮肤的乳房悬吊手术仍然是最常用的方法之一。然而，随着整形外科医生逐渐认识到这两种技术的优点和缺点，垂直切除法越来越受欢迎。

垂直切除法最重要也是最明显的不同在于是瘢痕较短，且乳房下没有瘢痕。一项通过邮件对94例接受过乳房缩小术的患者的调查显示，65%的患者对自己的瘢痕不满意，而这其中65%的患者表示横向瘢痕对她们的困扰最大[17]。多年后，垂直的瘢痕几乎不明显，即使在肤色较深的女性也很少形成增生性瘢痕。在Lassus 40年的经验和1 350例垂直乳房成形术（439例乳房悬吊术和911例乳房缩小术）中，只报道了4例患者出现了严重增生的垂直瘢痕并导致严重的后果[10]。

倒T形术式需要切除水平的椭圆形的皮肤并将乳腺向下牵拉，同时倒T形设计中的垂直臂通常较短（5～6 cm）。这两个因素限制了乳房的向外凸出，导致乳房扁平。另一方面，垂直切除法的长缝合切口可使乳房充分前凸形成圆锥状。

在中央蒂或下蒂皮瓣中，倒T形术式通常依靠皮肤来保持乳房的形状。因为皮肤是有弹性的，随着时间的推移，下蒂或中央蒂乳腺的重量将导致皮肤被拉伸，乳房组织将向下极移位。垂直乳房成形术不太可能出现这种向下极移位现象，因为乳房的形态并不依赖皮肤罩的支撑。乳房的最终形态主要靠乳腺组织的再塑形，皮肤仅仅是

通过缝合来适合新的乳房形态。垂直乳房成形术能取得长期稳定的效果得益于它有许多主要优势。Lassus展示了他的手术病例，接受这种术式后乳房形态能维持达20年之久[5]。垂直乳房成形术留下的瘢痕更短小，改善了乳房的凸度，缩小了宽度，可维持更好的长期效果，与倒T形术式相比，减少了向下极移位现象。垂直切除法减小了乳房的宽度，而Wise法保持了乳房的宽度。垂直切除法抬高了乳头－乳晕复合体，而Wise法使之降低。

垂直乳房悬吊术的适应证

并非所有的患者都适合于垂直乳房悬吊术或上蒂型皮瓣。为了获得良好的美学效果，选择合适的患者是至关重要的。最好从年轻患者开始，选择轻、中度肥大，轻、中度乳房下垂，皮肤质量好，有弹性的病例[5,10,18,19]（表87.1）。这种术式不适合于乳房重度肥大和（或）严重下垂的女性。在这些情况下，就需要多一个水平或侧方的切口瘢痕来修整多余的皮肤。并发症的发生率与体重指数、乳房大小的相关性已经被证实[4]。患者应该要接受这样一个现实：术后即刻的乳房形状以及瘢痕外观并不美观，而且要理解，在3个月可能无法看到最终的效果[4,5,11,20-22]。

表87.1　垂直乳房悬吊术的适应证

年轻患者
轻、中度乳房肥大
轻、中度乳房下垂
乳腺皮肤弹性正常

术前计划

术前评估对于为患者制定最佳手术方案至关重要。以下是需要考虑的几个关键方面。

乳房下垂的程度
乳房下垂程度是通过测算乳头相对于乳房下

皱襞的位置来评估的。一旦诊断了乳房下垂,就需要测量胸骨上切迹到乳头的距离。正常距离平均为 18～22 cm,取决于若干因素,例如患者的身高和体型。因此可以利用另外的解剖学标志(乳房下皱襞或肱骨中线)来确定理想的乳头位置。胸骨上切迹到乳头的距离有助于确定将乳头提升到正常位置时所需的距离,并为患者选择最安全的术式和皮瓣类型。

乳房的大小

确定患者是否满意她的乳房大小是达到她的期望值的一个重要步骤。通过询问患者是否喜欢佩戴胸罩时乳房的大小和形态有助于确定这一点。垂直乳房悬吊术的优点之一是上极丰满,但术后乳房可能会显得有点小。增加乳房体积,特别是使上极丰满的唯一方法就是植入假体。但是,在乳腺组织过多的患者中,额外增加重量实际上可能导致乳房下垂,此时应该考虑切除部分乳腺实质。因此,这种术式不应应用于乳房非常大和(或)严重下垂的女性。术后并发症的发生率与乳房大小之间的关系已得到了明确的证实[22]。

皮肤质量

皮肤弹性良好的患者手术疗效更佳,维持时间更长。相对于质量差的皮肤,弹性良好的皮肤能够更快地塑造新的乳房形态。采用垂直乳房悬吊术时,垂直的瘢痕和乳房下极的皮肤最初可能会出现褶皱,但随着时间的推移,这些褶皱会逐渐消失。如果乳房小,皮肤弹性良好,褶皱消退所需的时间较短(最多2个月);如果乳房大,皮肤被拉伸,则需要更长的时间(5～6个月)。随着皮肤褶皱大小和数量的增加,患者的皮肤回缩是不可预测的,所以多余的皮肤必须切除[9]。

让患者对术后即刻的效果有所准备是非常重要的。垂直乳房悬吊术后,乳房需要2～3个月才能获得令人满意的外观[8,10]。我们必须确保患者明白,在术后的几个月内,乳房看起来位置太高,上极过度饱满,下极扁平,但最终在正常位置上会获得一个美丽的并长期保持稳定的乳房(图

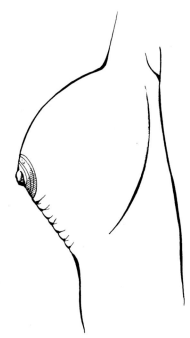

图 87.1 术后即刻的效果并不美观,乳房上极过度饱满,下极平坦,因为皮肤过多,在垂直切口处褶皱明显。由于重力作用和皮肤的正常弹性,这种最初的外观将在术后最初的几个月内发生改变,组织向下沉降使得下极变得圆润。

87.1)。起初,垂直的瘢痕和乳房下极的皮肤会出现褶皱,但随着时间的推移会逐渐消失。还须向患者解释以下风险,如不对称、感觉异常、乳头-乳晕坏死和异常增生的瘢痕等。

手术方法

患者取站立位进行手术标记。首先测量并记录胸骨上切迹到乳头的距离。从胸骨上切迹到脐部画一条线,此为前正中线。然后标记双侧的乳房下皱襞。接着画线标记双侧的乳房中线,从胸骨上切迹外侧7 cm的锁骨处开始,向下延伸至乳头,结束于乳头水平以下的乳房下皱襞处,此线距前中线10～14 cm。这两条线间的对称性至关重要,上方部分的标记确定了乳头-乳晕复合体的新的水平位置,下方部分的标记确定的是内、外侧切除的界限以及垂直切口的位置。将手指放在乳房下皱襞处,并沿着标记的乳房中线向前移动,标

是确定内、外侧标记线的关键。内侧标记线是用一只手将乳房推向外侧,另一只手画出一条直线,将 A 点与乳房下皱襞水平上的乳房中线连接起来。外侧线的标记以相同的方式进行,但需将乳房推向内侧(图 87.3)。术中切除多余乳腺组织后会出现一个垂直的椭圆形创面。在手术过程中,将椭圆形的创口闭合成一条垂直线时,如前所述,垂直线会变长,将位于乳房下皱襞以下的垂直瘢痕的下半部向下延伸至腹部皮肤。另外,在垂直乳房悬吊术中,乳房下皱襞位置会升高,如果皮肤切口靠近乳房下皱襞,瘢痕也会向下延伸。为了使瘢痕限制在乳房下皱襞上方,内、外侧标记线应在乳房下皱襞上方约 2 cm 处汇合。乳房越大,这个在乳房下皱襞之上的汇合点的位置应越高,以避免瘢痕延伸到腹部皮肤上。将乳房底部切除的皮肤设计成 U 形而不是 V 形是非常重要的(图 87.4)。因为 V 形切口会导致过多的皮肤残留,缝合时会形成"猫耳",需要通过一个水平或者侧面的辅助切口来修整。而选用 U 形切口时,更多的皮肤被切除,并顺着新乳房的弧度关闭切口。标记的最后一步是新乳晕的周边位置。在椭圆形标记的顶部,画一个类似清真寺圆顶的形状或半圆

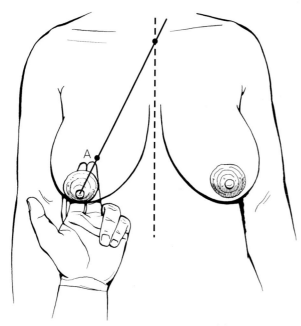

图 87.2 标记乳头-乳晕复合体的新位置。

记出乳头-乳晕复合体的新位置(A 点)(图 87.2)。从解剖学及其他技术来看,这一点代表的是乳头的新位置。但是,这种术式将腺体中的纤维束缝合在一起,新乳头的位置被抬高了[19]。这就是在设计新乳头位置时要下降几厘米的原因。因此,A 点实际上代表新乳晕的上界。而且 A 点

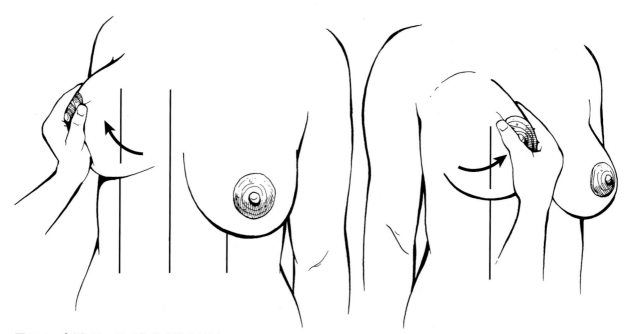

图 87.3 左图:用一只手将乳房推向外侧,另一只手画出一条直线,将 A 点与在乳房下皱襞水平上的乳房中线连接起来,该直线为内侧标记线。右图:向内侧推乳房,以相同的方式画外侧标记线。

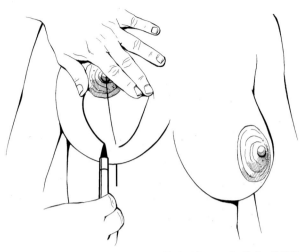

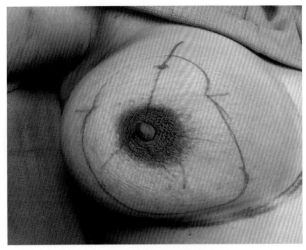

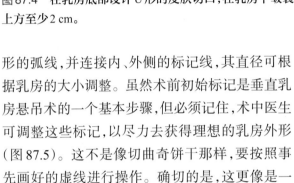

图87.4 在乳房底部设计U形的皮肤切口,在乳房下皱襞上方至少2 cm。

图87.5 最终的术前标记。

形的弧线,并连接内、外侧的标记线,其直径可根据乳房的大小调整。虽然术前初始标记是垂直乳房悬吊术的一个基本步骤,但必须记住,术中医生可调整这些标记,以尽力去获得理想的乳房外形(图87.5)。这不是像切曲奇饼干那样,要按照事先画好的虚线进行操作。确切的是,这更像是一种量身定制的操作。

术中,用直径约38~42 mm的乳晕标尺来标记乳晕。放置皮肤切割模板的过程中,要对皮肤施加最小的张力,以避免放松皮肤后形成一个小乳晕。通常使用乳房整形器来保持乳房的紧张度,将新乳晕边缘及内、外侧标记范围内的皮肤切除(图87.6A)。由于这是一个上蒂型皮瓣,弧形或半圆形去表皮化后乳房仍可保持原样。沿内、外侧标记线用电刀逐层切开直至胸肌筋膜(图87.6B)。将所有这些基于上蒂皮瓣的去表皮化的乳腺下极组织都从胸肌筋膜上提升(图87.6C)。沿肌肉筋膜表面、乳头-乳晕复合体下方及乳腺上极水平之间继续解剖,形成一个腺体下腔隙。将该腺皮瓣折叠卷入乳晕后的腔隙内,将其在第2肋水平缝合至胸肌筋膜上(图87.6D)。由于术中在乳头-乳晕复合体后方的腔隙里植入了额外的乳腺组织,可以重塑乳房丰满的轮廓。在将腺皮瓣折叠置入乳房下方后,将乳晕提升并缝合至A点,乳晕切口用3-0的可吸收单丝线缝合,并将乳晕与垂直切口分离开来。需要注意的是,乳晕边缘不能超过A点。

在U形切口的底部,必须从标记的下方、中部及侧方切除乳腺组织,同时确保在皮肤下留下约1 cm厚的脂肪(图87.6E)。

这样做不仅可使乳房下皱襞提升,更重要的是可以让皮肤紧贴在新、旧乳房下皱襞之间的胸壁上。如果相应的组织没有从乳房下极内、外侧标记范围处切除,成形术后的乳房下皱襞将会产生褶皱。此类情况相当于只切除了乳腺腺体但保留了皮肤,类似于Wise切除术。通过垂直乳房成形,术后乳房外形得以重塑成圆锥形态,此时便需要额外的皮肤组织来覆盖[4,20]。

然后将下极剩余组织就近与乳腺实质缝合在一起,可增加了乳房内、外侧丰满的程度并重塑乳房饱满的外形。因此,乳房外形的重塑依赖的是乳腺组织而不是皮肤[23]。随着时间的推移,乳房成形术后依赖皮肤支撑的乳房容易在重力作用下出现拉伸并导致乳房下垂或假性乳房下垂,而垂直乳房成形术可完美地避免这一点,但是如果术中不能将剩余的内、外侧乳腺组织确切地缝合在一起,术后也将会出现乳腺组织下移或分离,那么乳房下垂也是不可避免的。

垂直切口缝合后需要重新评估皮肤情况,过多的皮肤可使下极看起来像是乳房下垂。通过两针可将乳腺和皮肤固定于乳房中线,标记出多余的皮肤并将其切除。闭合创面时真皮深层及皮下组织则可分别采用3-0/4-0可吸收单丝缝线间断缝

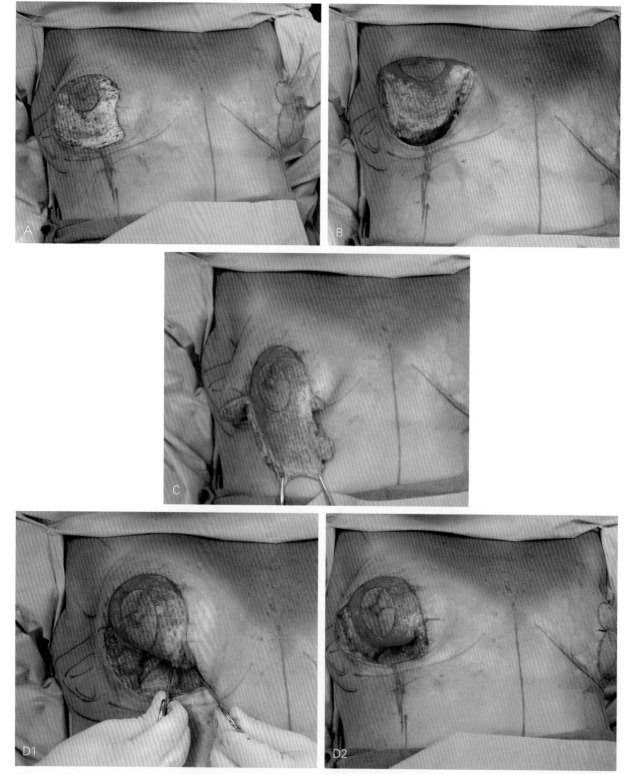

图87.6　A. 利用乳房整形器标记线内的皮肤去除表皮。B. 在圆弧下方，沿内、外侧标记线用电刀切开直至胸肌筋膜。C. 所有这些从属于上蒂型皮瓣的、已切除皮肤的下极乳腺组织都可从胸肌筋膜上提升。D1、D2. 将腺皮瓣折叠置入乳晕后的腔隙内，并将其于第2肋水平缝合至胸肌筋膜。

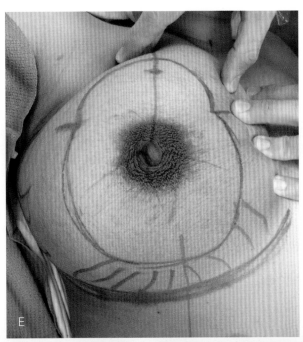

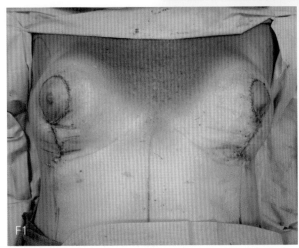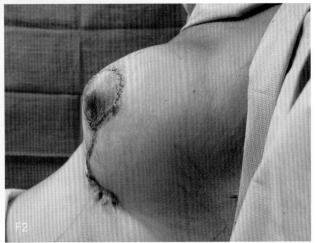

图87.6(续)　E. 与Wise切除法相似,必须在U形标记的底部从下方、内侧和外侧切除多余的乳腺组织(垂线显示需要在皮下切除的乳腺组织的范围),要确保在存留的皮肤组织的皮下留有厚0.5～1 cm的脂肪,以维持皮肤的血供。如果没有切除所标记的乳腺组织,塑形后的乳房下皱襞将变得过分臃肿。F1、F2. 手术结束时乳房下极应是平坦的而上极需过度丰满。

合。缝合并收紧皮肤可以缩短垂直瘢痕的长度,而大部分需要收紧的皮肤位于垂直切口下缘,因此缝合下缘皮肤时要特别注意。

　　在Wise切除术中,通常认为垂直瘢痕的长度不超过6～7 cm是可以接受的。然而,根据美容学相关测量方法,一般需要测量乳晕下边缘到乳房下皱襞的距离,这个距离在不同乳房中是不同的,有的甚至可达10 cm[5,10]。因此我们应该重点关注乳房下皱襞上方的垂直瘢痕,而不是局限在某种特定的测量方式上。在垂直切除术中,8～10 cm的垂直瘢痕一般认为是正常的[19],因为该长度的切口是提升乳房所必需的。如果垂直切口过长,可沿着乳房下皱襞切除相应的“猫耳”。最后,需要消灭死腔并留置引流。垂直成形术后的乳房下极平坦而上极则过度丰满(图87.6F),虽然乳房的这种初始形态有些夸张,但考虑到重力和皮肤的自然弹性作用,术后一段时间内乳房下极组织将会下降且变得更加圆润(图87.7)。

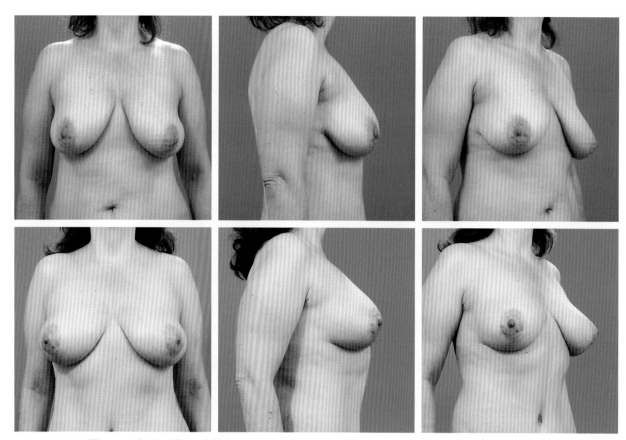

图87.7　上图:一位55岁乳房下垂患者的术前照片。下图:垂直乳房悬吊术后18个月的照片。

术后护理

患者会得到一份"说明书",其中包含她在家护理的相关资料。如果放置引流管,一般在术后第一天拔除。第一个24小时内,需要密切观察乳头-乳晕复合体和皮肤的颜色。通常乳房悬吊术后会伴有轻到中度的疼痛,短期口服止痛药就足够了。同时也应给予还需短疗程的抗生素。要求患者日夜持续佩戴支撑型胸罩8周,有助于乳房在高耸、圆润的形态下愈合。术后短期内,乳房下皱襞下方会出现垂直瘢痕,但在2～3个月之内,随着乳房的下降,瘢痕通常会被掩盖。因为术后3个月,乳房下降后才能看到其最终形态,所以任何对乳房形态或瘢痕存留不满意的手术修复都应该在这个时间之后进行。

并发症与结局

研究表明,垂直乳房成形术的并发症发生率低[4,5,19,22,24-27]。发生并发症的风险随着乳房的增大而增加,所以在乳房悬吊术中发生率低。在垂直乳房悬吊术中,最常见的早期并发症包括血清肿、血肿、感染、乳晕全部或部分坏死、延迟愈合等。在Lejour连续的476例垂直乳房成形术(乳房缩小或乳房悬吊术)中,其中最常见的良性并发症报告是血清肿(占乳房数的5%)。血清肿一般在术后几天内出现,表现为乳房下方的波动性肿胀。多数情况下,患者没有注意到这一并发症。在这些病例中,血肿的发生率为1.2%。血肿在手术后数小时内便出现,如果不及时清除,便会产生疼痛症状。由于术中剥离较少,乳房悬吊术后血肿的发生率相对较低。据报道,2例乳房发生乳晕坏死(0.4%),2例乳房发生感染(0.4%)[21]。Lassus报道了他30年来应用上蒂型皮瓣的经验,当乳头提升幅度小于9 cm时,没有发生乳头坏死[10]。在Lejour的乳房悬吊术病例中没有出现愈合不良的并发症,这与乳房的大小和脂肪含量有关[22]。

远期并发症往往涉及瘢痕、乳房形状和乳头感觉改变等方面。在垂直乳房成形术中，瘢痕效果是非常令人满意的。随着时间的推移，有些患者的瘢痕几乎看不见了。一些医生建议避免日晒（直至术后 9 个月）以助于淡化瘢痕[9]。Lassus 在他 40 年的经验和 1 350 例垂直乳房成形术（439 例乳房悬吊术和 911 例乳房缩小术），仅报道了 4 例患者出现严重的垂直瘢痕增生并导致可怕的后果[10]。

就乳房形态而言，Lejour 报道了在她 10 年的 250 个连续病例的经验中，在 1 年的随访中仅有 4 例患者出现复发性乳房下垂[4]，这与我们的经验相似。Lassus 的经验表明初次成形术后患者乳房形态的维持可长达 20 年之久[5]。仅通过收紧垂直瘢痕的下部，就可以避免乳晕变形或者形成泪滴状乳晕。Wallach[28] 建议在缝合垂直切口时使用两根不同的缝合线。为了避免"泪滴"现象，他缝合垂直切口最上方的 2 cm 但没有收紧，剩下的垂直切口用不同的缝线缝合以获得理想的垂直长度。

乳头感觉异常是乳房术成形术后患者经常抱怨的一个问题。Lejour 在对她的 170 例患者为期 6 个月随访中发现，有 7 例患者出现乳头感觉减退，1 例患者感觉完全丧失。然而，绝大多数患者的乳头敏感性没有变化或仅是暂时性减退[4]。Greuse 等[15] 在他们 80 例采用 Lejour 技术进行的垂直乳房成形术后的乳头敏感性研究中，报道在术后 3～6 个月乳头和乳晕的敏感性显著降低，但是 1 年后敏感性恢复，没有患者出现乳头-乳晕复合体感觉丧失的情况。他们得出的结论是：Lejour 乳房成形术后，乳头敏感性在术后初期会减退，但随后会逐渐恢复到术前水平。

乳房悬吊术后能否哺乳目前仍无法预测。支撑乳晕的真皮皮瓣越薄，将来能够哺乳的可能性就越小。对于接受乳房悬吊术后怀孕的患者，我们鼓励其尝试哺乳，但患者必须意识到她们有可能无法做到。

结论

整形外科医生接受的训练是在手术台上产生尽可能好的效果，因为垂直乳房成形术后乳房呈现出异常外观，所以许多外科医生不愿意采用这种方法。垂直乳房成形术会产生一个最初的、临时的乳房外观，而这可能是那些第一次做这个手术的医生所关心的。正因为如此，垂直乳房成形的批评者们说他们宁愿接受一个水平的瘢痕，也不要一个外形奇怪的乳房。然而，用"短瘢痕术式"一词来概括垂直乳房成形术有点不恰当，因为这个术语意味着较短的瘢痕是这个术式的主要优点及实施该手术的主要原因。而事实上，这一术式所包含的理念可以塑造更圆润的乳房外形和更持久的效果[29]。很明显，与倒 T 形技术相比，垂直乳房成形术不仅可以减少瘢痕，而且可以提高乳房丰满度、缩小乳房的宽度、提供更好的维持时间和更长的外形，乳房下极错位现象更少见。

编者评论

本章介绍了乳房悬吊术的一种新的术式，该手术结合了垂直或周边垂直切除和腺实质或腺皮瓣转位来重塑乳房。术前标记和皮肤切口设计可使术者以最小的切口切除相应的乳腺组织并提升皮肤、重塑乳房外形。作者强调，垂直乳房切除术并不适合所有患者，该技术的适应证主要包括中度下垂、良好的皮肤质量、腺体多脂肪少的乳房。与本文中所描述的 Barbara Hayden 的术式一样，垂直乳房成形术要求外科医生具有一定的灵活性和艺术性。该技术并不像"切饼干"，相反，需要术者具有强大的想象能力——在手术台上成形后的乳房需要达到什么样的外观使得 6 个月后看起来令人满意。该技术的一个关键点或者说局限是如何设计乳头新位置以及如何不影响乳头-乳晕复合体的静脉回流。一般来说，上蒂型皮瓣的转位非常重要，它不能限制或影响乳头的提升,因此在完成乳房重塑或重建乳房下极之前,必须将乳头暂时固定于合适的位置,以评估皮瓣之间是否会相互冲突。我也同意该观点:在上提乳房皮肤时

如果有过多的皮肤残留,沿乳房下皱襞处切除相应的"猫耳"是可取的。

(*M.Y.N.*)

参考文献

[1] Michelow BJ, Nahai F. Mastopexy. In Guyuron B, ed. *Plastic Surgery: Indications, Operations and Outcomes*. St. Louis, MO: Mosby; 2000:2769-2781.

[2] Regnault P. Breast ptosis: definition and treatment. *Clin Plast Surg* 1976;3(2):193-203.

[3] Hammond D. Reduction mammaplasty and mastopexy: general considerations. In: Spear SL, ed. *Surgery of the Breast: Principles and Art*. 2nd ed. Philadelphia: Lippincott Williams & Wilkins; 2006:971-976.

[4] Lejour M. Vertical mammaplasty: update and appraisal of late results. *Plast Reconstr Surg* 1999;104(3):771-781.

[5] Lassus C. Update on vertical mammaplasty. *Plast Reconstr Surg* 1999;104(7):2289-2298.

[6] Hall-Findlay EJ. Vertical breast reduction. *Semin Plast Surg* 2004; 18(3):211-224.

[7] Hall-Findlay EJ. Pedicles in breast reduction and mastopexy. *Clin Plast Surg* 2002;29:379-391.

[8] Spear SL, Howard MA. Evolution of the vertical reduction mammaplasty. *Plast Reconstr Surg* 2003;112:855-868.

[9] Grotting JC, Chen SM. Control and precision in mastopexy. In: Nahai F, ed. *The Art of Aesthetic Surgery*. St. Louis, MO: Quality Medical Publishing; 2005:1907-1950.

[10] Lassus C. Vertical scar breast reduction and mastopexy without undermining. In: Spear SL, ed. *Surgery of the Breast: Principles and Art*. 2nd ed. Philadelphia: Lippincott Williams & Wilkins; 2006: 1021-1039.

[11] Graf RM, Tolazzi ARD, Ono MC. Vertical mammaplasty. In: Codner M, ed. *Techniques in Aesthetic Plastic Surgery*. Spain: Saunders Elsevier; 2009:217-227.

[12] Chen CM, White C, Warren SM, et al. Simplifying the vertical reduction mammaplasty. *Plast Reconstr Surg* 2003;113(1):162-172.

[13] Corduff N, Taylor GI. Subglandular breast reduction: the evolution of a minimal scar approach to breast reduction. *Plast Reconstr Surg* 2004;113:175-184.

[14] Hanna MK, Nahai F. Applied anatomy of the breast. In: Nahai F, ed. *The Art of Aesthetic Surgery*. St. Louis, MO: Quality Medical Publishing; 2005:1790-1815.

[15] Greuse M, Hamdi M, DeMey A. Breast sensitivity after vertical mammaplasty. *Plast Reconstr Surg* 2001;107(4):970-976.

[16] Nahai F. Clinical decision-making in breast surgery. In: Nahai F,

ed. *The Art of Aesthetic Surgery*. St. Louis, MO: Quality Medical Publishing; 2005:1817-1858.

[17] Sprole AM, Adepoju I, Ascherman J, et al. Horizontal or vertical? An evaluation of patient preferences for reduction mammaplasty scars. *Aesthetic Surg J* 2007;27(3):257-262.

[18] Hoffman A, Wuestner-Hofmann M, Basseto F, et al. Breast reduction: modified "Lejour technique" in 500 large breasts. *Plast Reconstr Surg* 2007;120:1095-1104.

[19] Hidalgo DA. Vertical mammaplasty. *Plast Reconstr Surg* 2005;115 (4):1179-1197.

[20] Hall-Findlay EJ. A simplified vertical reduction mammaplasty: shortening the learning curve. *Plast Reconstr Surg* 1999;104(3): 748-759.

[21] Nahai F, Boehm K. Mastopexy. In: Evans G, Nahabedian MY, eds. *Cosmetic and Reconstructive Breast Surgery*. Philadelphia: Saunders Elsevier; 2009:109-118.

[22] Lejour M. Vertical mammaplasty: early complications after 250 personal consecutive cases. *Plast Reconstr Surg* 1999;104(3):764-770.

[23] De Mey A. Vertical mammaplasty for breast reduction and mastopexy. In: Spear SL, ed. *Surgery of the Breast: Principles and Art*. 2nd ed. Philadelphia: Lippincott Williams & Wilkins; 2006:1040-1047.

[24] Berthe JV, Massaut J, Greuse M, et al. The vertical mammaplasty: a reappraisal of the technique and its complications. *Plast Reconstr Surg* 2003;111(7):2192-2199.

[25] Lista F, Ahmad J. Vertical scar reduction mammaplasty: a 15-year experience including a review of 250 consecutive cases. *Plast Reconstr Surg* 2006;117(7):2152-2165.

[26] Spector JA, Kleinerman R, Culliford AT. The vertical reduction mammaplasty: a prospective analysis of patient outcomes. *Plast Reconstr Surg* 2006;117(2):374-381.

[27] Thienen CE. Areolar vertical approach (AVA) mammaplasty: Lejour's technique evolution. *Clin Plast Surg* 2002;29:365-377.

[28] Wallach SG. Avoiding the teardrop-shaped nipple-areola complex in vertical mammaplasty. *Plast Reconstr Surg* 2000;106(5):1217-1218.

[29] Adams WP. Reduction mammaplasty and mastopexy. *Sel Read Plast Surg* 2002;9(29):1-48.

Albert De Mey

Diane Franck

Christophe Zirak

第 88 章

垂直瘢痕乳房成形术用于乳房缩小与悬吊

Vertical Mammaplasty for Breast Reduction and Mastopexy

很少有手术被看作是完全创新的,因为人们总是在过去手术的基础上设计新的术式。继1925年 Dartigues[1]、1957年 Arie[2] 报道之后,Lassus 在1970年正式发表了垂直瘢痕乳房成形术[3]。下面将要介绍的垂直瘢痕乳房成形术是在 Lassus 术式[4]基础上由 Lejour[5] 改良而成,这种术式适用于体积较小和体积较大的乳房。本章介绍的垂直瘢痕乳房成形术是对过去20多年实施这种手术经验及术式演变的总结。

Lejour 手术[6,7] 在减少手术瘢痕和保持远期乳房美观度方面获得的初步结果均令人鼓舞(参见图88.10)。自1990年以来,Lejour 手术是我们科室使用的唯一的缩乳术式。但是在教学医院,当非专科手术医生(通常是正在接受培训的医生)实施这个手术时,手术并发症却是很高的。其中的原因可能是 Lejour 介绍和实施的这项技术是基于数百例手术操作的经验以及独到的手术操作技术,这就使得未能很好掌握这项技术的医生在实施这个独特的手术时不能达到应有的效果。

为了缩短学习曲线和易于在整形外科培训中心应用以及方便教学,Lejour 手术被进一步改良,改良后达到了降低手术并发症的风险、提高整形满意度的效果[8,9],同时也可以应用于大体积的乳房[10]。

这项改良技术在切除中央腺体的同时,保留了上部基底的乳晕蒂。可以避免乳房下部大面积的皮肤剥离以及避免乳房抽脂。通过缝合腺体而不是依靠皮肤来塑造乳房的外形。大多数病例在乳房下皱襞处可以不留下瘢痕。

原则

乳房缩小手术的目的是调整乳房的体积,持

久改善乳房的外形并保持双侧对称,以及在较小瘢痕的情况下保留乳头的敏感度。可通过实施不同的手术来达到缩小乳房体积、校正乳房外形的目的。但是,人们更关心的是远期效果,因为在很多情况下,随着时间的推移,手术效果会变差,特别是乳房较大者更是如此。必须塑造出高凸度、窄基底的乳房,并且设法维持下去。在垂直瘢痕乳房成形术中,可通过对乳房内下象限柱状腺体的缝合,实现乳房外形的重塑。

虽然瘢痕无法避免,但应该尽量缩小,当然,不能为了缩小瘢痕而牺牲乳房的外形。环乳晕瘢痕很难避免,因为要改变乳头 – 乳晕的位置。以往介绍的环乳晕手术,只适用于轻度的乳房缩小,还常常导致扁平乳房,乳晕被拉伸,留下不规则的瘢痕。大多数病例,垂直瘢痕允许在缩小的乳房上穿戴适度减小的胸罩,随着时间的推移,瘢痕也会逐渐褪色。在绝大多数病例,使用我们的术式可以避免留下乳房下皱襞的横形瘢痕,除非在切除乳房组织每侧大于1 000 g以上和皮肤失去弹性的情况下会留下横行瘢痕[10],即便这样,这种横行瘢痕也不会很长,并且总能很好地隐藏于乳房下皱襞处。

手术设计

按照 Lejour 的描述[5],在手术前一天,请患者取站立位,在手术区域画线做好标记。

术后乳头的位置位于胸骨上切迹原乳头位置的连线上,略低于乳房下皱襞,投影到如下图所示的示指所标记处的乳房表面(图88.1)。确定乳晕边缘的方法是:乳晕的上极位于胸骨切迹与乳头的连线乳头上方2 cm,胸骨切迹与此点的距离是18~22 cm。乳晕的内缘距离正中线9~10 cm,要

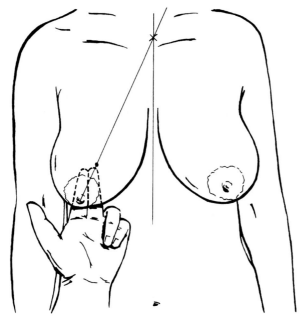

图88.1　标记整形术后乳头的位置。

根据胸廓的宽度适当调整。于乳晕上极的下方3～4 cm划一条水平线,乳晕外缘就位于内缘与该水平线的交界处向外7～8 cm处。这三点相连,就标记出了乳晕边缘的上半部分。

标出乳房下皱襞以及乳房的垂直轴。

将乳房分别向外上及内上推动,标记乳房侧方,并与延伸到乳房下部的垂直轴相连(图88.2)。

然后以略弯曲的线将先前标记的乳晕边缘的几个点和乳房垂直线相连,以确定乳晕的下缘(图88.3)。乳晕的总周长保持在14～16 cm之间,以匹配乳晕4.2 cm的标准直径。

用同样的方法在对侧乳房做标记。为了检查双侧乳房的标记是否对称,可以将双侧乳房向中线轻柔推动,使双侧乳房的内侧标记相接触。

外科技术

在全身麻醉下,患者处于半坐位,双手放于臀部下方。用自动固定绷带Mammostat将乳房基底束紧,乳晕周围去除表皮。在每条乳房垂线上距乳晕下缘下方7～8 cm处标记两个点,以确定保留柱状腺体的高度(图88.4)。

将一个皮肤拉钩放在该点,另一个放在乳房下皱襞附近标记的最低部位。这样可以从皮下剥离乳房的下部,并避免皮下留下太多的脂肪/腺体组织,直到剥离至乳房下皱襞。乳房内下象限及外下象限都要进行剥离(图88.5)。

在中间从乳房后间隙沿胸大肌筋膜表面继续向上剥离到锁骨下区。为了保证血液供应和神经支配,不能向外侧剥离。

术者将一只手置于乳房后间隙,沿皮肤内外

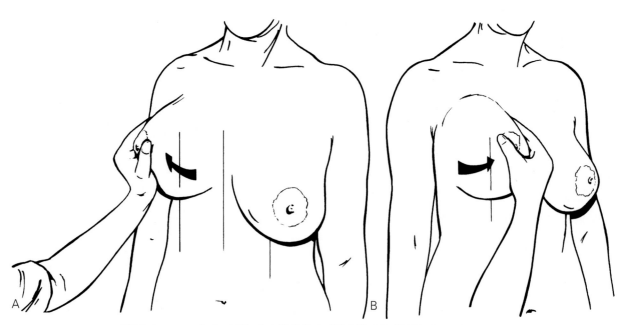

图88.2　A、B. 向内、向外、向上推动乳房后绘制与乳房纵轴相接的垂直标记。

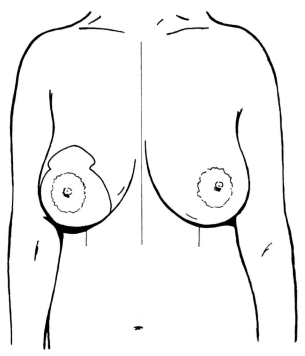

图88.3 最终设计线。

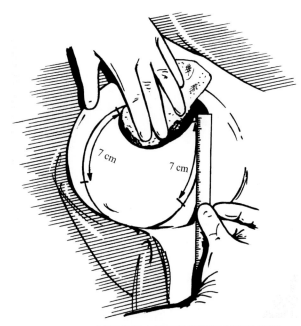

图88.4 7 cm标记确定内侧和外侧腺体组织的高度。

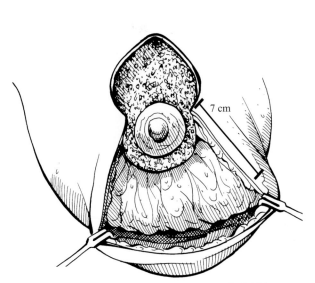

图88.5 沿乳房下皱襞进行乳房下方皮肤剥离。

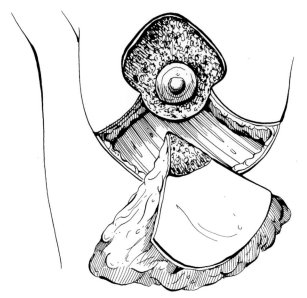

图88.6 正中下方腺体切除。

侧标记垂直切开乳腺组织,形成两个柱状腺体组织。对于大且下垂的乳房,外科医生在解剖内侧柱时一定要保守些,但外侧柱要多切除一些,以切除多余的外下象限乳房组织。

然后,将皮肤拉钩放置于乳晕边缘去表皮区域的最低点,锥形切除乳腺组织的中心部分(图88.6)。

切除的组织送病理科进行病理分析。缝合从

上极开始,用4根4-0尼龙缝线定位乳晕。

不要将腺体缝合到胸壁或胸肌筋膜上,除非是非常大的脂肪型乳房为了易于乳房塑形而需要减轻张力。

然后,从腺体柱组织的上极开始,从深到浅用粗的0号可吸收线缝合乳腺实质,以塑造预期的圆锥形乳房(图88.7)。

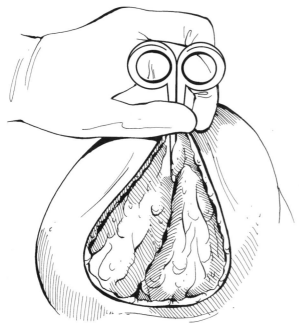

图88.7 缝合柱状腺体组织。

如有必要,可以补充切除部分内、外侧腺体柱底部的组织,以获得平滑而弯曲的乳房下皱襞。

最后缝合腺体柱的最低部位,包括胸壁组织。

为避免在皮下缝线处产生张力,沿着垂直瘢痕缝合时对三角区皮肤的损伤要尽可能小(图88.8)。用3-0可吸收缝线从垂直瘢痕的上端开始进行连续缝合,从而产生一个有均匀皱褶的垂直瘢痕。放置引流管后,缝合腺体柱的底部(图88.9)。

对一些需要切除的组织量较多的大体积乳房(切除1 000 g/乳房),在垂直缝合即将结束时,于乳房下皱襞处横行切除小块皮肤,避免形成十字形乳房下皱襞或留下"猫耳"。在有多余皮肤、皮肤弹性不足或存在诸如吸烟和糖尿病等危险因素的患者中也推荐这样做。

最后,用3-0不可吸收线皮内缝合皮肤。切口处覆盖薄层敷料,并在乳房下部放置绷带卷,防止在手术游离区域留下死腔。

在无须吸脂和不过分游离腺体柱表面皮肤方面,该项技术与原先Lejour介绍的不同。此外,这种术式的皮肤皱褶不明显,必要时可以在手术将结束时,横向切除乳房下皱襞处部分皮肤,所以可以防止在该处形成厚的皮瓣皱褶或"猫耳"。参见图88.10。

结果

从2003—2008年,244例患者在教学医院接受了前述的垂直乳房成形手术[8]。手术切除组织的平均重量为每侧乳房516 g(0~2 015 g),患者的平均体质指数(BMI)为29.25 kg/m²(17~43 kg/m²)。

由于对神经分布具有潜在损害可能,上蒂法

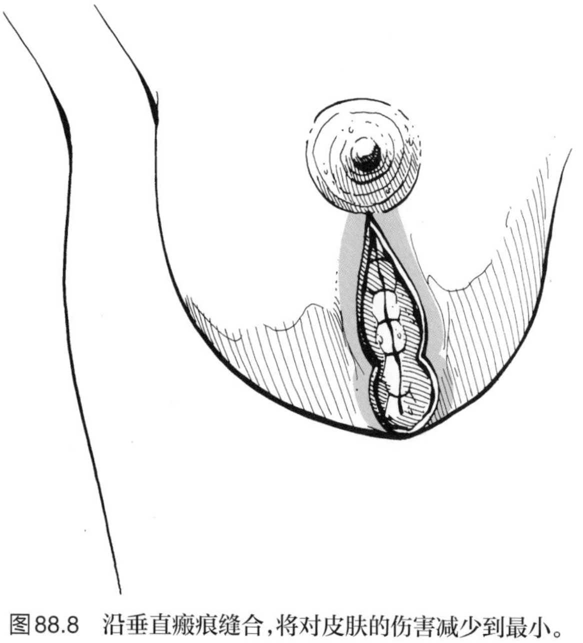

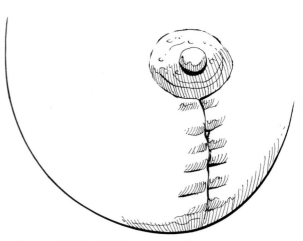

图88.8 沿垂直瘢痕缝合,将对皮肤的伤害减少到最小。

图88.9 最终的皮肤缝合面可见浅的均匀的横向皱褶。

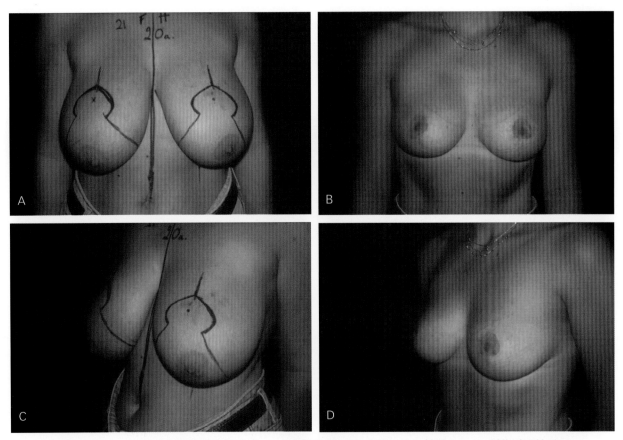

图88.10　一位20岁患者的乳房缩小术。A. 术前形态。B. 术后18个月效果。C、D. 斜位对照效果。

乳房缩小术经常受到质疑,所以我们对连续采用该术式的50例患者进行了前瞻性的乳房敏感度评估。随访证实,对于单纯乳房悬吊术和中度肥大乳房的乳房缩小术患者[11],术后的乳房敏感度可以完全恢复到术前水平。对于大体积乳房行乳房缩小手术(＞500 g/乳房)后,虽然压力敏感度在1年后能够恢复,但乳头、乳晕的温度和振动敏感度仍然是降低的。我们也评估了术后进行母乳喂养的可能性[12],对绝大多数患者来说,只要有母乳喂养的愿望,就能够进行母乳喂养(图88.11)。最后,通过对长期效果的评估,大多数患者和手术医生对手术的效果是满意的(图88.12和图88.13)。

并发症

由于对原有手术进行技术改进,并发症的发生率明显降低。

我们比较了1991—1994年在教学医院进行吸脂和应用改进的技术进行广泛的皮肤剥离手术的一组病例的结果[13]。我们观察到血清肿(27% vs 4%)和血肿(12% vs 5%)明显减少。垂直瘢痕手术的伤口愈合也比较好,延迟愈合的比例从46%减少到15%。最终几乎不出现脂肪坏死,坏死率从22.4%降低到1.3%。2003—2008 年的另一组244例应用改良手术的病例数据也证实了这一点。

观察到的并发症发生率几乎相同,分别为血清肿2.4%、血肿2.8%,18%的患者出现浅层创面愈合问题,仅2.6%出现脂肪坏死。在最严重的47例患者中,会在乳房下皱襞留下横形瘢痕,瘢痕最长不超过12 cm,并且在乳房外表面是不可见的。但是,在16%的病例中,仍然需要二次手术矫正,多数是需要切除垂直瘢痕的最底部、乳房下皱襞处多余的皮肤。这往往是因为一期手术时,切除乳房下皱襞处皮肤的量不足,没有达到满意的效果(图88.14)。

在我们的病例中,并发症的主要危险因素是

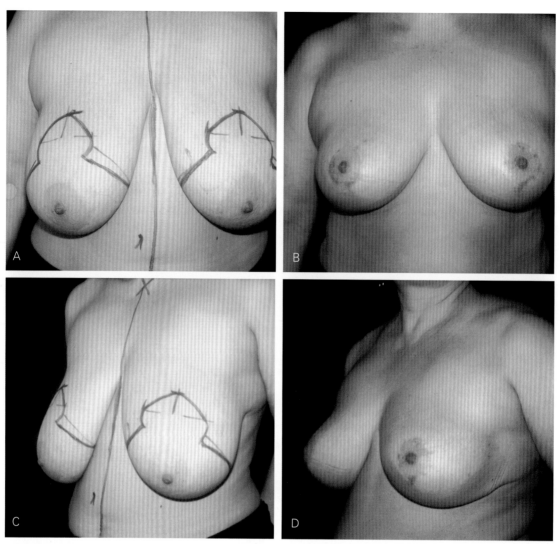

图 88.11　一例 23 岁患者的乳房缩小手术。A. 术前形态。B. 术后 3 年的效果(经历了 2 次生产及哺乳)。C、D. 斜位形态。

BMI、切除量、乳头乳晕复合体提升的程度。切除量小于 250 g 时,8% 的患者术后出现了并发症,但当切除量超过 1 000 g、乳头 - 乳晕复合体提升大于 15 cm 或 BMI 大于 30 kg/m² 时,并发症发生率可上升至 50%。

结论

随着我们在垂直瘢痕缩乳术经验的积累和手术过程的改良,提升了手术效果的稳定性。我们对 Lejour 手术的重要改进包括:避免过度游离皮肤,避免乳房抽脂,对于大体积乳房或当皮肤缺乏弹性时,采用较小的乳房下皱襞瘢痕。

即便取得如此良好的效果,但许多外科医生仍然不愿将这种术式作为标准术式。这可能是由于该术式采用了上蒂乳晕法,并实施中下部腺体的切除[13],尽管这种腺体切除和重塑的方法很久以前就由 Pitanguy 提出并已被证明有效[14]。

Lejour 手术及其改良术式的独创性在于分开处理皮肤和腺体组织。后者被视为遵循 Wise 模式,Lejour 手术则仅从中心位置切除再从侧面覆盖。

了解这些因素后,外科医生能够采用垂直乳房成形术成功地治疗更具挑战性的病例,同时最大限度地减少瘢痕,避免发生并发症。

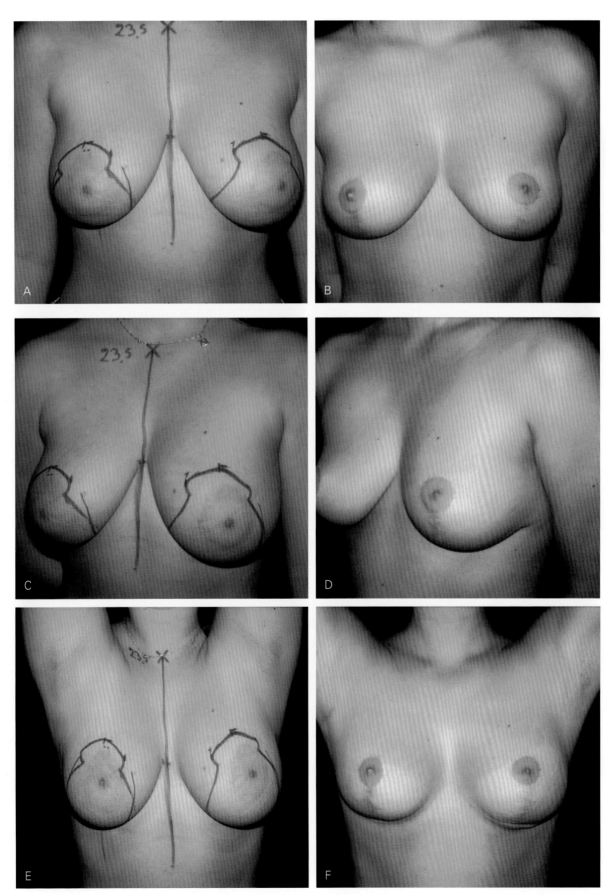

图 88.12　一例44岁患者的乳房缩小手术。A、C、E. 术前形态。B、D、F. 术后5年。C、D. 斜位形态。

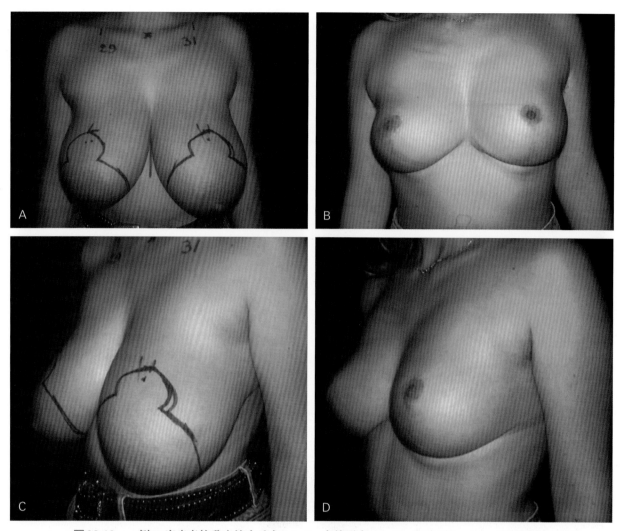

图88.13　一例22岁患者的乳房缩小手术。A、C. 术前形态。B、D. 术后8年。C、D. 斜位形态。

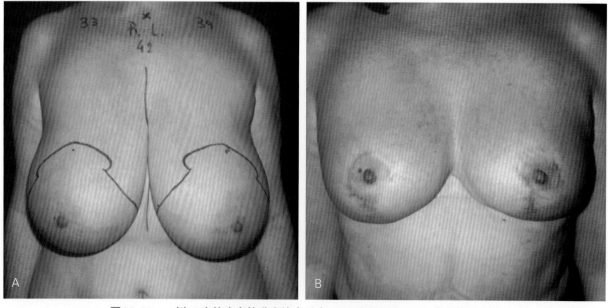

图88.14　一例42岁的患者的乳房缩小手术。A. 术前形态。B. 术后13个月。

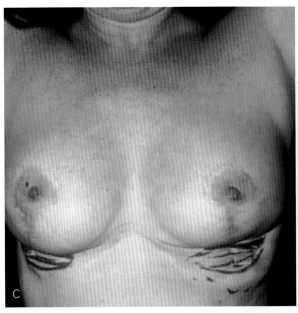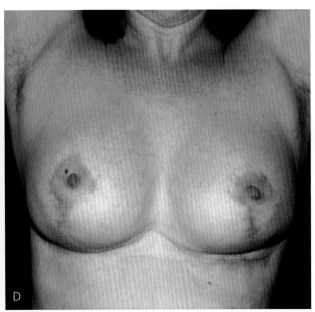

图88.14(续) C. 乳房下皱襞皮肤冗余。D. 横向切除少量皮肤后6个月。

编者评论

在本章中,DeMey医生介绍了几项对Lejour原手术的重要改进。这些改进旨在提高手术的效果,同时减少手术的并发症。有趣的是,我们注意到这些改进,使得修整乳房外形时即可以避免过多剥离也可以不采用抽脂术,这与Lassus医生提出的建议相似。腺体内部缝合成为塑造乳房外形的一种方法,通过增加一个小的T形切除,垂直瘢痕下部难以处理的问题得

以解决。我赞同这些改进。特别是我认为增加一个小的T形切除,比在垂直切口下端留下扇形的、不规则的伤口更可取。乳房下皱襞瘢痕比典型的Wise手术更短,并隐藏在乳房下皱褶内。采取这些改进可以明显减少与传统垂直乳房成形术式有关的并发症。

(D.G.H.)

参考文献

[1] Dartigues L. Traitement chirurgical du prolapsus mammaire. *Arch Francobelg Chir* 1925;28:313.

[2] Arie G. Una nuova tecnica de mastoplastia. *Rev Latino Am Cir Plast* 1957;3:23.

[3] Lassus C. A technique for breast reduction. *Int Surg* 1970;53:69.

[4] Lassus C. New refinements in vertical mammaplast. *Chir Plast* 1981;6:81–86.

[5] Lejour M. *Vertical Mammaplasty and Liposuction*. St Louis, MO: Quality Medical Publishing;1994.

[6] Lejour M. Vertical mammaplasty: update and appraisal of late results. *Plast Reconstr Surg* 1999;104:771.

[7] Lejour M. Vertical mammaplasty early complications after 250 personal consecutive cases.*Plast Reconstr Surg* 1999;104:764.

[8] Berthe JV, Massaut J, Greuse M, et al. The vertical mammaplasty: a reappraisal of the tech-nique and its complications. *Plast Reconstr Surg* 2003;111:2192.

[9] De Mey A, Greuse M, Azzam C. The evolution of mammaplasty. *J Plast Surg* 2005;28:213–217.

[10] Azzam C, De Mey A. Vertical scar mammaplasty in gigantomastia: retrospective study of 115patients treated using the modified Lejour technique. *Aesthet Plast Surg* 2007;31(3):294–298.

[11] Greuse M, Hamdi M, De Mey A. Breast sensitivity after vertical mammaplasty. *Plast ReconstrSurg* 2001;107:970.

[12] Cherchel A, Azzam C, De Mey A. Breastfeeding after vertical reduction mammaplasty usinga superior. *J Plast Reconstr Aesthet Surg* 2007;60(5):465–470.

[13] Beer GM, Spicher I, Cierpka KA, et al. Benefits and pitfalls of vertical breast reduction. *BrJ Plast Surg* 2004;57:12.

[14] Pitanguy I. Surgical treatment of breast hypertrophy. *Br J Plast Surg* 1967;20:78.

水平短切口垂直乳房成形术

Vertical Mammaplasty With a Short Horizontal Scar

本章介绍水平短切口垂直乳房成形术的原理和临床应用体会。在我早期开展乳房缩小成形手术的经验中,使用过许多不同的方法:Dufourmentel 和 Mouly 的侧方蒂法、皮肤和腺体完全分离的 Biesenberger 锥形重塑法,以及几乎不做皮下游离只切除中央象限腺体的 Pitanguy 法,结合这些早期的经验我设计了本章所要介绍的术式。我们借鉴了前述这些技术的手术原则,目的是获得切口短、效果稳定、自然而美观的乳房。手术的主要理念是皮肤和腺体组织的垂直切除。由此产生了两个"猫耳"。上端"猫耳"与乳晕相接,可以通过切除乳晕周围皮肤轻易纠正。下端"猫耳"是主要问题所在。如果依照 Arié 和 Dartigues 所提出的方法,垂直切除多余皮肤,将使切口延伸到乳房下皱襞之下,影响美观。所以我们提出的想法是在乳房下皱襞以上做一个水平切口,切除多余皮肤,而将所有切口都局限于乳房下皱襞上方。我们于 1977 年开始开展这种手术,并在 1982 年进行了发表。我们当时还不知道 Claude Lassus 于 1981 年发表了他的垂直切口乳房成形术式,他们也建议将切口限制在乳房下皱襞以上。我们还提出了上方腺体瓣折叠后悬吊于胸肌筋膜、锥形腺体重塑,以及侧方腺体瓣交叉缝叠形成下方支撑等概念。

Madeleine Lejour 在她的垂直乳房整形手术中使用和修改了这些想法,包括通过皮下游离和皮肤缩窄来处理下端"猫耳"。这是一个很有趣的改进:避免了处理"猫耳"而增加的水平切口,原则上更好。然而,我们仍然认为在很多情况下水平切口都是一种很好的解决办法,可以避免皮下游离、术后大范围的皮肤皱缩,以及经常不得不进行水平切除以修正残余的"猫耳"等。有人说水平切口最初形成的瘢痕,有些在后来的恢复过程中位置会变高,主要是由于乳房下皱襞恢复后会有所下移。我们认为这不是问题:当患者站立时是看不到瘢痕的,乳房下皱襞上完全没有瘢痕,当患者穿上沙滩胸罩时,这是一个明显的优势。无论如何,从长期结果来看,环乳晕瘢痕是唯一真正可见的瘢痕。

乳腺外科技术应满足以下要求:

- 保证安全性,无乳晕或皮肤坏死的风险:这可以通过保留宽大的上方蒂和减少皮下游离来实现。
- 重建效果稳定:重塑时通过锥形腺体垂直缝合后形成稳固的下极,同时将上极悬吊于胸肌筋膜。
- 重塑效果美观、自然:使用前述的悬吊缝合来填充上象限,同时下方进行垂直切除形成圆锥形腺体。
- 保留浅感觉:保护所有上方和外侧支配乳晕的表皮感觉神经。
- 瘢痕隐蔽:就目前而言,还做不到使瘢痕 100% 的隐藏,但这应该是我们追求的目标。
- 使瘢痕尽可能地短而细小:这就是我们尝试开展短水平瘢痕垂直乳房成形术和无张力缝合皮肤的原因。

重要的是最终的结果。乳房上的瘢痕随时间变化,各不相同。

当皮肤在低张力下缝合时,垂直瘢痕会随着时间的推移而几乎消失。只要水平瘢痕较短,也会随着时间的推移变得几乎不可见。当瘢痕持续向内侧延伸时,经常会变得宽大,然后变白。而当向外侧延伸时,瘢痕往往会伸展开来。这就是将瘢痕隐藏在乳房下方的重要性,由此,患者站立的时候内侧或外侧均不会显露出瘢痕来。

乳晕区瘢痕的程度与它的张力成正相关。设

计去表皮化区域时,我们始终在尝试尽量避免张力的方法。皮肤切缘长度不一致不是问题,缝合张力的大小才是问题。用不可吸收线环绕去表皮化区域做一环形荷包缝合有助于减少张力。

为了达到以上目标,我们的手术遵循三个主要原则:

(1)垂直切除皮肤和腺体组织。

(2)腺体以圆锥形重建,同时悬吊于胸肌筋膜。

(3)将垂直的皮肤切口限制在乳房下皱襞水平以上,并将多余的乳房下部皮肤贴合成为胸壁皮肤的一部分,从而获得短的横向瘢痕。

下文我将逐步讲解这个手术。

患者取半坐位,头部须固定于正中位置,双臂垫好置于手术床两边,双腿弯曲,双脚置于脚踏板上,须避免局部部位受压,利用弹力带围绕固定大腿。

我们通常在患者半坐于手术床上时做最后的手术标记,这样可以很好地评估患者乳房的下垂程度。不过事先一般还是会在病房给患者标记出乳房上极A点,让患者处于站立位,以避免出现双乳不对称。标记时将拇指置于乳晕上方,示指置于乳房下皱襞,捏起乳房。我们在双侧标记A点,

然后在患者直立位仔细检查对称性。随后再标记每侧乳房的中轴,乳房的中轴即为将来我们所做的垂直切口线,更重要的是乳头及乳晕要位于中轴线上。必须抬起乳房,看看乳晕在什么位置是令人满意的。在胸壁上画一条垂直线,通常距离正中线8~10 cm。同时再次认真检查双乳的对称性。

下一步是按术前设计画出垂直楔形切口线,分别向内侧、外侧轻推乳房,不需要太多,以保持一定的丰满度,在乳房的内外侧分别画一条垂直线,需与乳房中轴延长线相接。画线时沿水平方向推动乳房,使两条线保持垂直,术后能重合落在中轴线上(图89.1)。

下方DE连线通过捏起两条垂直线的下端来确定。观察哪个水平在无太大张力情况下可以形成新的满意的乳房下皱襞线,根据乳房和植入物的大小,DE连线通常位于乳房下皱襞以上3~4 cm。

根据乳房的大小,D点和E点之间的距离为4~5 cm,最多6 cm。我们由此得出将来的垂直缝合的位置。在DE连线上方标记的乳晕下极B点和C点,分别标记出一个0.8 cm的锯齿形缩进,以减小乳晕下张力(图89.2A)。

通过A点连接B点和C点,画出一条平滑的

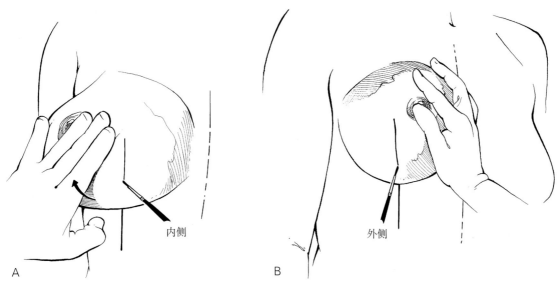

图89.1　垂直切除宽度的测定。A. 乳房的中轴线是画在乳房下方腹壁上的一条垂直线,手术结束时,乳晕须位于这条线上。然后将乳房推向外侧,沿轴线的延长线画一直线于乳房上。B. 同样的方法将乳房推向内侧,画线,但必须保证水平方向推动乳房。

半圆形环乳晕曲线。

最后一个标记是潜行游离的上界。托起乳房并上推,即可显出乳房上界,用虚线标记出来(图89.2B)。

随后仔细检查所画标记的对称性。如果乳房本身不对称,我们考虑每侧乳房的剩余皮瓣应该是相等的,而不是切除相等的宽度。拿捏不准时,最好是先减少垂直切除的宽度,这在手术结束时调整起来比较容易,因为应该避免使皮肤张力过大。

文身和浸润

通过文身将关键点予以标记,方便随后轻松找到它们。一般用外科墨水或亚甲蓝经30G针刺入标记点A、B、C、D、E和G。乳晕区、垂直线、水平线、沿着乳房下皱襞的乳房下部,以及乳房后间

隙以适量含有(0.5%)肾上腺素的利多卡因做浸润注射。

去表皮化

我们使用Michel Costagliola介绍的Mammostat乳房提升器(Medical Z, Chambray-les-Tours, France)在乳晕周围形成适当的张力,方便去表皮化。它可收紧乳房基底,解放助手的手,还可根据不同的乳房大小进行调节。接下来进行去表皮。于乳晕周围画一个直径为7.5 cm的圆,10号刀片切开皮肤,然后用Beaver制造的麦默通旋切器进行去表皮化。去表皮范围的下界在乳晕下2 cm处。对于小体积乳房,我们将乳晕下的整个垂直楔形区域进行去表皮处理,借此矫正其乳房下垂。

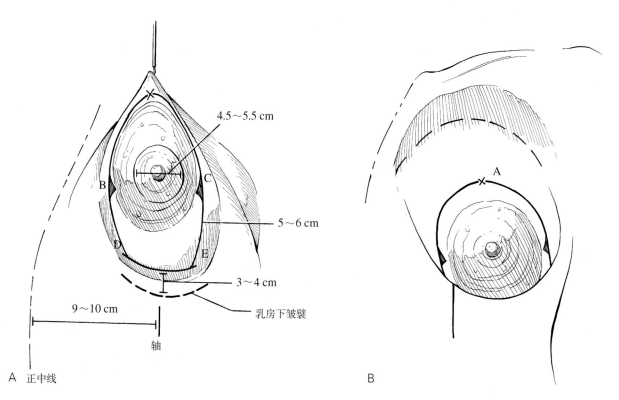

图89.2 标记上界和下界。A. DE水平线位于乳房下皱襞上方3~4 cm,将来垂直缝合的上界B和C,位于D、E上方5 cm(小体积乳房)到6 cm(大体积乳房);锯齿形缩进是为了减小乳晕下方张力。B. 通过A点连接B点和C点,画一平滑的曲线,该曲线通常通过捏起乳房下皱襞与乳晕上极之间的组织来确定,位于乳晕上方1~4 cm。上推乳房,确定腺体组织的上界,为必须潜行游离的范围,用虚线标记出来。

腺体的游离和切除

来自下方的DE水平线,在皮下层面向下游离至乳房下皱襞,然后从乳房下极向深部游离至胸肌筋膜(图89.3A)。然后提起腺体,从后间隙层面游离至乳房上标记线(图89.3B)。不过分向外侧游离,以避免损伤肋间神经。然后进行切除。首先沿两侧垂线(BD、CE)分别从内侧和外侧垂直全层切开皮肤和腺体(图89.4A)。上部切开至乳腺中央的乳晕后部,保留乳晕下1.5 cm厚的腺体(图89.4B)。随后进行垂直和中央部分切除。

遇到基底较宽的大体积乳房,在垂直和中央切除的基础上联合应用乳房基底部环形切除术通常有用。提起乳房,在锥形腺体基底部分,分别向上方、外侧、内侧切除2～4 cm的腺体组织,直到达到预期的容量(图89.5A)。

乳房悬吊重塑

用粗的可吸收线在游离上界对应的胸肌筋膜上(距锁骨不远)以及乳晕上方2 cm腺体深面各缝挂一针(图89.5B),将两者缝合固定于乳腺轴线上。从而塑造乳房上极,填充上象限并且提升乳房(图89.6)。然后,用粗的可吸收线逐层缝合垂直切开的两侧腺体(BD、CE),将其拉在一起,形成强大的下方垂直支撑(图89.7A)。通过重建形成的锥形腺体,乳房可自然耸立,这样便塑造出一个新的较高的乳房下皱襞(图89.7B)。

短水平切口

经过以上步骤,垂直缝合处的下端会出现一个"猫耳"。一种做法是将猫耳垂直切除或在广泛皮下游离后垂直缝合将其拉平。我们倾向于做一个短水平切口(根据乳房大小,长度约5～9 cm),提起所形成的下方皮瓣,并将其切除(图89.8A)。切口的上下缘长度不一致,但很容易修复。重要的是,要仔细地去除水平切口两侧的脂肪,以确保新的乳房下皱襞位于原下皱襞以上1～1.5 cm(图89.8B)。

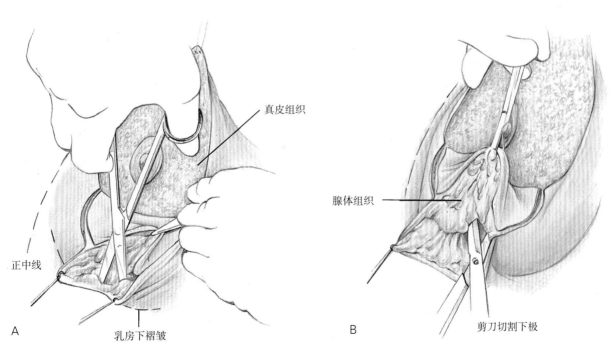

正中线

真皮组织

乳房下褶皱

A

腺体组织

剪刀切割下极

B

图89.3 腺体下方和后方的分离。A. 由水平切口皮下剥离下行至乳房下皱襞,直至暴露乳房下部。B. 随后,手术医生仔细游离腺体后方、胸肌筋膜前的组织,直至虚线标记处(图89.2B)。

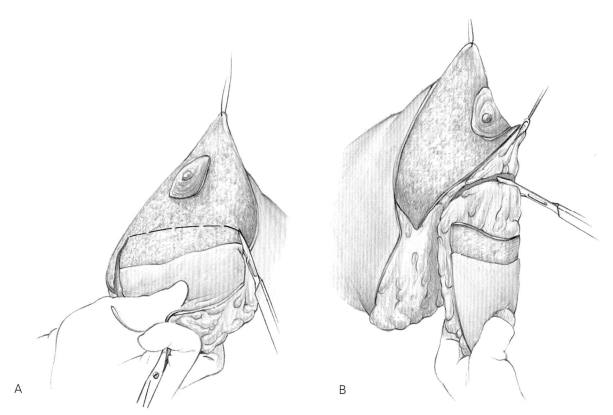

图 89.4　腺体切除。A. 一手置于腺体的后方,分别沿 CE 线和 BD 线,垂直全层切开真皮、脂肪、腺体,像切一块蛋糕(图89.2A)。B. 助手水平提起乳头－乳晕复合体,主刀医生进行中央腺体切除,乳晕下保留大约 1 cm 厚的腺体。

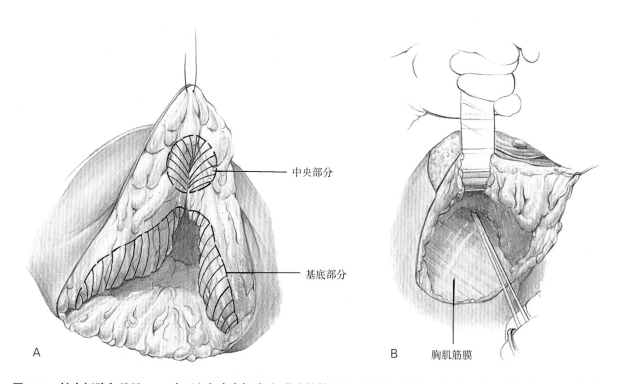

图 89.5　扩大切除和悬吊。A. 当下方和中央切除后,乳房的体积仍需要进一步减少时,需切除更多的腺体组织:①锥形腺体的基底,特别是大而宽的乳房;②中央部分。B. 一旦到达预期体积,在游离上界对应的胸肌筋膜上缝挂一针为悬吊做准备。

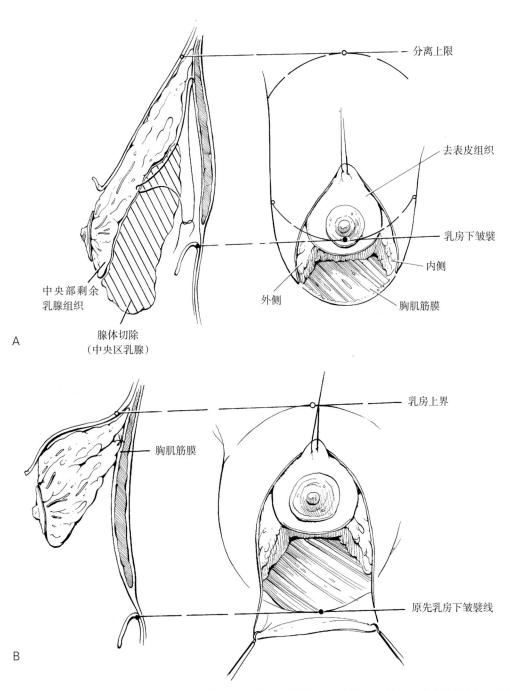

图89.6　乳房的悬吊和折叠。A. 2-0缝线穿过游离上界处的胸肌筋膜及乳晕上方的腺体组织,将其缝合在一起。B. 乳房折叠填充上象限。整块提升置于原先乳房下皱襞的上方。

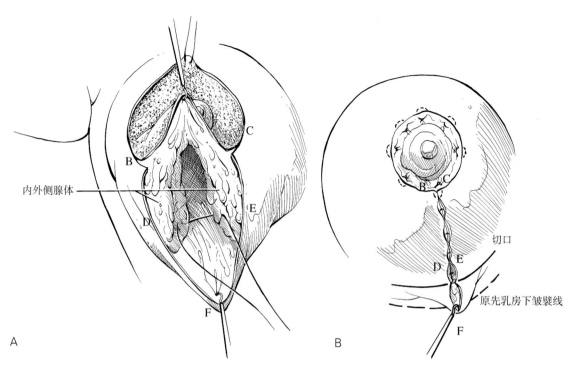

内外侧腺体

图89.7　重建下极，垂直缝合。A. 逐层缝合内外侧腺体柱（通常沿皮肤切口线CE线和BD线下方）。B. 如果皮肤和腺体切除宽度设计得合适，缝合后的乳房可自然挺立，并且新的乳房下皱襞线正好落在DE水平线上。

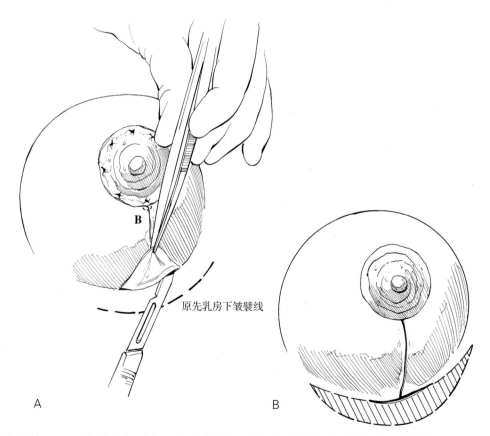

原先乳房下皱襞线

图89.8　短水平切口。A. 横形切开DE线，下方形成的皮瓣被提升，水平切开一个小口。B. 阴影区代表先前乳房的皮肤，随着重建后的下皱襞上移而成为腹部皮肤。必须仔细去除该区域内的残余腺体和脂肪，特别是区域两端。此外，需留下较厚的皮瓣以匹配下方的腹壁。

调整乳晕

通常情况下,去表皮区域很容易缝合到乳晕区。如果感到还有多余的皮肤,我们就会在去表皮区域周围进行荷包样缝合,并拉紧缝线来获得想要的张力。然后标记一个新的圆圈,并进行进一步的去表皮化。当乳晕周围缝合有些张力时,我们用可吸收线在真皮层做乳晕周围深层缝合,拉拢以获得适合乳晕所需的大小。

特制胸罩

该手术会在先前的乳房下皱襞和新的乳房下皱襞之间产生一个水平的皮肤囊袋。须仔细去除脂肪,但也须通过穿戴具有宽底带的胸罩数周使之变平坦。该胸罩需要在术后日夜连续穿戴2周,随后再继续白天穿戴1个月。

下垂矫正

在所有标记区域去表皮化并完成腺体下部和后方剥离后,垂直切开腺体直达乳晕区。切开皮肤边缘的去表皮化真皮层,使真皮腺体瓣具有一定的活动度。然后进行悬吊,将下方的真皮腺体瓣叠加缝合在一起(图89.9)。

临床病例

第1个病例(图89.10)演示了该技术如何简单矫正乳房不对称,以及宽底带胸罩提供持续压力的重要性,宽大的底带可以将新旧乳房下皱襞之间皮肤囊袋压平。

第2个病例(图89.11)显示该技术可以应用于大体积乳房,同时具有较少的后遗症和长期稳定的效果。

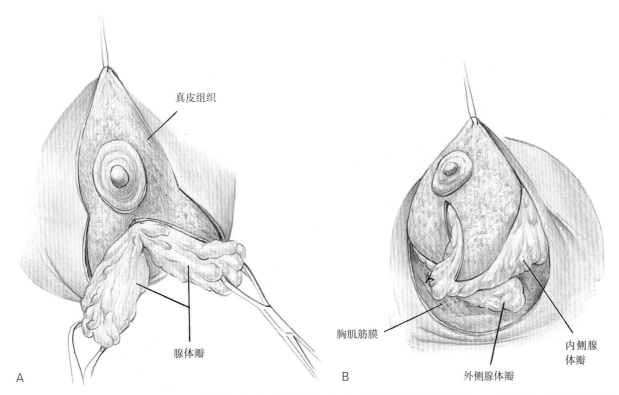

图89.9 乳房下垂的矫正。A. 一旦腺体的下方和后方游离完成,将下方腺体切开至乳晕区。B. 两个腺体瓣和去表皮皮肤重叠:外侧瓣先向内侧缝合,内侧瓣叠加缝合于其上。

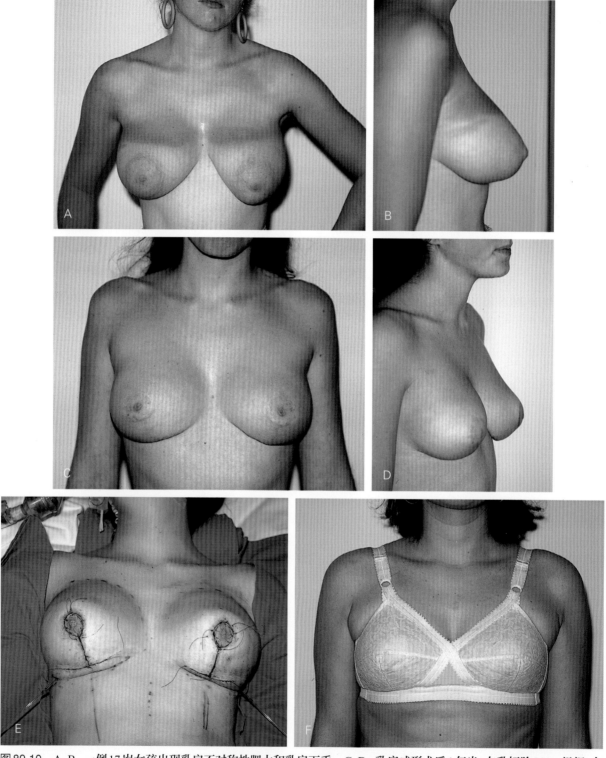

图89.10　A、B. 一例17岁女孩出现乳房不对称性肥大和乳房下垂。C、D. 乳房成形术后1年半，右乳切除300 g组织，左乳切除250 g组织。E. 因为最初的右侧乳房较大，所以新乳房皱襞下的皮肤囊袋较明显。F. 连续穿戴宽肩带胸罩2周。

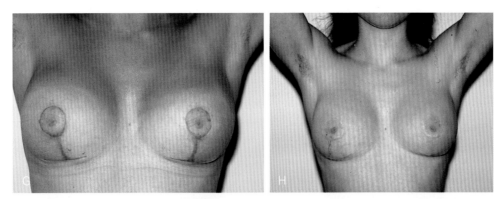

图89.10（续） G. 术后2个月，皮肤囊袋变平。H. 术后1年半，乳房下皱襞瘢痕较短，几乎看不见。

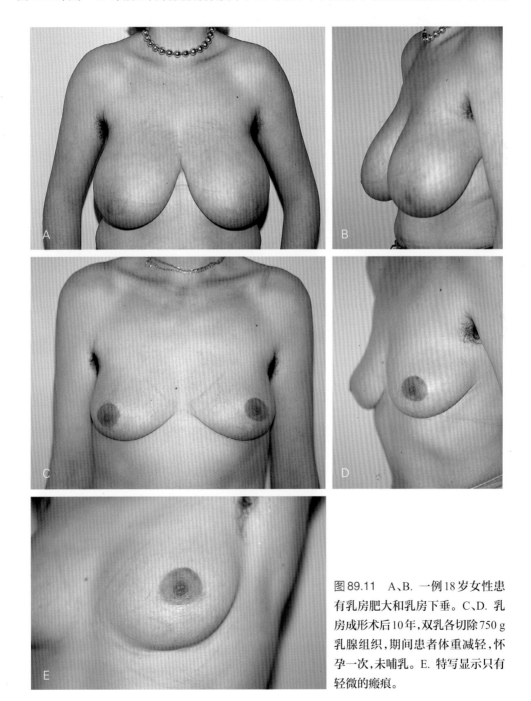

图89.11 A、B. 一例18岁女性患有乳房肥大和乳房下垂。C、D. 乳房成形术后10年，双乳各切除750 g乳腺组织，期间患者体重减轻，怀孕一次，未哺乳。E. 特写显示只有轻微的瘢痕。

编者评论

Daniel Marchac 对他的短水平切口垂直乳房成形技术进行了精彩的综述。这一方法类似于 Madeline Lejour 和 Claude Lassus 的方法，后面两种方法在本书其他章节也有介绍。Marchac 的技术与其他两种方法的不同之处在于，它更倾向于直接切除垂直乳房成形术中形成的"猫耳"，无须进行对皮肤上提和收缩程度的观察来决定是否要对猫耳进行切除。

我在很多场合都使用过 Marchac 医生的方法，20 世纪 70 年代末他刚在巴黎开展这项手术时，我也和他在一起。该技术本质上是一种上蒂法乳房缩小术，采用中央腺体切除或垂直腺体切除来缩小容积。手术具有很大的灵活性，比较适合于双乳不对称或双乳中度肥大的病例。

由于本术式在处理"猫耳"时需要再开一个横形切口，所以使用 Marchac 法势必会留下一个横向瘢痕。虽然从瘢痕角度来讲，Lejour 和 Lassus 方法的美观效果更令人满意（不会产生横向瘢痕），但许多美国患者认为，Marchac 手术术后可以立刻看到好的效果，付出一个短的水平瘢痕的代价也是值得的。无论如何，Marchac 所提出的短水平瘢痕手术还是 Lejour 提出的垂直瘢痕手术，都是要与患者充分讨论后共同决定的，两者各有利弊。

对于可能面对各种患者的外科医生来说，进行乳房重建和乳房缩小手术时，Marchac 所介绍的短水平瘢痕垂直乳房成形术相对于其他乳房悬吊和缩乳手术，如 Lejour 技术、Lassus 技术，以及垂直蒂瓣相关的下方蒂技术或 McKissock 技术，都是很好的补充。

(S.L.S.)

延伸阅读

1. Lassus C. New refinements in vertical mammaplasty. *Chir Plast* 1981; 6:81–86.
2. Lejour M. *Vertical Mammaplasty and Liposuction*. St. Louis, MO: Quality Medical; 1994.
3. Marchac D. Reduction mammaplasty with a short horizontal scar. In: Goldwyn R, ed. *Reduction Mammaplasty*. Boston: Little, Brown; 1990:317–336.
4. Marchac D, De Olarte G. Reduction mammaplasty and correction of ptosis with a short inframammary scar. *Plast Reconstr Surg* 1982;69: 45.

吸脂法乳房缩小术
Breast Reduction by Liposuction Alone

引言

　　传统的乳房缩小术通过不同的切口和组织蒂的选择从而达到乳房体积的缩小和下垂的改善。然而在技术上，乳房缩小术仅是一种减少乳房体积的手术。由于存在外科技术上的局限性，手术需要通过切开皮肤来完成，乳房下垂矫正在很多情况下是有必要的。因此，乳房下垂矫正已经成为和乳房缩小术并存的术式。传统的乳房缩小术需要切除大量的皮肤、脂肪和邻近的腺体组织。由于乳房下垂是常见的并发症，所以为了尽可能矫正乳房下垂，外科先驱们对手术切口的设计是合理的。然而，吸脂术为整形外科医生提供了一种不用切口就能缩小乳房体积的方法。吸脂法乳房缩小术（LBR）是一种减少乳房体积的良好术式，具有形成瘢痕小、应用广泛等特点。除此之外，LBR 还可以使患者在最少并发症的情况下快速恢复。

适应证

　　乳房肥大是乳房缩小术典型的适应证。行 LBR 的患者往往有和乳房肥大直接相关的症状（图 90.1）。最常见的症状有颈、肩背部疼痛，而且患者常有与这些症状有关的骨科或者脊椎按摩护理的就诊史。乳房局部皮肤糜烂、不良体位、胸罩带压痕等在乳房肥大患者中也很常见。乳房肥大给患者日常活动和锻炼造成了困难。虽然不是和医疗条件相关的问题，但乳房肥大患者因为在日常社交活动中难以选择合适的衣服而造成的尴尬也是需要我们关心的问题。

　　患者乳房内必须有足够多的脂肪含量是行 LBR 的适应证。患者生物学表现和年龄是预测脂肪含量的最佳指标。在身体其他部位有明显脂肪沉积的患者，往往乳房内的脂肪组织含量也是最有可能适合行 LBR 的。肥胖的患者通常有脂肪组织丰富的丰满乳房，而较瘦的乳房肥大患者则主要是由腺体肥大造成的。

　　随着年龄的增长，患者乳房腺体萎缩取而代之的是脂肪组织。这个过程也使得 LBR 在老年患者中的成功率较高。尽管 LBR 在很多年轻的乳腺肥大患者中取得了较满意的效果，但是在超过 40 岁的患者中满意度普遍更高。

　　双侧乳房不对称是另一个典型的 LBR 的适应证。传统的乳房不对称矫正通常是通过手术切除、假体置入亦或是两种方式的结合。这些都会在乳房表面留下切口瘢痕，或是由于在一侧胸壁置入假体可能造成的远期不对称。LBR 可以在不遗留瘢痕的情况下去除多余的组织，并且避免了单侧乳房假体置入造成的不可预见性因素。只要患者能接受双侧乳房都按一定比例缩小，LBR 就可以成为替代传统手术操作的一个绝佳的选择（图 90.2）。

　　基于年龄、身高和体重的相关指南并非通用或一成不变的，因为有很多相对较瘦的患者，她们的乳房也有大量的脂肪堆积。同样，尽管手术成功率随着年龄的增长而增加，但许多青少年和 20 多岁的患者行 LBR 后也有很好的效果。在与 LBR 患者进行术前讨论时，根据可用的参数给出缩小乳房手术成功的概率具有重要意义（图 90.3）。

　　目前没有实用的术前评估乳房脂肪组织体积的检查。钼靶检查用于评估 LBR 患者并不可靠，因为它的目的是检查钙化和乳房结构异常情况，而不是脂肪和腺体的差异。尽管放射科医生通常在钼靶检查报告中描述腺体和脂肪组织，但实际上许多有腺体型的患者仍有大量的脂肪堆积。

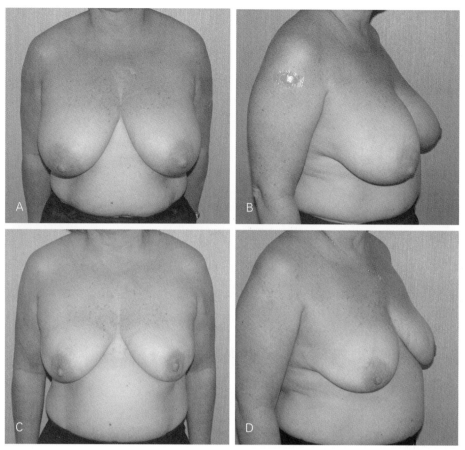

图90.1　A、B. 术前:46岁女性,170 cm,59 kg,DD罩杯。主诉包括背部或颈部疼痛和日常活动受限。C、D. 术后6个月:每个乳房取出650 ml脂肪,胸围C罩杯。

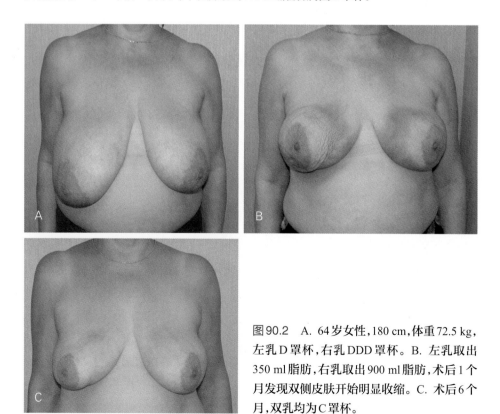

图90.2　A. 64岁女性,180 cm,体重72.5 kg,左乳D罩杯,右乳DDD罩杯。B. 左乳取出350 ml脂肪,右乳取出900 ml脂肪,术后1个月发现双侧皮肤开始明显收缩。C. 术后6个月,双乳均为C罩杯。

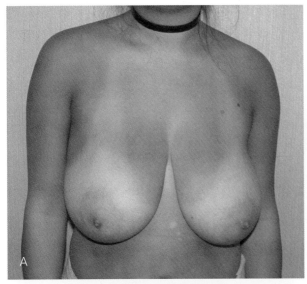

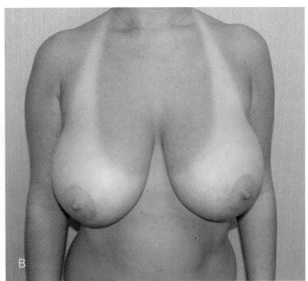

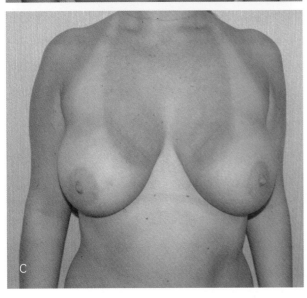

图 90.3　A. 21 岁女性, 161 cm, 65 kg, 胸围 36DD 罩杯。B. 25 岁女性, 53 英寸(约 135 cm), 135 磅(约 61 kg), 胸围 34DD 罩杯。C. 患者 B 双乳均取出 800 ml 脂肪量, 胸围从 D 罩杯变为 C 罩杯; 患者 A 行 LBR 失败, 胸围无改变。

　　有些患者注意到她们的乳房体积随着体重的增减而发生大小的变化。这一发现对 LBR 具有积极的预测价值, 而有这种情况的患者行 LBR 术后效果往往更令人满意。但这种情况并没有阴性的预测值。尽管很多患者乳房内含有大量脂肪成分, 但是即便是长期处于节食状态, 她们的乳房体积也不会有明显的缩小, 这类患者行 LBR 术后的效果也是令人满意的。

　　体格检查对于分辨脂肪和腺体组织是有限的。因此, 年龄和生物学特征仍是 LBR 能否成功最好的预测因素。

　　对一些伴有其他疾病的患者, LBR 也是一种不错的可选手术方案。那些不能耐受全身麻醉或长时间手术的患者, 行 LBR 是一种很好的选择。与此同时, 那些超过 60 岁的老人可能更适合短时间的手术过程从而达到快速恢复的目的(图 90.4)。

禁忌证

　　LBR 的主要禁忌证是乳房下垂。对于乳房下垂的患者, 传统的乳房缩小术或单纯乳房悬吊术是更好的选择。

　　许多患者兼有乳房肥大和下垂的问题。但大多数患者都适合行 LBR, 只要患者能理解乳房下垂的矫正受个体皮肤自然弹性的限制, 她们中的

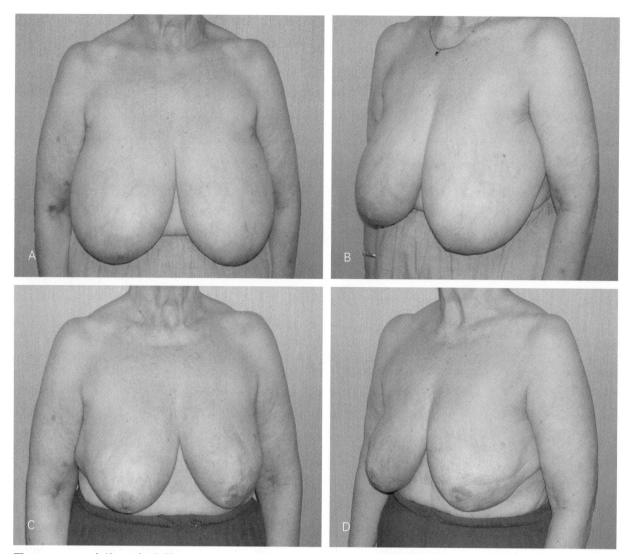

图90.4　A、B. 术前:70岁,女性,167 cm,83 kg,胸围DDD罩杯。C、D. 双侧乳房各取出1 700 ml脂肪,术后4个月胸围C罩杯。

大多数是适合做LBR的。对于下垂矫正的患者,仅想靠皮肤弹性回缩是不太可能的,应建议行传统的乳房缩小术。因为无法精确地预测通过弹性回缩可获得的下垂矫正度。因此,明智的选择是给患者一种"最坏的情况",即下垂保持不变。

如果患者愿意接受乳房体积的缩小以及和术前相同的下垂程度,她们往往对LBR手术效果是满意的。因为LBR并没有产生过多的皮肤,所以下垂的程度在术后也是没有增加的。此外,尽管LBR对乳房下垂的矫正量无法与传统的乳房悬吊和缩小术相比较,但绝大多数患者下垂程度还是得到了明显的改善。

实际上以乳房下垂为主诉的患者并不适合

LBR,但这并不意味着下垂不能得到纠正。关键是这个主诉是和乳房体积和重量相关。早期的文献报道将LBR适应证仅限于无下垂的乳房,这就限定了该术式只适应一小部分患者群体[1, 2]。而乳房缩小术必须解决乳房下垂的观念造成了这一限制。然而通过了解大量患者意愿表明,如果能避免传统术式造成的广泛瘢痕,她们更愿意接受LBR术后遗留的乳房下垂。个体化研究的大量数据[3]和结果[4]显示,LBR可以更广泛的应用于临床并且取得满意的效果。

LBR的另一个手术禁忌就是由腺体增生引起的乳房肥大。未婚女性乳房肥大和低体脂而大乳房的患者往往不适合LBR,通常建议她们行传统乳房缩小术。

吸烟不是 LBR 的绝对禁忌证,但却存在伤口愈合不良的风险。吸烟者应术前和术后均禁烟 2 周。

LBR 对于乳腺纤维囊性增生的患者也是可行的,但需要告知她们尽管乳房会缩小,但是局部纤维囊性的特征是不会有改变的。患有乳腺疾病如反复感染或乳腺癌的患者,应该被告知在寻求任何乳房手术前积极治疗原发病。而产妇则需要在哺乳结束后 6～9 个月以避免类似乳腺囊肿等罕见并发症发生。

手术技巧

术前检查

LBR 的检查从体格检查开始,包括仔细的乳房触诊来确定可能存在的肿块或乳头溢液,检查皮肤是否有不平。血液检查应包括根据患者年龄和病史的术前实验室检查。所有 40 岁以上的患者和 40 岁以下但具有乳腺癌家族史的患者须行乳房钼靶 X 线检查。研究表明,许多乳腺癌病例发生在未行术前乳房钼靶 X 线检查的传统乳房缩小术后的患者身上[5]。

手术

LBR 术区没有明确的标记。通常把锁骨下缘约一个手掌宽度范围认定为"危险区"(图 90.5)。大部分血肿都是由位于上胸部的侧胸动脉、胸肩峰动脉以及胸廓内动脉的穿支损伤造成的,而这些血管与乳房去除的组织相距甚远。但在患者仰卧位时乳房上极的界限不清,外科医生很容易将穿刺针进入这个脂肪少的区域抽吸而使血肿形成的风险增高。最常见的出血原因是锁骨中线下几厘米的胸肩峰动脉穿支损伤[6]。

此外,还可以对侧胸部的脂肪沉积进行标记,常用于肥胖患者,且该标记范围是从乳房延伸至背部的隆起(图 90.6)。这些沉积脂肪的吸出可帮助患者选择合适的文胸,更容易选择购买衣服。

与此同时还应该注意乳房大小的差异。较大的一侧可以清楚地标记出来并评估出不对称的比例。

多数情况下,视觉上的差异至少代表 20% 的体积差异,而且很多时候会有 20% 到 40% 的不对称。用手术纠正不对称的乳房通常要有 40%～80% 的体积差异(图 90.2)。

患者被带进手术室,置于仰卧位,手臂放在臂板上。标记出插入套管的切口处(图 90.7)。通常每个乳房一个部位就足够。切口应在腋前线乳房下皱襞上方 1～2 cm 处。乳房下线以上的位置可防止套管进入腹部,避免使套管扭转,安全且容易操作。放置在乳房下皱襞上方,可防止因操作不慎将插管手柄插入腹腔,并避免需要扭转套管以使其安全轻松地移动。放置在腋前线以便接近乳房的所有脂肪区,包括胸部外侧脂肪沉积。

麻醉方式包括静脉镇静或经喉罩吸入麻醉,也可行气管插管麻醉,但不是必需的。患者常规消毒铺巾,切口部位注射局麻药物。手术刀切开皮肤并注射标准膨胀液。膨胀液是用生理盐水 1 000 ml 加入 1% 的利多卡因 30 ml 和 1∶1 000 的肾上腺素 1 ml 配制。根据情况利多卡因的量可以减少,但是局麻的应用会减少麻醉医生全麻药的用量,这个优势是显而易见的。将膨胀液"三维"地注射到乳腺组织中,以便从皮肤水平完全吸出到胸肌筋膜。

用标准的方式进行抽脂。在绝大多数患者来说,4 mm 的插管效果良好,在超过 1 500 ml 的脂肪被切除的病例中,6 mm 的插管可以用来加快手术进程。插管被均匀和彻底地定向到所有区域(图 90.8)。在乳房抽脂术中,乳房形态不规则和凹凸不平并不常见,因为套管针可以直接到达乳房的各个区域。

在乳房不对称的情况下,手术应该着重于较大一侧。这样可以最大限度地缩小较大一侧的乳房,也可以与较小一侧的乳房相匹配。如果从较小一些的乳房开始则会使之与较大一侧的匹配更加困难。这会使患者的乳房更小,且不对称则更明显。大多数女性更希望缩小后的乳房同样是对称的。

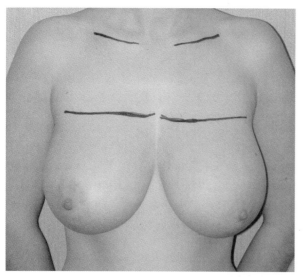

图90.5 在手术过程中,要避免锁骨下一掌宽的区域,该区域含有少量乳腺组织,手术中容易穿透,造成血肿。

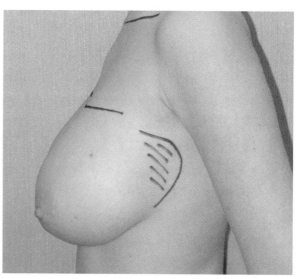

图90.6 标记出侧胸脂肪区(阴影区)。任何不对称也应直接标记在乳房上,以避免在手术过程中出现混淆。

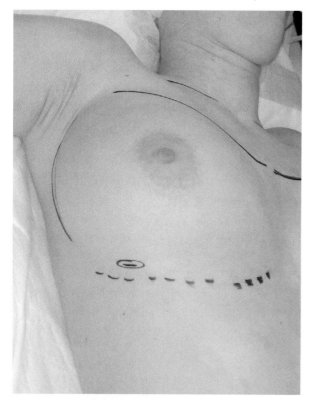

图90.7 切口部位(圆圈)在乳房下皱襞(虚线)上面。

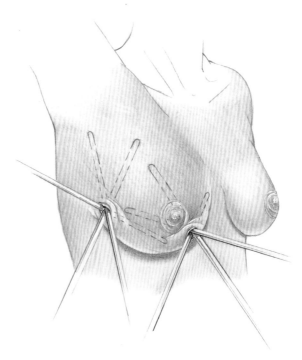

图90.8 套管均匀地穿过整个乳房。乳房较大时,如果需要可以在内侧做第2个插入点。

侧胸部比乳房组织对疼痛更加敏感,对这个区域首先进行抽吸有利于在手术快结束的时候就不需要再追加额外的麻醉药物,因为这个时间外科医生马上就要结束手术并把患者送到复苏室了。

当没有更多的脂肪被抽出或者当抽吸物变成血性的时候,停止手术。单纯应用抽吸方法是很难做到大量的脂肪组织清除的,这是因为皮肤和腺体组织的残留引起的。个别患者要求乳腺缩小的程度有限,这种情况下也需要提前终止抽吸过程。

抽脂术的本质是使乳房同等缩小变得简单,在乳房不对称的情况下提供了一个很好的方法。可以很容易地观察到抽吸的过程,并两侧同时等量去除脂肪。同样,对于不对称的病例,可以从较大的乳房中取出预先判定的多余部分,然后通过身体检查确认。在手术过程中,总抽吸量可以用来作为指标,因为它们会随着时间的推移趋向于等量的脂肪和液体。不对称患者的手术终止取决于是否一侧或双侧乳房进行治疗。如果两侧均进行处理,手术床上观察到双侧对称则停止手术。如果只处理一侧,那么在手术结束时,处理后乳房侧应该比未处理的乳房略大一些。血肿和膨胀液可以轻微地掩盖真实的乳房体积,患侧的乳房痊愈后,可能存在比未处理一侧略小风险。

乳房的脂肪抽吸术操作应该比其他部位更加激进和彻底一些。尽管大腿外侧的大范围抽吸在很多情况下容易引起外观凹凸不平或者血清肿形成,但是乳房内的脂肪抽吸却很少发生上述情况,胸壁丰富的淋巴组织减少了血清肿发生可能,由于乳房被均匀而彻底的抽吸脂肪后不容易与肌肉形成粘连,所以不容易形成轮廓的畸形。

敷料包括在切口部位的吸收垫和胸罩,紧接着是一条紧的腹带或包裹在胸部的ACE绷带。

患者应在恢复室接受1～2小时的监测,并按出院标准要求出院。在出院之前,应该根据需要更换敷贴,并且为避免皮肤形成水泡,出院时皮肤上不应该粘有大量的胶带。

依据目前的诊疗规范,脂肪抽吸的组织常规做病理学检查。检查了多个抽吸物标本,并出具报告。大多数样本显示仅为脂肪组织,通常没有

明显的乳腺腺体组织的特征。

恢复

患者应在术后当晚根据需要更换吸收垫。卫生棉是一个很好的选择,因为干净和吸收性强。为了避免皮肤折痕在初始敷料中形成,每晚应至少更换一次敷料。如果处理不及时,这些皮肤褶皱的部位容易引起组织缺血。

要告知患者伤口会有漏出液流出,患者必须要知晓术后出现的创面渗液,以免造成不必要的焦虑。渗液为淡血性与其他部位抽脂后形成渗液相同。患者要理解只要乳房不肿胀,有创面渗液是正常现象。

第二天去换药室更换敷料,并且患者应该佩戴胸罩。为了最大限度地增加弹性回缩,应指导患者将乳房整个置入胸罩内,使乳头向前或向上。

术后有轻度至中度的疼痛,口服镇痛药后很容易缓解。侧胸脂肪沉积区是术后最敏感的部位,患者会感到这些部位比乳房疼痛更明显。

2～3周后术区瘀斑会减少并消失。2～3周后会出现硬结和"肿块"的感觉,并持续2～4个月。乳房外观上看起来正常,但摸起来不规则。吸烟者需要更长的时间才能痊愈,这个过程可能会持续4～6个月。

患者可以在能耐受的情况下逐渐恢复活动,大多数女性在3～5天后恢复工作,2周后完全恢复正常的活动[4]。

并发症

血肿

LBR最常见的并发症是血肿,其发生率为1%到3%[4]。术中出血过多造成血肿时几乎都能被发现,肾上腺素可影响乳房的肿胀程度,随着肾上腺素效应减弱,乳房肿胀通常发生在术后30～60分钟,可通过对切口部位压迫止血,血液循环不好的患者,在无菌条件下,可通过床旁引流装置清除血肿。紧急情况下,可将患者再次送回手术室。一

旦清除血肿,应重新调整绷带松紧度,尽可能紧地绑好绷带,虽然反复出血是非常少见的,但是对血肿的观察仍至关重要,因为大的乳腺包膜可以容纳大量的血液,与去除脂肪的体积相似。复发的血肿应再次清除,并用手掌直接压迫出血点至少30分钟,加压包扎胸带,并观察至少2~3小时。

手术后的几周内,乳房形成的血肿愈合较慢,需要更多的时间来吸收瘀斑和硬化。然而,彻底愈合后最终两个乳房将是对称的,没有出血后遗症(图90.9)。

皮下积液

尽管这个抽吸过程是激进的,但是很少有血清肿的形成。这可能与乳腺区域内大量的淋巴组织有关。形成的血清肿往往范围小且很表浅也很容易通过18 G的针头一次性引流处理。

皮肤坏死

皮肤坏死极为罕见。吸烟是主要的危险因素,而在吸烟人群之外还没有发现有皮肤坏死的报道。这种情况通常开始于表皮上的水疱,然后逐渐发展为类似于压疮的痂皮。这类缺损通常直径为1~4 cm,可发生在乳房皮肤或乳头乳晕复合体上。治疗包括彻底清创、换药和戒烟。创面完全愈合后会有瘢痕形成,但是通常是可以接受的。如果需要可以在等瘢痕完全成熟后进行抗瘢痕治疗。

感染

LBR和标准吸脂一样很少发生感染。感染应根据情况以抗生素和手术干预为主。

乳头神经支配

LBR在一定程度上影响乳头敏感性。在接受LBR治疗的患者中,67%的人乳头感觉没有变化,而15%的患者敏感性降低,18%的患者敏感性增加[4]。没有感觉完全丧失的病例报道。

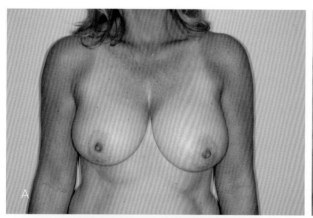
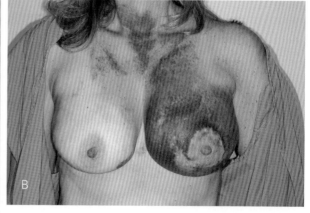
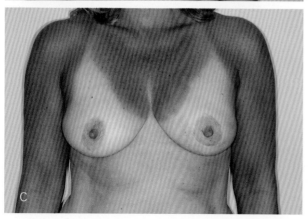

图90.9 A. 41岁女性,178 cm,58 kg,36D罩杯,术前图。B. 术后1周出现血肿;左乳抽出600 ml脂肪,左乳抽出500 ml脂肪。C. 术后6个月。现在胸围34C罩杯。

切除不足

组织切除不足是 LBR 患者术后最常见的症状,但从技术上讲不是并发症。最重要的预防措施是耐心引导和真诚倾听。患者必须理解,没有可靠的方法来测量乳房中脂肪和腺体的量,腺体组织会限制乳房的减小。理解这一概念的患者将会接受这种风险,以换取更少的瘢痕,并且会更适应这种情况。而不明确这种切除较少可能性的患者会觉得被欺骗而愤怒。因此针对那些对乳房脂肪抽吸效果不满意或者明显切除不够的患者,制订一套应急计划是非常有必要的。这个计划将帮助患者在术前了解他们手术过程及手术花费。

患者满意度

手术疗效最重要的衡量指标之一是患者满意度,研究显示患者满意度已成为外科治疗评估的主要手段。一项最近的 LBR 研究表明[4],该手术减轻患者的主诉和提供可测量的结果方面是有效的。超过 90% 的患者主诉由于乳房肥大引起的(肩膀、胸部、背部、颈部)疼痛症状明显改善或完全消失。96% 的皮肤破损患者症状得到改善,88% 的患者报告说文胸肩带的凹槽改善或消除。患者诉手术后文胸平均减少两个罩杯,有些病例报道减少了四个罩杯。此外,70% 的患者认为他们的乳房下垂明显改善。患者平均在 5 天内恢复工作,并于 11 天左右恢复运动。92% 的受访者会把该手术推荐给朋友,87% 的人表示会再次选择 LBR。同样重要的是,这些报告的并发症发生率不到 2%。

乳腺癌问题

使用标准的抽脂术不会引入任何形式的电磁能量或其他潜在的致癌源,因此不会带来真正意义上的致癌风险。尽管可能是安全的,但超声抽脂的使用确实涉及一种能量来源,该能源可能会

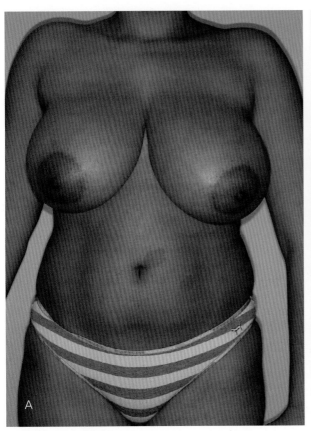
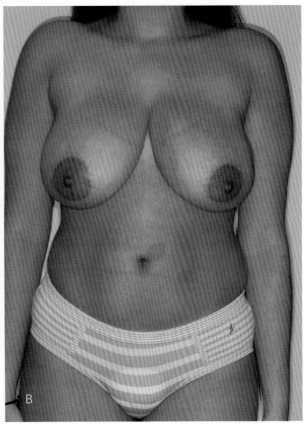

图 90.10　A. 术前,23 岁女性,167 cm,68 kg,乳房不对称,36DDD 罩杯。B. 左乳抽出 900 ml 脂肪,右乳抽出 600 ml 脂肪术后。现在 36C 罩杯。

引入某些风险因素。超声吸脂术在乳房中的安全性还有待验证，在我们这个乳腺癌高发的社会中，必须慎用。

乳房X线检查显示，LBR并不会导致与乳腺癌混淆的乳房钙化或皮肤红斑。皮下层的一些瘢痕是常见的，类似于传统的乳房缩小术。这种瘢痕并不能掩盖癌症，也不容易与乳腺癌混淆。

结论

LBR是一种极佳的治疗乳房肥大的手术方式（图90.10～图90.12）。该方法具有高于平均水平

的安全性，而且这项技术已经被熟练标准抽脂术的整形外科医生所熟知。然而，更重要的是将该技术应用于适当的患者，以及在手术前与患者进行充分的沟通对话。就像医学的其他方面一样，患者的受教育程度、参与程度和选择在日常的医疗处置中变得越来越重要了。LBR要求与患者仔细沟通，以明确患者的要求，并深入了解患者的期望。许多患者会选择LBR而非传统乳房缩小手术，因为有缩小自己乳房的愿望，但是对传统乳房缩小术的某些方面却无法接受。一些患者无法接受传统缩乳遗留的瘢痕，而另一些患者则要求更短的恢复期。无论如何，LBR为传统的乳房缩小

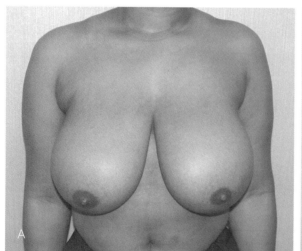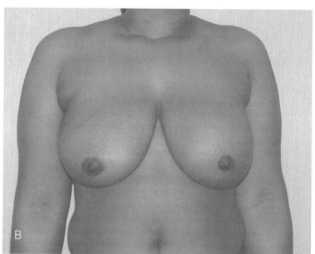

图90.11 A. 术前，25岁非裔美国女性，170 cm，63 kg，DD罩杯。B. 术后3个月，每侧乳房抽出800 ml脂肪，C罩杯。

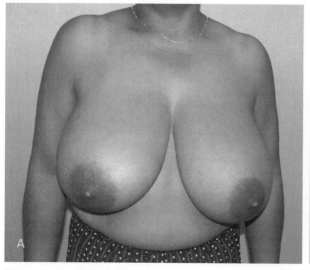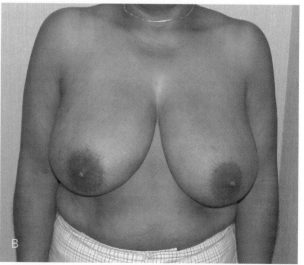

图90.12 A. 术前，46岁女性，173 cm，75 kg，DD/DDD罩杯，中度不对称。B. 术后3个月，左乳抽出1 100 ml脂肪，右乳抽出800 ml脂肪。目前两侧均为D罩杯。

术提供了一种较好的替代选择。然而,这并不意味着LBR能取代传统的乳房缩小术。任何一种技术不加选择的应用都是错误的,在不适合的患者身上使用LBR肯定会产生不满意的结果。在飞速发展的整形外科医疗行业中加入LBR可以改善患者的体验并提高患者的满意度。

　　任何乳房缩小术的最终目的都是通过减少乳房体积来减轻患者乳房肥大带来的上半身的各种不适。这些患者中绝大部分都有乳房下垂的情况,而且几乎每一种乳房缩小术都设计乳房下垂矫正。Moskovitz医生非常理智地提出是否乳房下垂矫正适合所有乳房肥大的患者,这一点是非常正确的。正如他所指出的,标准乳房缩小术后的瘢痕对一些患者来说是无法接受的,而如果这些瘢痕可以避免的话,乳房缩小后与术前相同的下垂可能更容易接受的结果。当然,标准的吸脂术可以轻易地减少一个富含脂肪组织的乳房,Moskovitz医生记录了单纯采用吸脂术后症状缓解。假设持续的乳房下垂对患者是无关紧要的问题,那么应用该技术的主要问题就是涉及乳腺癌的检测了。我们可以合理地得出结论,乳房吸脂术不会比传统的乳房缩小术造成更多的术后结构变形或瘢痕形成,这一观点也得到了 Dr. Moskovitz 的证实。

　　当然,就像标准乳房缩小术患者通常所做的那样,术后6个月到1年的乳房X线检查可以很容易地验证乳房术后的外观。乳房超声吸脂术并不太可能增加罹患乳腺癌的风险。然而,每位外科医生手术前都应该评估患者的最佳舒适度。考虑到乳房潜在的纤维性,超声吸脂术可能比传统吸脂术在充分减少纤维性脂肪较多的乳房患者方面具有优势。虽然产生的脂肪组织量不多,但我同意将抽吸物进行病理检查的建议,以避免恶性细胞没有被发现。阳性结果的不利之处在于无法将肿瘤定位到乳房的特定象限,因此乳房肿瘤切除术是一个不确定的选择。除了本章提及的对患者进行积极宣教意外,这些可能的结果一定要在术前与患者合理沟通,以帮助患者在知情的情况下做出决定。

(D.C.H.)

参考文献

[1] Matarasso A, Courtiss EH. Suction mammoplasty: the use of suction lipectomy to reduce large breasts. *Plast Reconstr Surg* 1991;87: 709-716.

[2] Courtiss EH. Reduction mammoplasty by suction alone. *Plast Reconstr Surg* 1993;92(7):1276-1284; discussion, 1285-1289.

[3] Gray LN. Update on experience with liposuction breast reduction. *Plast Reconstr Surg* 2001;108(4):1006-1010; discussion, 1011-1013.

[4] Moskovitz MJ, Muskin E, Baxt SA. Outcome study in liposuction breast reduction. *Plast Reconstr Surg* 2004;114(1):55-60; discussion, 61.

[5] Keleher AJ, Langstein HN, Ames FC, et al. Breast cancer in reduction mammoplasty specimens: case reports and guidelines. *Breast J* 2003; 9(2):120-125.

[6] Corduff N, Taylor GI. Subglandular breast reduction: the evolution of a minimal scar approach to breast reduction. *Plast Reconstr Surg* 2004;113(1):175-184.

第91章

Elizabeth J. Hall-Findlay

垂直切口内上蒂法乳房缩小术

Vertical Breast Reduction Using the Superomedial Pedicle

背景

垂直切口法乳房缩小术已经逐渐普及,然而许多外科医生仍然担心缩乳修复后可能出现垂直切口下端的皮肤皱褶。外科医生应意识到,术前应告知患者,大多数整形手术后需要经过一段时间康复才能得到满意的效果。这个过程在乳房缩小手术与隆鼻术、面部提升术或吸脂等手术都是相同的。

尽管大多数外科医生能够接受在很多整形手术中有一定程度的二次或多次修复,但在乳房缩小术中却难以接受。也许是因为倒置T、下蒂皮瓣[1,2]所带来的内外侧"猫耳"、四方的外形和底部膨出的问题难以调整,以至于修复率一直很低。

尽管 Daniel Marchac[3] 和 Claude Lassus[4-6] 的垂直法得以发展,但很少有医生为了减少瘢痕愿意尝试,因为他们认为已经拥有一种安全、可靠的方法(倒置T、下蒂皮瓣)。Madeleine Lejour[7-10] 推广了垂直切口法乳房缩小术,但外科医生们发现这项技术难度大,且并发症发生率过高。

医生认为使用垂直切口内侧蒂乳房缩小术,该术式较为简单,并且便于预测效果。我最初在上侧蒂的嵌入时遇到了问题,所以尝试了外侧蒂。我以为外侧蒂效果会较好,但我发现内侧蒂有更好的外形和令人满意的效果。外侧蒂的问题在于,它的基底与我们想要移除的组织相同,这会导致形状具有过度的侧向丰满度。现在我几乎完全使用内侧蒂[11-13]。内侧蒂易于嵌入,厚度充分,循环可靠,并且有良好的视觉效果。当保留蒂的完整厚度,内侧蒂的下缘成为内侧支柱,移去乳房下部和外侧的组织,并尽量减小垂直切口长度时,可获得最好的效果。

自20世纪90年代中期以来,许多关于垂直法的问题都得以解决,并且获得一致性结果。采用该方法的外科医生常常会惊叹于其学习曲线如此之快。仍然可以听到反对垂直法的人的声音,说此为基于瘢痕而非外形的选择。但是,一旦外科医生将垂直乳房缩小术和乳房悬吊术结合应用时,就会意识到无论从短期还是长远来看,瘢痕和外形均得到明显的改善。使用过倒置T技术的医生已经学会使用皮肤来重塑乳房。不幸的是,随着时间的推移,皮肤会拉伸,一部分会出现底部膨出,或者是假性下垂,这与"垂直"乳房手术的理念是截然不同的。不是用剩下的皮肤来重塑乳房,而是通过组织切除的模式和乳腺组织的重塑来塑造皮肤。

适应证

虽然垂直法乳房缩小术最适用于小到中等的乳房缩小,当需要倒置T技术来缩小皮肤囊袋时,内侧蒂也可以用于较大的乳房缩小。需要减少大量体积或大幅度减轻重量的患者通常最好使用内侧蒂,因为它允许外科医生切除大量的乳房下部组织。有些时候一个垂直皮肤切口是不够的,额外的需要去做一个J、L或T形切口。最初,外科医生没有意识到皮肤如何重新适应新的乳房形状,并且他们过多地使用T形手术方法。

除非垂直切口长约13～15 cm,否则几乎不需要对皮肤进行T形切开。研究表明,增加水平皮肤切除不会改变修复率[14]。事实上,会让人感到惊讶的是很难预测水平瘢痕的位置。对于刚接触这项技术的外科医生来说,这是最难接受的事情之一。垂直切口超过5 cm远远不够,更长一点的垂直瘢痕是必要的,也是理想的,以适应垂直术中额外的凸度。

对于外科医生来说,通过缩小乳房重建患者的对侧乳房来开始熟悉这项技术。因为乳房重建患者经常需要修复,所以有足够的机会来纠正学习过程中不可避免的问题。

禁忌证

内侧蒂垂直乳房缩小术的特点不仅仅是垂直瘢痕和容易嵌入的蒂,切除的性质(切除下部乳房组织)和重塑乳房是提供良好、持久的形状的原因。正因为如此,我仍然会在大量减容或减肥后的患者中使用同样的方法来处理,但我会切除那些不能收缩的多余(低质量)皮肤。

垂直乳房缩小术禁忌证很少。主要的局限性在于蒂的长度和残留皮肤的数量和质量。

如果乳头蒂太长,乳头的血供可能会受到影响。对此无法给出一个确切的数值。随着身体发育、青春期和妊娠,乳房会变得更大更垂。但是随着皮肤和乳房组织的延展,血管和神经也会伸展。当患者以仰卧位平卧时,蒂部分明显没有患者站立时那么长。失去血液供应的风险是由于我们在进行切除手术时从蒂周围切除了超过75%的组织(和血液供应)。

蒂是“上内侧”还是“内侧”? 当患者站立并进行标记时,蒂看起来是“内上侧”。然而,血液供应实际上是内侧的,主要来自第3肋间隙的胸廓内动脉。当蒂过长时,可通过对来自第2肋间隙的胸廓内动脉的分支来设计一个真正的“内上蒂”。我对这条血管进行了超声多普勒扫描,并大部分在内侧蒂处将其横切,发现它大多数是在乳房正中线的内侧、通常距皮肤表面不到1 cm深处进入乳晕区。如果长蒂的基部被抬到乳晕开口的12点位置的外侧,则将包括来自第2和第3肋间隙的动脉。这时的蒂瓣会很难嵌入,但是可以通过切除蒂较深处的组织来保留动脉,那个部位的血管很稀少。

过大的蒂可能导致底部膨出。建议将大部分蒂缝合在胸壁上,但这些缝合是否真的如预期的那样有效还有待于观察。对于非常大的乳房,游离乳头移植是一个较好的选择[15]。

手术技巧

术前计划

确定新乳头位置

新的乳头位置最好位于乳房下皱襞的位置。多年来我的研究结果发现,有些患者的乳房下皱褶水平实际上具有误导性,最终乳头被放置得过高或过低。我发现乳房上缘(乳房顶部与胸壁的交界处)是最固定、最可靠的标志。从术前到术后任何时期的照片上看,患者的上乳房边界都没有变化。因此,外科医生可以利用这个标记来观察结果,并准确地确定新的乳头位置。

重要的是,外科医生(和患者)要明白,患者具有“高胸型”和“低胸型”之分。乳房在胸壁上的实际附着或“投影”因患者而异,即从锁骨到乳房上缘的距离长短不一。据我所知,除了植入物和脂肪注射外,没有任何外科手术能真正提高乳房上界的水平。

由于乳房上缘是固定的,这对于确定新乳头位置是一个很好的标记。乳头通常位于乳房上1/3～1/2之间。这一点在C罩杯乳房上通常位于乳房上缘下8～11 cm处。

有趣的是,不同患者之间乳房上缘和乳房下皱襞的水平位置各不相同。不仅是水平位置不同,有些患者乳腺与胸壁的垂直附着(投影)较长,而有些则非常短。

新乳头的位置应该与乳房上缘有关,而不是由到胸骨上切迹的距离决定(图91.1)。

标记乳房上缘。乳房上缘位于胸壁和乳房的交界处。这在一些患者中是非常明显的,有明确的界限,而在另一些患者中则是模糊的,从胸壁开始的乳房坡度比较平缓。乳房上缘通常在妊娠纹上缘的水平,常在腋前线下。但在一些非常低胸的患者中,它可以远低于这个水平。我们需要明白这些患者乳房不能在胸壁上抬高。如果乳房附着在较低的位置,只能保持在这个水平。

标记乳房下皱襞。这个水平在确定新的乳头位置上并不重要,但它在决定外科医生如何积极地切除乳房下皱襞处的组织以提升乳房下皱襞的

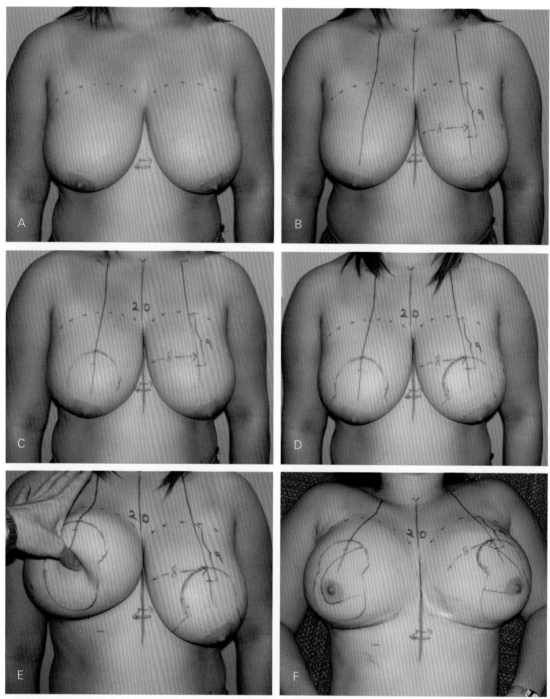

图91.1 标记。A. 乳房上缘在胸壁和乳房的交界处用虚线标出。这个患者是"高胸型",锁骨和乳房上极之间的距离很短。她的乳房下皱襞水平在乳房之间标记,它是相对较低的,表明这个患者有一个相当长的垂直距离。B. 标记乳房中心线。中心线不应通过现有的乳头位置,而是通过新乳头位置。在这个患者中,中心线距胸部正中线8 cm(穿过"空间距离",而不是在皮肤表面)。新的乳头位置标记在乳腺中心线与距乳房上界9 cm处的交叉点。C. 新乳晕位于新乳头位置上方2 cm处。它是徒手画的,所以当关闭时,它将完成一个圆。它的周长为14~16 cm,以匹配一个4.5~5 cm直径的乳晕。D. 新乳头之间的距离为20 cm。这是从胸骨上切迹开始测量的,不是任意距离,也不是从乳房上界开始。患者身高172 cm。垂直线的设计与倒置T方法相同。E. Wise法的垂直臂不是在内侧和外侧,而是在乳房下皱襞上方2~4 cm处弯曲并连接。外科医生可以捏住皮肤,以确保没有太多的皮肤被移除。皮肤闭合不是用来保持乳房,所以这应该是一个宽松的、无张力的闭合。F. 仰卧位时乳晕区展开,标记出皮肤切除设计和内蒂。当患者仰卧时,乳房会在胸壁上滑动。

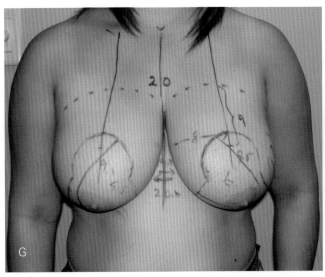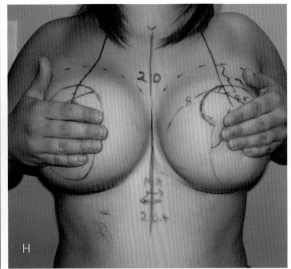

图91.1(续) G. 站立时最后标记。H. 提升乳房上的最后标记。皮肤的切除模式应该是一个U形,而不是V形,它应该保持在乳房下皱襞上方。如果使用V形,外科医生可能无法移出乳房下皱襞上足够多的皮下组织,如果皮肤切除延伸到乳房下皱襞,瘢痕就会延伸到胸壁。

位置很重要。有时同一患者的乳房下皱襞可能处于完全不同的水平。因此,外科医生可以更积极地切除乳房下皱襞。

标记乳房中心线。应在新乳头水平将乳房分成两部分。从何处开始标记不重要,但从锁骨开始更容易,然后在乳房上标记出并将它一分为二。乳头在中线稍外侧的位置看起来较美观,因此最好将中心线稍向外侧标记。对于喜欢倒T的下蒂乳房缩小术的医生来说,标记的中心线可能会稍偏向内侧,因为垂直内侧蒂乳房缩小术会切除更多的外侧组织。重要的是,不要通过现有的乳头位置标记出中心线,而是把它标记在所需的新乳头水平上。

标记新乳头位置。新乳头可以被标记在乳房中心线的垂直线上(距离乳房上界8~11 cm),并和新乳房中心线(距离胸骨中线8~11 cm)交叉。这个位置通常在乳房下皱襞的水平,但并不总是如此。在这一阶段,外科医生必须后退并观察效果,以确保乳头在水平和垂直设计上都处于良好的水平。

对于上极丰满的患者,外科医生在乳头位置上有更大的灵活性,但对于具有类似滑雪跳跃型斜坡乳房的患者,医生应将乳头置于较低的位置。如果需要修复,乳头位置可以提升,但是不能降低。

如果有明显的不对称,较大乳房的新乳头位置应该放低1 cm左右。虽然较大的乳房可能更重,但在较大的乳房中更宽的垂直椭圆闭合会比较小的乳房更上移。

皮肤切除术式的设计

乳晕开口

乳晕的顶点在新乳头上方2 cm,可容纳最大直径4~5 cm的乳晕。然后标记出一个闭合的圆形乳晕。实际上并不需要成为清真寺顶的形状,因为垂直方向比水平方向能预留更多的距离。Wise最初的图案设计[16]周长为14 cm,与4.5 cm直径的乳晕相匹配。大回形针可以用作模板,因为它的长度为16 cm,并且与直径为5 cm的乳晕相匹配。最后,如果乳晕不是"完美"的圆圈,则进行适当的调整。重要的是要确保两侧乳晕的设计是对称的。

皮肤切口

乳房的外侧缘和内侧缘与Wise模式大致相同。乳房可向外侧和内侧旋转,以使四个边与乳房和胸壁中心线相匹配。不是将这些标记线向外和向内延伸5 cm，而是向下弯曲成U形，并在乳房下皱襞上方约2～4 cm处接合。

重要的是要认识到，内侧蒂垂直乳房缩小术并不依赖于皮肤的包裹作用，并且皮瓣可以（且应该）足够松弛，以使闭合处没有张力。外科医生可以在患者站立的情况下拿捏皮肤，然后再次仰卧在手术室中以测量闭合的张力。

为了避免出现皱纹，以V形皮肤切除代替U

形切除，但是医生不可避免地会移除大量皮下组织。术后皱纹更多源于皮下组织过多，而不是皮肤过多。最终的皮肤切除方式有乳晕开口和垂直四个边，如同堆雪人一样。

很重要的一点是，要确保高于乳房下皱襞的水平，因为褶皱本身会上升，垂直的椭圆的闭合将下降，并且很容易越过乳房下皱襞。同样重要的是，要使两侧的标记保持对称。

外科医生可能会对垂直边应该超过5～7 cm

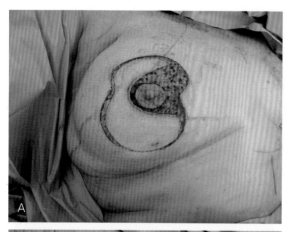
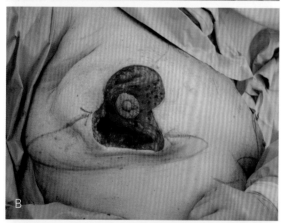
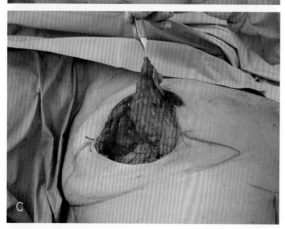
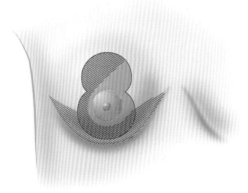
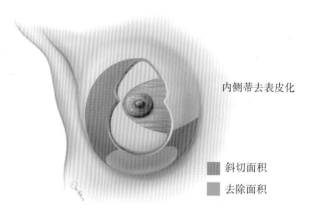

内侧蒂去表皮化

斜切面积
去除面积

图91.2 术中操作。A. 内侧蒂去表皮。B. 直接切到胸肌筋膜形成内侧蒂。不暴露胸肌。C. 内侧蒂是全层蒂瓣，如下蒂。

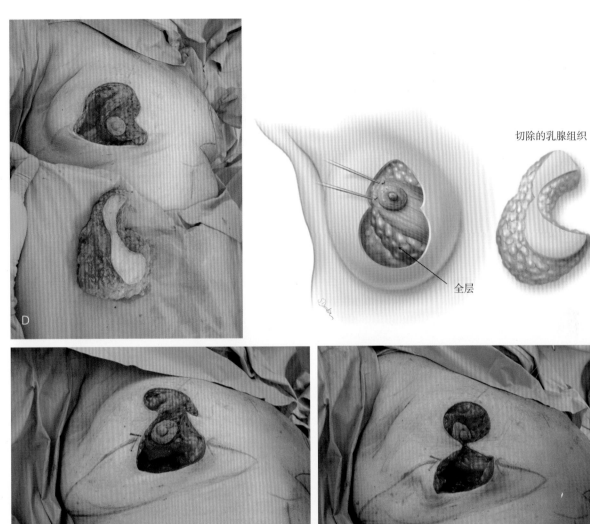

切除的乳腺组织

全层

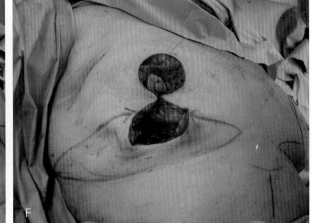

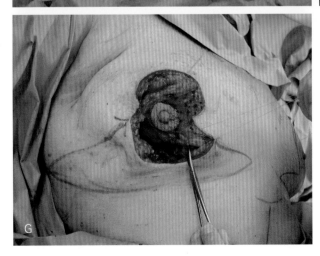

图91.2(续) D. 腺体切除。注意,皮肤是如何被移除的。乳腺组织从侧面倾斜内侧,并逐渐挖到乳房下皱襞。E. 乳晕基底以3-0缝线缝合。F. 蒂旋转到合适位置。G. 止血钳指示的是内侧柱第一个缝合处,沿着内侧蒂下缘,它与底部连接在一起。

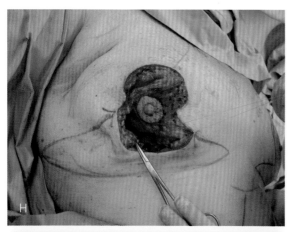

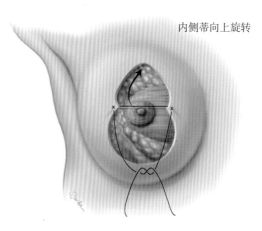

内侧蒂向上旋转

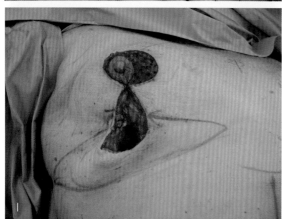

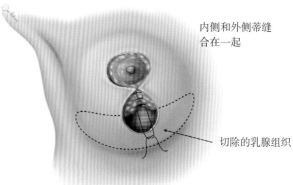

内侧和外侧蒂缝
合在一起

切除的乳腺组织

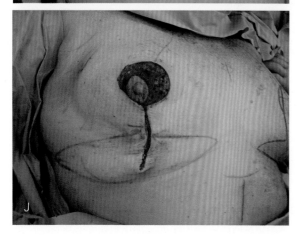

图91.2(续) H. 止血钳指示第一根缝合线在侧柱中的位置。I. 第一根支柱缝线从支柱的下方开始,大约在垂直皮肤开口的一半处。注意Wise法下方的区域如何去除腺体组织。J. 用3-0 Monocryl 间断埋线缝合闭合真皮。真皮未缝合在乳房实质上。

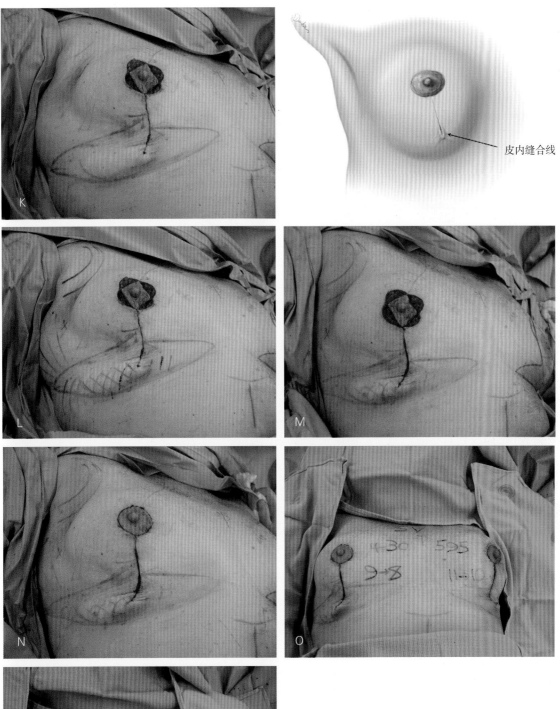

皮内缝合线

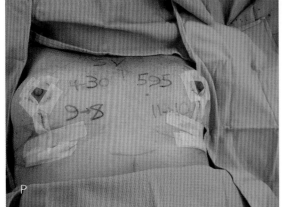

图91.2(续) K. 乳晕上4个固定缝线。L. 乳房下抽脂部位标记,沿胸壁和腋窝前区域。M. 完成吸脂术。N. 乳晕区用3-0或4-0缝线皮下缝合。O. 皮肤缝合用皮内缝合法。垂直切口避免缝合过紧。收缩会限制血供,延迟皮肤愈合。P. 纸带用来覆盖切口。沿着乳房的下侧水平放置几条额外的条带。引流管很少使用。术后第二天患者可以洗澡,并告知患者保留胶带3周并确保干燥。

的想法感到困惑,这首先需要了解理想的乳房,完美的 B 罩杯的乳房乳晕底部到乳房下皱襞的距离为 7 cm,而理想 C 罩杯乳房乳晕底部到乳房下皱襞的距离为 9 cm,理想的 D 罩杯乳房乳晕底部到乳房下皱襞的距离为 11 cm。

患者经常要求乳房完全在乳房投影范围内,但乳房常像一个遮阳板一样挂在身上,一些乳房皮肤会触碰胸壁的皮肤,了解这种差异对患者和医生来说都是很重要的。虽然可以获得较美观的外形,但是这个曲线的下极需要一个更长的垂直距离,并且适应垂直法产生的额外突出也需要较长的垂直距离。5 cm 的垂直距离会使乳房变平。实质腺体柱最好设计在大约 7 cm 处,但是当皮肤向下弯曲到乳房突出的下极时,皮肤的距离会更长。

内上蒂的设计

内蒂设计

患者站立时,内侧蒂瓣看起来像"内上侧"蒂瓣,而当仰卧位时,即看到真实的内侧瓣。血供来自内侧,而内上蒂瓣的血供来自内侧和上侧。设计易于嵌入的内侧蒂瓣的最佳方法是将蒂瓣基底的一半置于乳晕切口,另一半置于皮肤切口的垂直边缘,基底长约 8 cm,较大蒂瓣基底可扩大至 10~11 cm。

通常可以在皮肤下方观察到静脉,因此最好在最初设计中尝试包括其中一条可见静脉。内侧蒂的动脉来自胸廓内动脉系统,位于第 3 肋间隙的水平。它来自胸骨深层,然后在皮下组织中进入乳晕,并与静脉分开走行。

当蒂瓣向上旋转到位时,内侧蒂的下缘成为内侧支柱。

内上蒂瓣设计

真正基于内上侧的较长的蒂是一个很好的选择,因为它将包含内侧和上侧动脉。但是,其很难嵌入。因为第 2 肋间动脉下端分支通常会进入乳房中心线内侧的乳晕开口区皮下 1 cm 的区域,我们可以创建一个更宽的基底并切除深部组织(该

区域血管最少)以便于嵌入蒂瓣。

手术操作(图 91.2)

浸润

不推荐对皮肤切口进行血管收缩药物的浸润,因为它会损伤一些应保留的浅静脉。血管收缩药物的浸润通常用于吸脂部位。如果患者有些肥胖,则对侧胸壁和腋前区使用膨胀液浸润。在较瘦的患者中,侧胸壁和腋前区域使用约 40 ml 0.5% 利多卡因和 1/400 000 的肾上腺素的膨胀液浸润。

创建蒂瓣

蒂瓣去表皮(图 91.2A)。乳房底部的某种压力会增加皮肤的张力,使去表皮变得更容易。在乳晕周围保留一圈组织,以吸收更多的静脉回流。

然后,用手术刀或电刀将蒂瓣转移到胸壁上。通过将蒂瓣转移到乳腺中心线上形成全层蒂瓣。注意不要暴露胸肌筋膜,以保留神经并防止过度出血(图 91.2B)。

胸肌筋膜上的蒂瓣是全层蒂瓣。外侧蒂瓣不需要太厚,因为外侧血供较少。

软组织切除

然后通过向内侧和外侧斜切来切除腺体组织(图 91.2D)。切除皮肤时仅到乳房下皱襞处。其余的切除手术是通过在皮肤边缘留出约 1 cm 的组织,并随着切除的进行向侧面和更深处延伸。重要的是要尽可能多切除外侧和下侧组织,保留上侧组织。内侧蒂的下缘是内侧支柱。乳晕切口的外侧应保留一个约 7 cm 长、2 cm 厚的外侧支柱。然后,通过支柱将腺体切除至外侧皮瓣深处。

保留蒂上方组织,并用蒂瓣尝试向上推一些组织以丰满上极,但通常效果并不明显。组织会下降,同时将蒂瓣部分向下推,并造成底部膨出。如果患者上极较丰满,那么可以适当切除一部分腺体。在这个区域内保留一些组织作为乳晕的基底是很重要的(即使蒂瓣很厚,乳晕下的区域看起来也会很薄)。

软组织的切除遵循 Wise 模式进行[16]，但是皮肤切除的图形看起来更像雪人。如果将 Wise 模式的图形绘制在皮肤上，则残留的组织就是图形上方的组织。垂直边的 5～7 cm 的规定对 Wise 模式来说较好，只适用于腺体组织，而不是皮肤。

Lassus[4-6]认为并不是水平移动组织，而是将其切除范围限制在垂直面的椭圆里。然后，由于乳房下皱襞不会升高，因此可以向下进行垂直皮肤切除，从而降低胸壁上出现瘢痕的风险。当用先前描述的 Wise 模式的图形来切除下方组织，乳房下皱襞会上升。

嵌入蒂

在插入蒂瓣之前最好闭合乳晕底部（图 91.2E、F）。用 3-0 缝线来缝合蒂瓣和其对应的皮肤。蒂瓣不会被破坏，一旦缝合到位，蒂瓣就会向上旋转。

乳晕将很容易地进入新的开口位置。整个蒂瓣的底部旋转，这意味着乳晕进入位置时几乎没有张力或压力。内侧蒂瓣的下界成为内侧支柱。

闭合腺体

以 3-0 缝线闭合腺体。重要的是首先将腺体缝合放置在较低的位置，这样可使蒂瓣完全旋转到位。第一次缝合在蒂基部下方，但这仅在乳晕开口下约 7 cm 处。这些腺体只延伸到皮肤开口的一半。

第一个缝合不宜太深（图 91.2I）。拉动外侧的乳房组织，试图将它移动到内侧是没有意义的。乳房组织的张力最终会将其拉伸，任何拉向内侧的外侧组织最终都会向后滑动。

虽然缝合不需要很深，但应该缝合足够多的纤维组织，使纤维组织充分接触，促进愈合。含有大量脂肪的收缩缝合不仅是不必要的，而且可能会导致脂肪坏死。

第一个缝合使内侧蒂下界向上旋转，使之成为新的内侧乳腺组织瓣。只需将此缝合与侧方乳腺组织瓣上的纤维组织在同一水平位置接合即可。这些缝合不必过深或有任何张力。

使用 2 个或 3 个以上缝合线用来完成乳腺组织的对接靠拢，较大的蒂瓣可能需要更多。不必将蒂瓣缝合到胸肌筋膜上，但是，将一个非常大的蒂的一部分缝合到胸壁可能是明智的选择。

乳房软组织现在应该有很好的凸度，因为垂直椭圆切口的闭合将上部的"猫耳"推入到乳晕开口区。该组织瓣的长度应该只有大约 7 cm。软组织的下缘与原乳房下皱襞之间的区域应该是空的。在皮肤上标记出一个 Wise 模式的图形可能会对明确软组织切除范围有所帮助。

闭合真皮

使用 3-0 缝合线间断缝合皮下（图 91.2J）。不必将真皮缝合到乳腺组织上。因为这样的缝合会延迟外形恢复。医生应该抵制切除更多皮肤的诱惑。皮肤不会对外形造成影响，过多的张力会延迟愈合。乳房应该有一个良好的曲线到下极，而不是被推动形成一个凹型。

吸脂

然后用吸脂技术来改善形状（图 91.2L）。乳房下皱襞上的皮下组织需要被清除，除了皮肤下面的一层，该层可以防止挛缩或粘连。一些纤维组织也需要直接切除，但是该区域可以通过吸脂来进行调整和塑形。尤其需注意的是，乳房下皱襞外侧不要遗留过多的皮下组织，术后皱褶多是皮下组织残留过多导致的，而不是皮肤过多的问题。

吸脂术也用于减少腋下区域的饱满感，并减少外侧胸壁上多余的脂肪。

皮肤缝合

使用 3-0 缝合线对皮肤进行皮下连续缝合。重要的是不要对真皮进行过度牵拉。

起初，认为牵拉皮肤缝合会促进伤口的回缩。然而，过度的牵拉不仅会延迟愈合，而且还会延迟外形的恢复。术后的测量和每次随访结果均显示，垂直距离会被拉长。可能会导致皮肤瘢痕挛缩，这可能需要后期修复。这种牵拉是由于医生错误地认为垂直切口应该不超过5～7 cm。实际上需要更长的垂直切口，以适应增大的凸度和乳房下极的弧度。

它可能会诱使你切除下方过多的皮肤，甚至把它缝合到胸壁。只有当垂直切口超过12～14 cm或在术后患者的皮肤质量较差时，才需要增加水平切口。

乳晕闭合

使用3-0或4-0缝合线对乳晕区行4个间断缝合（图91.2M）。然后用皮下缝合线进行荷包缝合（图91.2N）。

术中和术后护理

引流

我很少使用引流管。如果渗出液比平时多，我可能会引流一晚（通常是通过一个单独的刺开刀口）。引流管不能防止血肿，也不能预防积液。引流可以处理积液，但需要持续几天。血清肿可能会加重下方充盈。虽然血清肿可以抽出，但也可以待其自行吸收。

抗生素

术中和术后1周的抗生素（头孢菌素类）治疗确实能改善切口的渗液和伤口的愈合问题。根据新的指南，术中使用一剂抗生素并使用抗菌缝线也能达到同样的效果。

包扎和固定

切口覆盖3M微孔纸带3～4周。手术后第二天允许患者洗澡，并告知将胶带保持干燥。没有必要用胶带粘住整个乳房。随着时间的推移，皮肤会适应新的外形，皮肤对塑造乳房没有任何作用。

手术后立即用纱布覆盖乳房，然后使用外科（非加压）胸罩。胸罩的主要功能是将绷带固定到位。在最初几天之后，患者经常在胸罩里面使用护垫代替纱布。

建议患者在使用外科胸罩2周后再换成运动型胸罩。建议患者选择可以延伸到胸壁的宽松的胸罩，或者一种有弹性的胸衣。胸罩不是用来压迫的，而是为了增强一种支撑感。鼓励患者保持一定的活动量，如步行，并在3～4周内逐渐从下肢运动增加到上半身活动。

病例

图91.3～图91.6的病例显示了使用该技术获得的效果。

风险

瘢痕

瘢痕、感觉丧失以及无法哺乳是乳房缩小术后的主要问题。垂直方法避免了乳房下皱襞的难看的水平瘢痕。垂直瘢痕通常较好，而且环乳晕瘢痕可稍厚。而倒T形瘢痕的支持者认为，患者看不到或不会抱怨乳房下皱襞瘢痕。

在我使用倒置T技术以及下蒂乳房缩小术的前10年里，我可以肯定地说最困扰患者的是乳房下皱襞瘢痕。他们也对内侧和外侧的"猫耳"感到不安，但这些褶皱很难矫正。用垂直法仍然可以看到下方的"猫耳"——但至少现在有了一种有效的矫正方法。大部分的褶皱都可以在局麻下通过小的垂直皮肤切除和水平脂肪切除来矫正。

当然，也有些患者经倒置T技术后会形成一个略微四四方方的形状，但他们很少抱怨。现在有些患者表达了她们有多喜欢垂直法的这个"可爱"的形状。

感觉

有趣的是，所有蒂类型手术对的术后体表感觉的影响都是相对的。85%的患者恢复正常至接近正常的感觉。我最初认为外蒂的感觉要比内蒂的感觉好，但这是不正确的。外蒂的问题在于不可能切除过多的侧乳房的组织，因为包含了蒂瓣的基部。

虽然我们经常说第4肋间神经的外侧分支是乳头感觉最重要的神经支，但还有许多其他的神

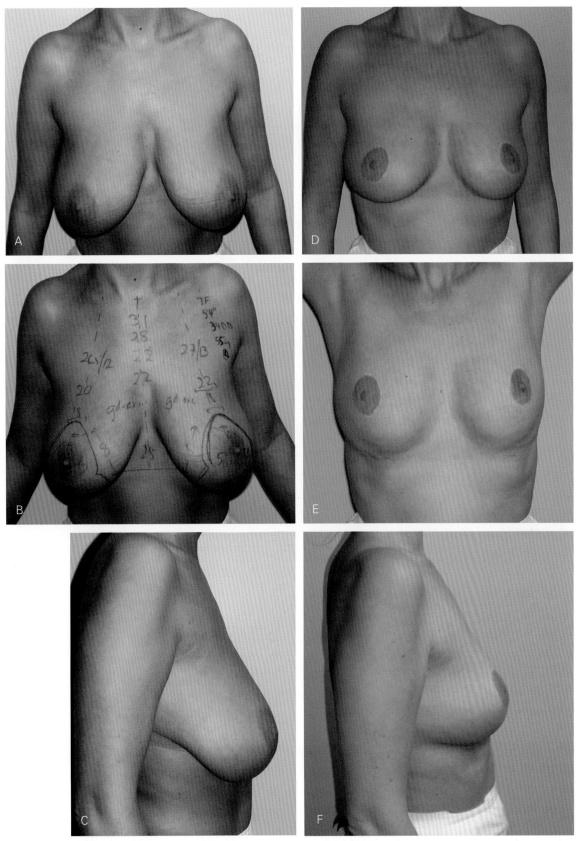

图 91.3　乳房下皱襞非常低的 34 岁女性，高 165 cm，体重 120 磅（约 54.4 kg），戴 34DD 胸罩。右乳切除 340 g，左乳切除 400 g。A. 术前视图。B. 术前标记图，注意乳房下皱襞低于前肘部折痕。C. 术后侧面图。D. 术后 3 年视图。乳房下皱襞比术前高 1.5 cm。E. 术后 3 年抬起上肢视图。F. 术后 3 年侧面视图。

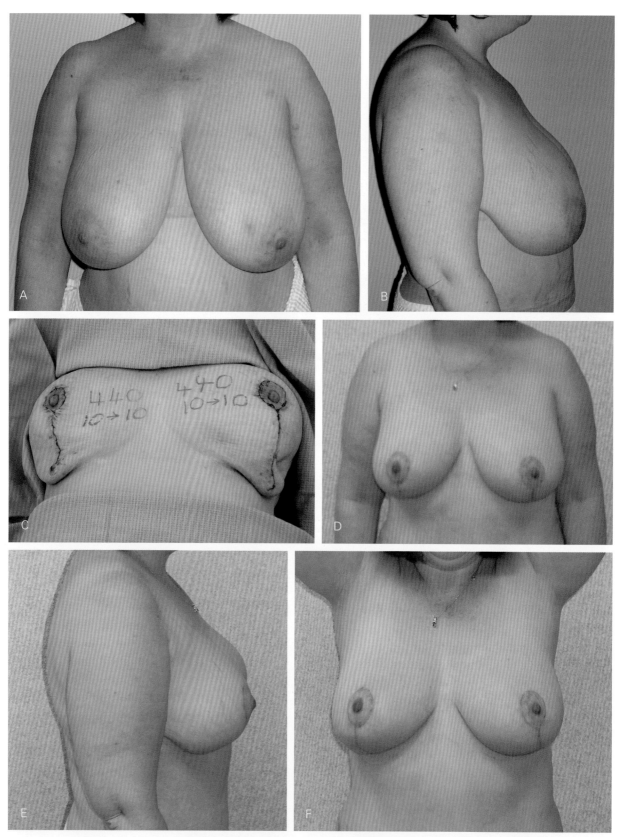

图91.4　40岁患者,展示了术后褶皱消退的速度。高165 cm,体重150磅(约68 kg),戴34G胸罩。双乳均切除440 g,以及抽取474 ml脂肪。A. 术前正面视图。B. 术前侧面视图。C. 术中视图。多数不熟悉垂直法的医生会尝试切除多余的皮肤形成一个小的T形。这是不必要的。D. 术后6周正面视图。E. 术后6周侧面视图。F. 术后6周抬起上肢视图。注意下褶皱如何自然陷进去。切除皱褶并形成一个短的横向瘢痕是可以接受的,但远没有许多外科医生认为的那么明显。

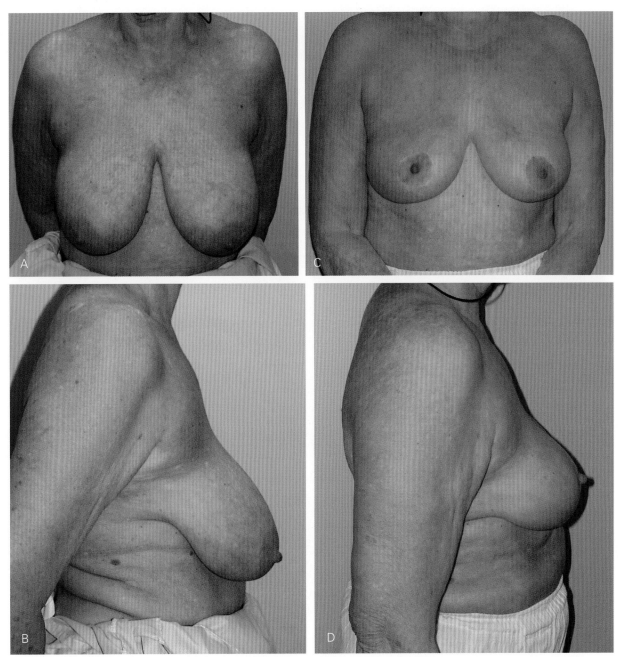

图 91.5　66 岁患者。高 170 cm,体重 150 磅(约 68 kg),戴 36E 胸罩。右乳切除 375 g,左乳切除 395 g。周围抽出 375 ml 脂肪。A. 术前正面视图。B. 术前侧面视图。C. 术后半年正面视图。D. 术后半年侧面视图。双侧的垂直瘢痕长 10 cm。这个距离是用来适应垂直法所产生的投影。大多数患者对乳房下极的这条优美的线很满意。

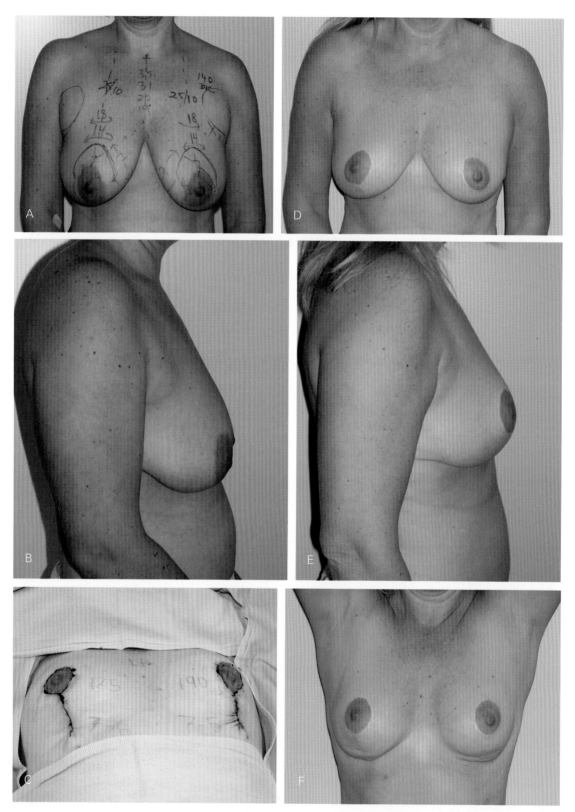

图91.6　40岁患者。高165 cm，体重140磅(约63.5 kg)，戴34C胸罩。右乳切除175 ml，左乳切除190 ml，周围抽出200 ml脂肪。A. 术前正面视图。注意标记内蒂。蒂基底7 cm。乳头上移5 cm。乳房下皱襞较高，注意在腋前部即抽脂部位标记。B. 术前侧面视图。C. 术中视图。这显示出比我现在做的有更多垂直切口缩短。右乳切口从7 cm缩短至6 cm。左乳切口从7 cm缩短至5 cm。D. 术后半年正面视图。E. 术后半年侧面视图。垂直瘢痕向外延伸至7 cm。乳头位置略高。F. 术后半年抬上肢视图。注意轻微的皱褶和不对称仍然存在。

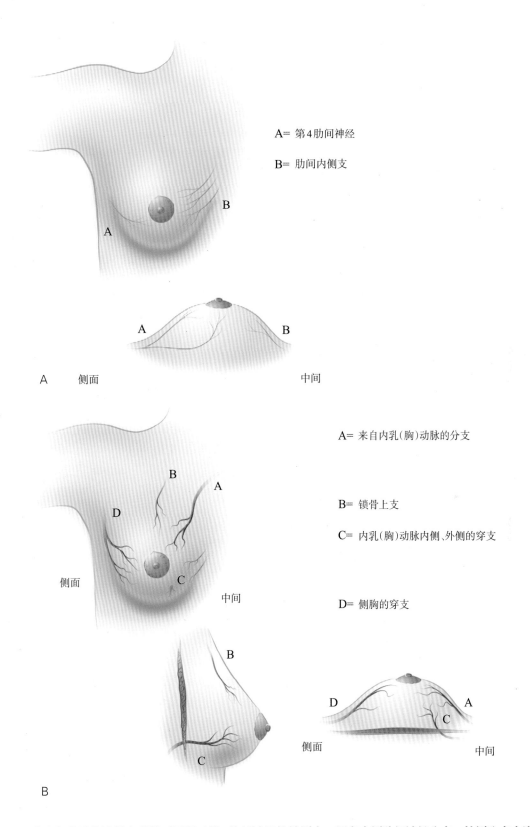

图91.7　A. 乳头和乳晕的神经支配并不局限于第4肋间神经的外侧支。还有内侧肋间神经分支。外侧分支由浅支和深支组成。深层分支在乳房中心线水平走行于胸肌筋膜上向上朝向乳头方向。隐藏在全层内侧蒂基底内。B. 乳房的血供位于浅层，除了穿过胸肌的穿支血管供应下方和中央区的蒂。该血管伴行静脉。其余的蒂是由进入乳房表面的动脉供应。静脉不与这些动脉伴行，但它们也很表浅，就在真皮下面，通常可以通过皮肤看到。

经支配来源(图91.7A)。研究人员发现,第4肋间神经有浅支和深支[17]。深支位于胸肌筋膜上,在乳腺中心线上向乳头方向弯曲。保留蒂的足够厚度以及不暴露胸肌筋膜的方法,内侧基底蒂可能保留该深支。也有来自于内侧肋间的分支和锁骨神经的分支。

哺乳

患者可以在1~2周内恢复到坐位工作。如果工作消耗体力,可能需要3~4周的时间才能恢复工作。通常认为,乳房大的患者哺乳可能会比较困难。Cruz-Korchin[18]进行的一项研究结果显示,在乳房缩小术后,母乳喂养困难的发生率与那些没有行乳房缩小的大乳房妇女相同。在两组患者均有约60%的患者能够进行母乳喂养,其中1/3的患者需要补充营养。

一个全层蒂瓣比一个较薄的皮肤蒂瓣更有可能保留母乳喂养的能力。内侧基底蒂是一种具有全厚度的蒂,尽管它成形后看起来好像变薄。这种现象在所有蒂类型手术中都是很常见,并且在行倒置T形和下蒂法时得到了充分的认识。

相比之下,上蒂瓣经常需要减薄,以使其无压力、收缩地插入。太薄的蒂瓣无法保证母乳喂养。

乳头和乳晕坏死

供应乳头和乳晕复合体的血液循环是浅表的[19,20]。Taylor及其同事发现,动脉和静脉是表浅的(实际上彼此是分开的)。这是有道理的,因为乳房来源于外胚层。有一个主要的深部穿支来自于胸廓内动脉系统。它是通过胸肌,于第5肋上方乳房中心线内侧穿出。正是这个穿支供应下蒂和中央蒂。它是唯一与静脉伴行的动脉。

下蒂和中央蒂需要包含这些穿支的全层组织。上蒂、外侧蒂和内侧蒂都可以变薄。上蒂可以安全地减薄,因为有一根起源于第2肋间隙并斜行进入乳腺的血管。它通常是在皮肤下大约1 cm。外侧蒂由胸外侧动脉的浅支供应的。它以曲线围绕胸肌边缘,然后进入皮下组织。内侧蒂主要由来自第3肋间的胸廓内动脉分支提供,主要来自第

3肋间隙,也在皮下组织向上走行。

静脉与动脉分开,可以看到它们在皮肤深处,主要是向上内侧引流。上蒂通常需要减薄以便其在不受压的情况下嵌入。相比之下,保留全层内侧蒂更有可能包含第4肋间神经的深支,更可能保留母乳喂养的能力。

乳房缩小术是一种会减少血液供应的手术。有些蒂瓣不可避免地会失去血液循环(图91.7B)。问题在于决定是否以及何时进行干预。如果有明显的静脉淤血,剪断缝线或重返手术室纠正压迫是必要的。

根据我的经验,静脉淤血很少发生。通常,乳头和乳晕看起来苍白而暗淡。动脉输入不足,除非换为游离乳头移植,否则无法解决。然而,这并不是一个好的解决方案,因为大多数的乳头可以恢复。有些可能会产生一些边缘坏死或水疱,但最终的结果仍会比游离乳头移植效果更好。游离乳头移植也有自身的恢复问题,特别是如果恢复出现延迟。乳头缺乏凸度,无法恢复感觉,不能母乳喂养,并经常出现褪色的不均衡区域。我相信,与其大量接受成功率低的乳头移植手术,不如重建少数发生完全坏死的乳头。

血肿

引流不能预防或治疗血肿。防止血肿的最佳方法是确保所有已知的动脉都得到保护,尤其是当使用血管收缩剂时。血管可能不是很明显,但一旦术后血管收缩剂消失,动脉可能会扩张并引起血肿。治疗大量血肿的唯一方法是让患者重新接受手术。解剖学的知识可以帮助我们在将其离断之前寻找这些血管。

血清肿

引流同样不能预防血清肿。即使引流管已经被留置数天,血清肿仍然可能发生。有趣的是,乳房血清肿的表现与腹部的不同,他们最终会被吸收。正在学习垂直法的外科医生手术后检查患者时经常会发现大量的血清肿。这些积液经常复发,可能需要反复抽吸。它们可能比想象的更为

普遍,最好的方法是不予处理,让其自行吸收。我尚未遇到与血清肿有关的任何长期的不良后果。

感染

尽管多年来我一直抗拒使用抗生素,但我发现感染率太高了。我排除其他因素,让所有的患者服用为期一周的头孢菌素。有趣的是,不仅感染率下降了,而且患者不再(没有明显的感染证据)问我关于伤口愈合问题和切口渗液的问题。我一直被垂直法缝合处的开放性溃疡问题困扰。感染性疾病指南推荐缩乳术只在术中使用一剂抗生素,并强烈反对1周的疗程,根据指南使用抗生素仍然存在开放性溃疡和切口渗液的问题。但当我改用抗菌缝合线时,这问题就解决了。我现在使用一剂术中剂量的头孢菌素和抗菌(非抗生素)缝合线缝合,而且缝线使用三氯羟苯醚浸泡。

另一个影响愈合的关键问题是避免缝合时乳腺实质和皮肤的张力过大。内蒂垂直法乳房缩小术不需要皮肤张力来塑造乳房,因此皮肤修复最好保持松弛。

伤口愈合问题

伤口愈合问题通常是由于循环不良和(或)感染造成的。在我的临床工作中发现,伤口愈合问题在较大乳房的缩小术中和肥胖患者中更常见。这种倒置T技术的愈合问题就是由于T形本身的皮肤张力是过大。只要垂直切口松散而且无张力缝合,伤口愈合问题就很少出现。我不再牵拉垂直的切口,但是我会注意不切断和收缩皮缘的血液循环。

褶皱

随着倒置T技术在乳房下皱襞的内外侧范围内有两种褶皱或"猫耳"形成。这是闭合水平椭圆后的预期结果。

垂直法乳房缩小术会产生有两种褶皱或"猫耳"。垂直椭圆的皮肤和腺体切除形成上、下两个"猫耳"。上"猫耳"被乳晕吸收,因下"猫耳"使得对垂直法产生了巨大的争议和助力。这就是为什么垂直法会有更高修正率(大约5%)的原因。然而,

是否有更高的修正率,取决于我们是否有方法解决这个问题。但由于倒置T技术的内、外侧的"猫耳"没有较好的方法来治疗,所以修正率仍然很低。

我告诫我所有的患者,95%的患者都会担心褶皱,但我只需要修正大约5%。我不建议手术后1年内的修正,因为大多褶皱会自行消失。

我很难接受美国患者坚持要求的即刻效果美观的观点。我们应让患者明白,面部和眼睑的整形需要时间来康复。鼻整形术患者同样需要几周时间他们才会感觉鼻部成形。术前良好的沟通是关键。

切除不够和底部膨出

我仍然遇到的一个问题是用垂直法很难获得足够的乳房缩小。重要的是要坚持对需要切除的体积进行术前评估。在手术中的乳房看起来比使用倒置T技术的乳房更小。外侧可以切除更多的组织,有时上方的一些组织也需要切除。如果患者的上极不够饱满,尽可能多地保留上方组织。

当我回顾底部膨出的病例时发现,它们主要是由于切除不足而导致的。当我试图用外侧蒂将外侧组织向上和向内拉动,但随着乳腺腺体组织的张力减弱,逐渐出现膨出。内侧蒂垂直法乳房缩小术的效果不仅能维持1年,甚至很难区分术后1年和6年、10年时的照片,乳房形状将长时间保持不变。但在倒置T技术、下蒂乳房缩小术患者中,随着时间的推移,外形变差,并且逐渐出现底部膨出。

我可以用垂直法来矫正底部膨出,通过去除下部腺体组织,不切除任何皮肤,也不尝试复位乳房下皱襞。底部膨出的并发症并不是操作本身的错,而在于我没有去除足够的乳房下部组织。

对称性

当乳房不对称时,其重要的原因是将新的乳头位置设计在较大乳房上较低的位置。原因之一是当较大乳房上多余的乳房重量被移除时皮肤可能会被拉伸更多,标记会随之上升。另一个原因是,闭合较大一侧乳房的垂直椭圆(皮肤和乳腺组

织)时会推动上端进一步向上。

通常在手臂上举的体位时可以更好地评估不对称性。有趣的是,较大乳房的乳房下皱襞不一定低于较小乳房。设计手术方案时要注意这些差异。通过直接移除乳房下皱襞上的组织在一定程度上提升下皱襞,或直接吸脂来调整。

在我的实践中,通常会针对皱褶、切除不足和不对称进行修复。有趣的是,那些因不对称而困扰的患者在术前也是不对称的。

结果

垂直切口内上蒂法乳房缩小术的效果与倒置T技术乳房缩小术相同,如背部疼痛、颈部疼痛、肩带沟、乳房下皮疹、头痛、姿势问题和运动不耐受等症状明显减轻。垂直的皮肤切除结合内蒂法不仅可以减少瘢痕,而且还可以改善外形和延长外形的维持时间。患者的手术时间、失血量和康复时间都更少。

大多数的倒置T技术使用水平方向切除皮肤和乳房组织。尽管乳房组织有些圆锥形,但乳房底部的变窄受到限制。皮肤闭合要严密,以防止底部膨出。不幸的是,这会使乳房变平且不突出。我认为,底部膨出不是倒置T技术的缺点,而是由于我们先切除上层组织,保留较重的下部乳房组织,然后使用皮肤来支撑的结果。

大多数垂直法使用垂直皮肤和组织切除术。乳房组织垂直椭圆的闭合将"猫耳"向上和向下推动。上侧的"猫耳"向上推入乳晕,实际上有助于凸度表现。凭借上、外侧和内侧的蒂,下侧的"猫耳"只是皮肤,它可塞在乳房下方。在使用下蒂的

垂直皮肤切除模式中[21],使用皮肤来帮助保持形状,就像使用倒置T技术一样。

很明显,我们无法比较无相关联系的事物。采用下蒂的倒置T技术的皮肤切除模式不能与上蒂或内蒂的垂直皮肤切除手术相比较。有两种不同的皮肤切除模式和实质切除模式。瘢痕和外形没有直接关联,形状并不取决于瘢痕的类型,而是取决于乳房组织是如何被切除和塑形的。

我认为皮肤形态不如乳房组织的塑形重要。表皮和真皮是一种弹性结构,受压力会变形。任何被保留的乳房下部的组织靠重力作用都会导致皮肤拉伸。通过倒置T技术中切除原本要保留的组织(上方),可能会减缓底部膨出。通过去除乳房下方的组织,保留上蒂基底,可减少重力导致外形变化的概率。

内蒂为乳房下极提供了优雅的曲线,因为内蒂下缘变成了内侧支柱。在手术结束时的理想乳房外形,随着时间的推移也会保持其形状。重要的是要使用Wise模式来帮助外科医生决定应该保留哪些乳腺组织而不是应该去除哪一部分。

结论

我最初采用垂直法来减少乳房缩小手术的瘢痕。因外形得到了改善,且皮肤和乳房组织的垂直切除使乳房获得更好的凸度。内侧蒂简化了手术过程,并使乳房呈现优美的曲线。乳房对皮肤依赖的减少使得其形状可以持续一段时间。使用内侧蒂的垂直入路减少了瘢痕,改善了形状和持久性。

编者评论

通过Lassus以及后来Lejour对垂直法乳房缩小术的最初报道,我们意识到,在某些情况下上蒂的嵌入是有问题的。一个较大或较长的蒂会导致外形的破坏,这是由于组织收缩或者更

重要的由组织张力或蒂的扭曲所造成的血管危象。为了回答这些问题,Hall-Findlay博士推出了内上蒂法。这一微小改变,既遵循了垂直法乳房形术的原理,也为乳晕和乳头的嵌入提供

了一种更简单的方法。

利用这种技术,外科医生能够在较大的乳房中使用这种改良的垂直乳房成形术,而对乳头和乳晕的血管性损害较小。从血液供应的角度来看,我认为这种蒂是安全的。通过合并来自第2肋间隙的较大的胸廓内动脉血管穿支,可形成轴向皮瓣,使其成为乳房缩小术中最安全的结构之一。除了这种技术上改进外,也反映了Lejour的技术。所有那些使标准垂直技术

复杂化的问题仍在存在。在较大乳房的缩小手术中,或者在有明显皮肤松弛的患者中,对多余的皮肤处理将是一个挑战,仍需要进一步改进。然而,随着Hall-Findlay对垂直乳房成形术的创新贡献,他将垂直的乳房成形术的概念引入主流,许多外科医生成功地将这项技术融入临床工作中。

(D.C.H.)

参考文献

[1] Robbins TH. A reduction mammaplasty with the areola-nipple based on an inferior pedicle. *Plast Reconstr Surg* 1977;59:64-67.

[2] Courtiss EH, Goldwyn RM. Reduction mammaplasty by the inferior pedicle technique. An alternative to free nipple and areola grafting for severe macromastia or extreme ptosis. *Plast Reconstr Surg* 1977;59:500.

[3] Marchac D, de Olarte G. Reduction mammaplasty and correction of ptosis with a short inframammary scar. *Plast Reconstr Surg* 1982;69:45-55.

[4] Lassus C. A technique for breast reduction. *Int Surg* 1970;53:69.

[5] Lassus C. Breast reduction: evolution of a technique. A single vertical scar. *Aesthetic Plast Surg* 1987;11:107-112.

[6] Lassus C. A 30-year experience with vertical mammaplasty. *Plast Reconstr Surg* 1996;97:373-380.

[7] Lejour M, Abboud M, Declety A, et al. Reduction des cicatrices de plastie mammaire: de l'ancre courte a la verticale. *Ann Chir Plast Esthet* 1990;35:369.

[8] Lejour M. *Vertical Mammaplasty and Liposuction of the Breast.* St. Louis, MO: Quality Medical; 1993.

[9] Lejour M. Vertical mammaplasty and liposuction of the breast. *Plast Reconstr Surg* 1994;94:100-114.

[10] Lejour M, Abboud M. Vertical mammaplasty without inframammary scar and with breast liposuction. *Perspect Plast Surg* 1996;4:67-90.

[11] Hall-Findlay EJ. A simplified vertical reduction mammaplasty: shortening the learning curve. *Plast Reconstr Surg* 1999;104:748.

[12] Hall-Findlay EJ. Vertical breast reduction with a medially based pedicle. Operative strategies. *Aesthetic Surg J* 2002;22:185-195.

[13] Hall-Findlay EJ. Pedicles in vertical reduction and mastopexy. *Clin Plastic Surg* 2002;20:379-391.

[14] Berthe JV, Massaut J, Greuse M, et al. The vertical mammaplasty: a reappraisal of the technique and its complications. *Plast Reconstr Surg* 2003;111:2192-2199.

[15] Gradinger GP. Reduction mammaplasty utilizing nipple-areola transplantation. *Clin Plast Surg* 1988;15:641-654.

[16] Wise RJ. A preliminary report on a method of planning the mammaplasty. *Plast Reconstr Surg* 1956;17:367.

[17] Schlenz I, Kuzbari R, Gruber H, et al. The sensitivity of the nipple-areola complex: an anatomic study. *Plast Reconstr Surg* 2000;105:905-909.

[18] Cruz-Korchin N. Breast feeding after vertical reduction mammaplasty. Paper presented at the 71st Annual Meeting of the American Society of Plastic Surgeons, San Antonio, Texas, November 2-6, 2002.

[19] Reid CR, Taylor GI. The vascular territory of the acromiothoracic axis. *Br J Plast Surg* 1984;37:194.

[20] Corduff N, Taylor GI. Subglandular breast reduction: the evolution of a minimal scar approach to breast reduction. *Plast Reconstr Surg* 2004;113:175-184.

[21] Hammond DC. Short scar periareolar inferior pedicle reduction (SPAIR) mammaplasty. *Plast Reconstr Surg* 1999;103:890.

第 92 章

Dennis C. Hammond

短瘢痕垂直下蒂乳房缩小成形术

The Short Scar Periareolar Inferior Pedicle Reduction Mammaplasty

引言

自20世纪60年代中期,在多种不同的乳房缩小成形术中,Wise模式垂直下蒂乳房缩小成形术一直是北美和世界各地大多数外科医生的首选术式。然而,近年来对缩短瘢痕或"短"瘢痕技术的探索促使整形外科医生能够更认真地评估其他方法。这种兴趣并不是源于对标准下蒂缩乳术不满意,而是源于减少与手术相关的并发症的愿景。值得注意的是,医生一直积极研究一种可以缩短皮肤瘢痕长度并提供乳房更美观且形状持久的技术。本章介绍了一种称为短瘢痕垂直下蒂(SPAIR)乳房缩小成形[1-4]的方法。

手术策略

在设计这种方法时,应尽量从几何角度出发设计一种减少皮肤包膜的方法,该方法是通过使用环绕垂直策略把瘢痕限制在乳房的中心部分,以消除大面积的乳房下瘢痕。由于垂直下蒂可以保留乳腺实质和乳头-乳晕复合体的神经支配和血管供应,因此在乳房整形中应用广泛。最后,使用皮内成形缝合线更有效地重塑剩余的乳腺组织,以便能够在手术时就能直接评估乳房形状,而不是通过时间推移来塑造乳房的形状。结合上述手术步骤,创新出一种适用于多种患者的、一致、可靠的乳房缩小技术。

患者标记

标记过程的目的是评估多余的软组织被切除后有多少皮肤必须保留在乳房周围,并充裕地包裹在下蒂周围。基于这点考虑,在乳房上绘制标记识别四个基点。在患者站立位置时进行标记,确定胸骨中线和乳房皱襞,然后在每一侧绘制乳房中心线(图92.1A、B)。这条中心线将乳房均分成体积相等的两部分,并从乳房的前部向胸壁周围延伸。值得注意的是,在某些情况下,如果乳头不在乳房的中间或侧面,该线将不会穿过乳头。于每个乳房下的乳房下皱襞与延伸贯穿患者前部的线连接(图92.1C)。这样就可以根据乳房的自然方位来确定乳房下皱襞位置。第一个基点代表了乳晕区上部的适宜位置,这一点是基于现有乳房下皱襞的位置。通过从中线下3~5 cm的乳房皱襞向上测量,标记该区每侧的顶部。在乳房上绘制一条平行于乳房皱襞的线(图92.1D)。乳房中心线穿过这条线时,表示乳晕区的最顶端部分。第二个基点标记乳晕区下部,这是一个基于乳房中线的测量标记。在乳房皱襞的水平上标记乳房中线,且在中线上绘制8 cm宽的蒂瓣。于蒂瓣的两侧,在乳房上绘制一条与乳房中线平行的线。该线的长度在较小的乳房中经测量为8 cm,计划减少量为500 g或更少,而在较大乳房中为10 cm,计划减少量为1 000 g或更多。然后将这两条线的顶部连接成一条平行于乳房皱襞的曲线(图92.1E)。这代表软组织切除后保留的皮肤下段。第三个和第四个基点分别表示乳晕区的内侧和外侧部分。这两个点通过先用手将乳房向上向外抬起(图92.1F),再向上和向内抬起并稍微旋转(图92.1G),然后从视觉上将乳房中线置于与乳头同一水平的乳房上来确定。以这种方式操作的目的是尝试将乳房塑造成所需的术后形状,然后使用乳房中线确定内侧和外侧切除边缘的正确位置,以便容易地重新覆盖内侧和下蒂瓣周围的外侧皮肤。一旦确定了这四个基点,它们以呈细长椭圆形的曲线形状连接(图92.1H)。将乳晕直径

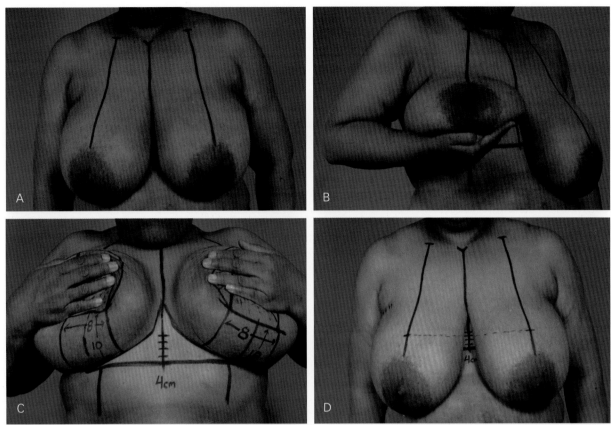

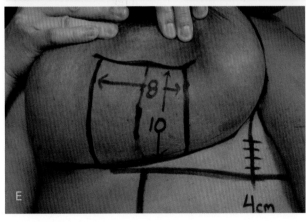

图92.1 A. 通过标识胸骨中线和乳房中心线，开始短瘢痕垂直下蒂乳房缩小成形术的标记。B. 中心线沿着乳房的中心轴线延伸，并在乳房下方延伸到腹部。C. 在每侧标记乳房下皱襞的中点，将这两个点与延伸穿过上腹部中线的线连接。D. 随着乳房的位置静止，可以看到乳房下皱襞的确切位置，无须进一步操作。然后在乳房下皱襞线上方3～5 cm处绘制平行于乳房下皱襞的横线。在这条线与每侧的乳房中心线相交处标记乳晕区的顶部。E. 以乳房中心线为中心，沿着乳房皱襞测量8 cm蒂瓣宽。在该蒂瓣的任意一侧，将8～10 cm的蒂瓣绘制到乳房上，并在乳房上绘制与乳房下皱襞平行的线，这标志着乳晕区的下界。

计划定为5 cm，沿乳晕边缘的顶部2～3 cm的距离将蒂瓣拉入。将乳腺实质皮肤去上皮的部分用水平线标记，将下蒂瓣皮肤去上皮的部分用圆点标记（图92.1I）。在横向和纵向尺寸方面，在这一点上测量所提出的乳晕区的尺寸是适宜的。临床实践表明，当这些测量值中的每个值小于15 cm时，在皮肤重新覆盖的过程中，处理皮肤包膜几乎没有什么难度。对于15～20 cm的测量值，使用一些横向概念的经验是有益处的。对于超过20 cm的测量值，推荐使用该技术来达到最佳效果。

手术技术

在手术操作过程中，患者采取升高坐姿的体位。这种操作是必要的，以便在皮肤重塑期间评估乳房形状。因此，手臂必须固定到手臂板上，并且头部支撑在泡沫头枕上。在手术过程中，必须通知麻醉医生对需要坐下来的患者进行充分的扩容，以避免出现体位性低血压。在提前设计好的切口以利多卡因与肾上腺素的稀释混合液作局部浸润麻醉。应用乳房止血带，将乳晕放置在最大

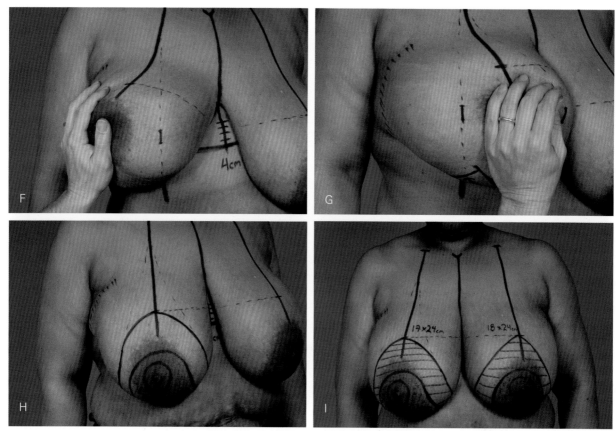

图92.1(续) F、G. 先将乳房向上向外提起,再向上向内提起,然后将乳房中线置于乳头水平的乳房上。标记乳晕区的内侧和外侧点。H. 四个基本点平滑地连接成细长椭圆形,沿着乳晕的顶部2～3 cm的距离将蒂的上部拉入。I. 最终的标记区在顶部显示对称性,以及在切除后能够确定遗留在内侧和外侧面的皮肤数量。

伸展程度下。用圆形模板制成一个直径52 mm的网状标记(图92.2A、B)。最终,乳晕的荷包式缝合直径约为40 mm。因此,较大的乳晕最终在无张力的情况下被轻易地放置在网状开口中。这个方法可以塑造一个更自然且无张力的乳晕。所有切口被折叠起来,乳晕周围的下蒂及周围皮肤边缘均被去除表皮(图92.2C、D)。该边缘去上皮宽度约1 cm,并将真皮以下以Bovie烧灼法分开,使得除了下蒂瓣的8 cm宽度外,在乳晕周围形成5 mm的真皮边缘。这个皮肤边缘最终将作为一个坚固的皮肤框架,乳晕的荷包式缝合线放置在其中。下蒂瓣周围的真皮同样分开并释放止血带。内侧、上部和外侧皮瓣设计应考虑乳房的三维塑形。内侧和上部皮瓣最初在真皮水平处直接被游离,然后分开,然后轻轻地向下弯曲,形成逐渐变厚的瓣,直至达到胸壁。在皮瓣的底部,脂肪和腺

体厚度为4～6 cm。从侧面看,如果皮瓣太厚,乳房会呈现"方形"外观。因此,初始的皮瓣再次在真皮下开始游离,然后朝向乳房包膜。外侧皮瓣的其余部分在该水平处被游离,直到乳房的外侧边缘。当侧皮瓣和上皮瓣合并时,从上皮瓣的较厚底部到侧皮瓣的较薄底部形成平滑的过渡。需要强调的是,皮瓣的解剖并不影响乳房下皱襞的塑形。

在乳房皮瓣解剖的内侧和外侧角,保留了附着在乳房下方的深筋膜。通过保持这些组织的完整性,可以有效防止术后乳腺下皱襞或乳腺软组织"触底"或移位现象出现,使术后乳房形状稳定,并使手术及术后效果具有更好的可控制性。蒂瓣成形后,大部分剩余的乳房组织可免于损伤,并且可以看到由蒂瓣产生的一般轮廓(图92.3A、B)。具体来说,乳房的上部和内侧轮廓应该是平滑和

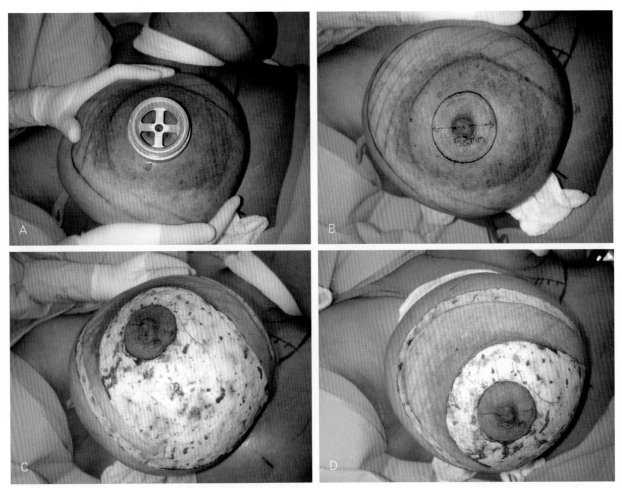

图92.2　A、B. 圆形网状标记用于绘制直径为50～52 mm的完美圆形乳晕切口。C、D. 下蒂瓣是去上皮化的,沿网状切口周围的5 mm边缘。

饱满的,以避免乳房形状突然下垂。蒂瓣成形后,确保避免乳头乳晕复合体的损伤(图92.3C、D)。在这种解剖过程中,通常可以在乳房的下半部分确定乳房的纵隔,这种隔膜携带重要的穿支,不应在蒂瓣分离过程中被切断[5,6]。去除的组织形状呈马蹄形,外侧支略长于内侧支(图92.3E)。仔细地剥离皮瓣和蒂瓣是重要的,使得在蒂瓣成形之后,皮瓣和蒂瓣能够平滑地缠绕在一起,这塑造了一个让人满意的乳房形状,且避免出现尖锐或不美观的乳房轮廓。在乳房上极自然丰满的患者,不需要进一步修整,只需继续后续操作。但是如果乳房上极有空洞,则需要用内缝线进行修整。这种修整只需破坏乳房上极剩余的乳房软组织,向上推进皮瓣,直到达到满意的上极丰满度(图92.4A～C)。在这一点上,将皮瓣的下侧用一个或

者两个可吸收缝合线缝合到胸肌筋膜上,基本上可实现乳房上极的"自动增生"(图92.4D)。通常,破损的乳房上皮瓣的前缘会在4～6 cm的位置处移动。可以通过在初始皮瓣断开期间使底部的上部皮瓣足够厚实现这一操作。必要时,通过破坏内侧瓣的底部直达肋间穿支位置(图92.4E),进行内侧皮瓣修整,然后简单地将该瓣的前缘折叠缝合到皮瓣上,以将内侧组织聚集在一起,形成更圆的乳房轮廓(图92.4F～H)。最后,通过将蒂瓣的底部缝合到乳房中央部分的胸肌筋膜(图92.4I),可以阻止蒂瓣从侧面滑向腋窝。

这样就集中了大部分的乳房组织,并有助于乳房塑形。在乳房形状确定后,再确定垂直皮肤切口。通过在下蒂瓣上施加牵引力,缝合乳房内侧和外侧皮瓣。这两个缝合点通过皮肤吻合器连

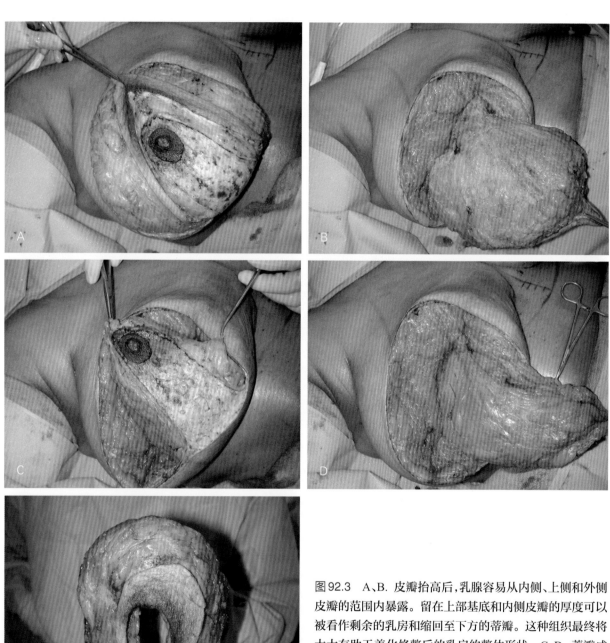

图 92.3　A、B. 皮瓣抬高后,乳腺容易从内侧、上侧和外侧皮瓣的范围内暴露。留在上部基底和内侧皮瓣的厚度可以被看作剩余的乳房和缩回至下方的蒂瓣。这种组织最终将大大有助于美化修整后的乳房的整体形状。C、D. 蒂瓣成形后,可以看到皮瓣和蒂瓣上留有用于乳房成形的组织,将这两段组织塑形成均匀大小的形状,大大提高了皮肤裁剪切除后的审美效果。E. 切取的蒂瓣形状类似细长的马蹄铁,外侧皮瓣稍长于内侧皮瓣。

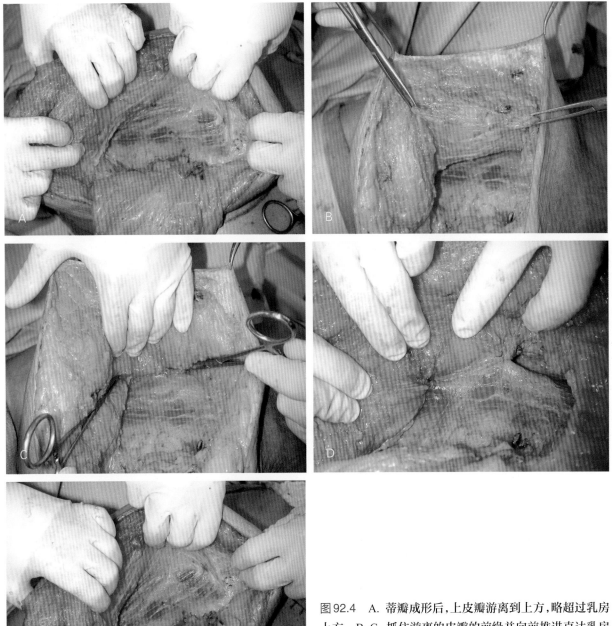

图 92.4　A. 蒂瓣成形后，上皮瓣游离到上方，略超过乳房
上方。B、C. 抓住游离的皮瓣的前缘并向前推进直达乳房
的上极下方，从而到达填充空隙并校正术前存在凹陷的目
的。这相当于乳房上极的"自动增生"。D. 将皮瓣的前缘
缝合到胸肌筋膜上，使用2～3条均匀的缝合线将其固定到
位。E. 皮瓣游离到肋间穿支水平。

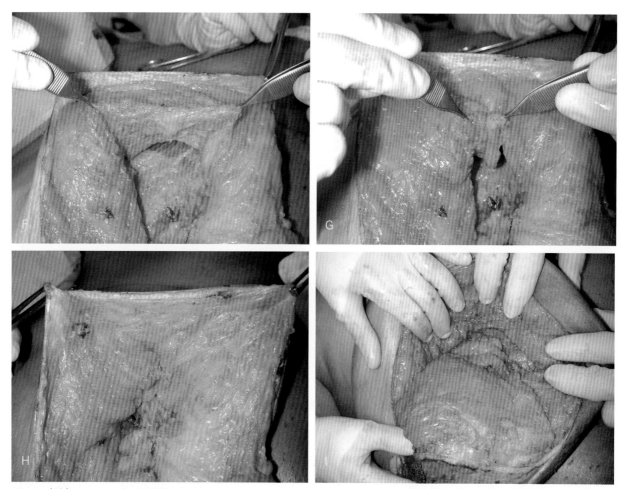

图92.4(续) F～H. 内侧皮瓣的边缘在相隔约3～4 cm两点处被夹住,并将这两个点朝向彼此推进并缝合。这有助于将内侧软组织聚集在一起,形成一个更圆润、更吸引人的乳房轮廓。I. 最后,下蒂瓣的基部被固定在胸肌筋膜的中心,使蒂瓣的大部分居中,防止其从侧面滑向腋窝。

接,以定位"关键皮钉"(图92.5A～D)。然后进行剩余操作,在关键皮钉位置上,用两个止血钳夹住已去上皮化的真皮支架,向上牵引放置在下皮肤包膜上(图92.5E)。这种操作允许乳房富余的下层皮肤包裹与皮钉一起缝合,直到产生光滑的圆形乳房轮廓(图92.5F～J)。在乳头–乳晕复合体插入缝钉,以完成预期的闭合(图92.5K)。此时通常需要进行调整,以便进一步收紧皮肤或松开选定区域的皱襞,以形成所需的乳房形状。

在患者直立时进行这种治疗有助于乳房塑形。塑造所需的形状后,缝合线的边缘用皮肤笔标记,并且移除所有皮钉(图92.5L)。确定下蒂瓣的区域,可以观察到多余皮肤和乳腺实质内的一个小的内侧楔块和一个较大的外侧楔块(图92.5M)。下蒂瓣去表皮,并去除组织的内侧和外侧楔块(图92.5N)。通过这种方式,可以将乳房外侧皮瓣完全切开,并将其转移到去上皮的蒂瓣顶部的乳房内皮瓣上,而不产生张力或扭结(图92.5O)。这有助于创造一个光滑圆润的下乳房轮廓。引流管被放置在超过700～800 g的较大缺损中,并沿着乳腺内侧折叠延伸。然后用4-0可吸收单丝闭合垂直切口,使用反向锯齿状缝合线间断缝合,最后行连续皮下缝合(图92.5P)。由于增加了皮肤组织的垂直分量,会注意到乳晕周围开口的尺寸要小很多;然而,在乳晕切口的较大直径和网形切口的较小直径之间仍存在着一定差异。这种差异是通过在初始切割模式期间产生的乳晕皮肤层中放置荷包式缝合线而产生的(图92.6A、

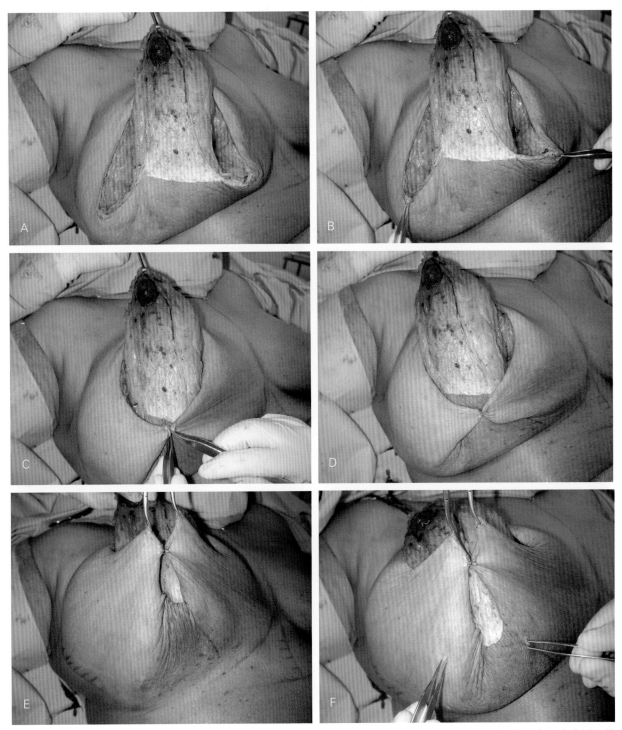

图92.5　A. 通过抓住下蒂瓣的尖端并施加向上的牵引力,开始下界皮肤包膜的缝合,在蒂瓣两侧的皮瓣中形成内侧和外侧的缝合点。B~D. 这两个缝合点被钉在一起,以确定"关键皮钉"。E~I. 用两个止血钳抓住"关键"缝合钉附近的乳晕周围皮下组织,通过向上牵拉,可以更容易地识别乳房下极内侧表皮的折叠线。内侧和外侧皮肤延折叠线用临时缝合钉间断固定,直到形成完美的乳房下极轮廓。

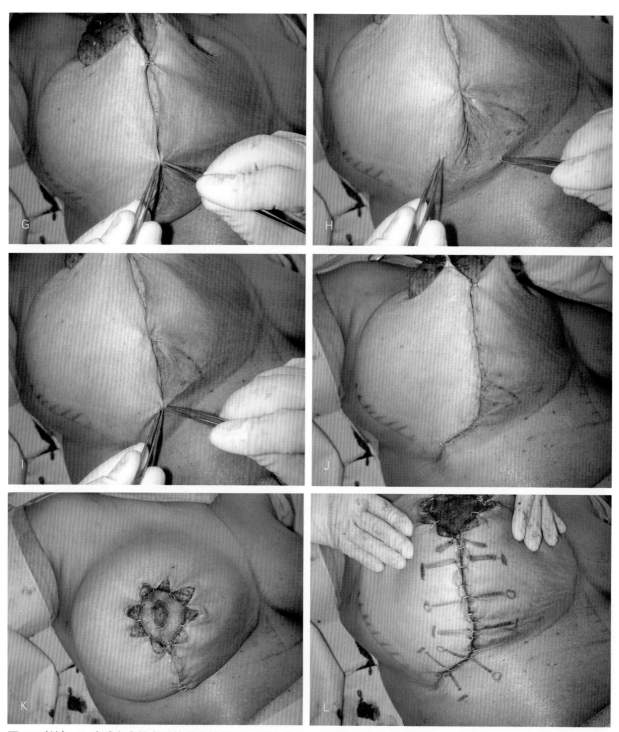

图92.5(续)　J. 皮肤完全缝合后的乳房外观。K. 嵌入乳头－乳晕复合体的乳房外观。L. 塑造所需的乳房形状后,用垂直折痕线进行外科手术标记。定位线有助于多余皮肤边缘重新修整。

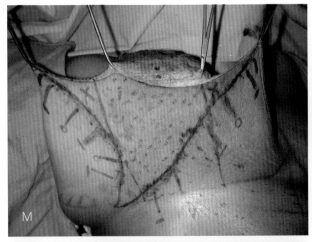

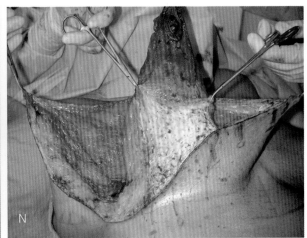

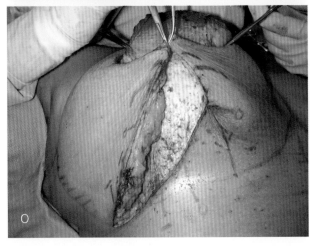

图92.5（续） M. 去除皮钉后，可以看到下蒂瓣需要去表皮的皮肤区域。N. 去表皮后的乳房下极外观，切除下蒂瓣边缘多余的内侧和外侧皮瓣。O. 外侧皮瓣全层松解，使其越过下蒂瓣的顶部与内皮瓣交汇，而不发生扭结或变形。

B）。缝合时推荐使用CV-3 Gortex缝合线。这种材料的处理特性很理想，因为这种缝合材料是坚固且耐用的，最重要的是可以轻易地穿过真皮。这样可以在很大控制范围内和任何所需的尺寸来闭合荷包式缝合。将缝合线绳结埋在皮层边缘，避免通过缝合线造成的术后侵蚀。将缝合线下拉以形成约40 mm的开口（图92.6C、D）。固定后，患者取直立位，通常可以观察到不规则切口，切口沿着上内侧和下外侧的轴线呈椭圆形。通过绘制以该开口为中心的圆形标记，然后对该附加皮肤进行去表皮，可以产生类圆形的网形缺口（图92.6E～G）。必须注意避免在此过程中无意切割到Gortex荷包式缝合线。然后再次用4-0可吸收单丝缝线将乳晕插入网形缺口（图92.6H、I）。

为了防止术后不对称，建议按顺序进行手术

的各个步骤。这可以最大限度地控制每个乳房的体积和形状，并根据需要进行适当的调整。如果首先完成一个乳房，那么很难与另一个乳房实现绝对的对称性，特别是如果第二个乳房与第一个乳房相比缺乏一定体积。手术完成后，我们首选使用多抹棒（Dermabond）和安舒妥（Opsite）覆盖切口，然后穿着弹力胸罩。

尽管有些患者需要在病房留观一夜，但该手术作为门诊手术已非常成功。连续穿着合适的弹力胸罩，有助于减少肿胀发生。约7天内取出敷料和引流管，将含有维生素E的凝胶敷于切口，每隔3～5天更换敷料，此后持续6周。手术后4周避免剧烈运动。术后完全恢复需要6～12个月（图92.7）。

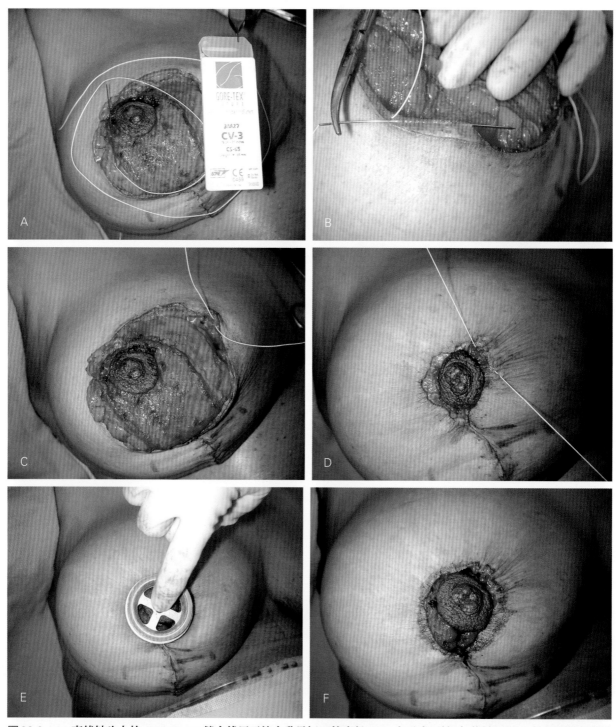

图 92.6   A. 直线针头上的 CV-3 Gortex 缝合线用于缩小乳晕切口的直径。B. 在手术开始时,将针头送入产生的去表皮的真皮层。C、D. 通过在 Gortex 荷包缝合线施加牵引力,可以将稍宽的乳晕缺陷固定在 35～40 mm 直径开口。这种缝合材料的处理特性使之达到理想的效果。E～H. 经常借助乳晕标记画一个圆形切口,然后在乳头-乳晕复合体最终插入缺损前进行额外皮肤去表皮化,从而避免形成卵圆形缺陷。以这种方式,可以构建一个真正圆形乳头-乳晕复合体。

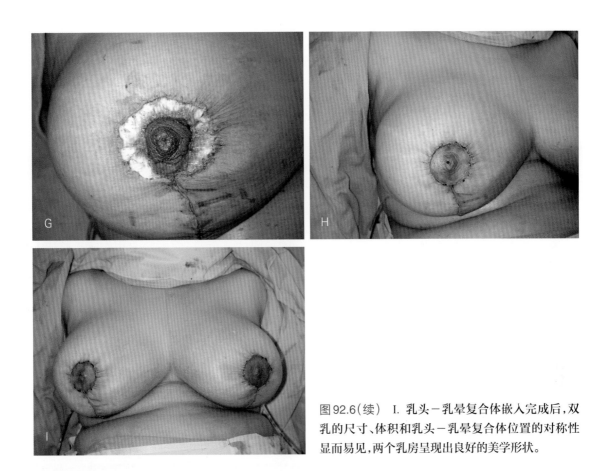

图92.6(续) I. 乳头－乳晕复合体嵌入完成后,双乳的尺寸、体积和乳头－乳晕复合体位置的对称性显而易见,两个乳房呈现出良好的美学形状。

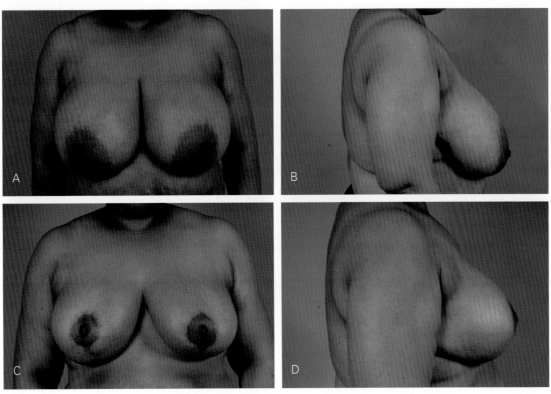

图92.7 A、B. 一位46岁女性接受短瘢痕垂直蒂瓣缩乳术,图为术前表现。这是在术前标记和手术中看到的同一个患者。C、D. 从右乳房切除833 g组织及左侧切除769 g组织6个月后的外观。

结果

SPAIR 乳房缩小成形术是一种多用途且可预测的技术,从简单的乳房悬吊术到每侧乳房各减少 2 000 g 甚至更多。手术在各方面都很相似。只是随着术前乳房尺寸增加,垂直瘢痕更多地沿着乳房下皱襞侧向延伸。在乳房悬吊术中,通常存在乳房上极缺失和乳房下垂的情况。在这些情况下,SPAIR 技术能够通过内部成形缝合线直接控制上极形状,展现了巨大的优势。将这一特征与减少的皮肤瘢痕相结合,将不发生术后形态改变或有"触底反弹"的现象,是乳房下垂患者进行手术矫正的理想选择。对于那些对美学效果要求较高的患者而言,也是一个理想的优势组合。

对于组织量适度减少到 700 g,该技术具有相同的优点(图 92.8 和图 92.9)。容易操作,为术区操作提供了良好的视野,方便皮瓣剥离和成形,并且减少了皮肤重塑的难度。这些类型的患者通过手术可获得良好的术后效果且并发症较少。对于需要减少 800～1 000 g 或更多的组织量,或者严重的乳房下垂和过度皮肤罩的患者,建议采纳该技术的相关经验。在这里,视野通常不是问题,但皮肤重塑和应对周围缺损可能具有一定挑战性。在这些患者中,经常会出现因皮肤褶皱或不规则轮廓而导致的乳晕周围闭合的持续变形。值得注意的是,这些患者的另一种选择通常是倒置 T 形技术,我们的做法是术前告知他们关于 SPAIR 技术的局限性并接受,而不是改用倒置 T 形技术。对于大多数患者来说,对较短的瘢痕以及最重要的形状稳定性的关注超过了对乳晕周围瘢痕的关注。

并发症

与乳房缩小相关的常见并发症仍然是 SPAIR 技术的潜在并发症。出现感染、出血、血肿形成、

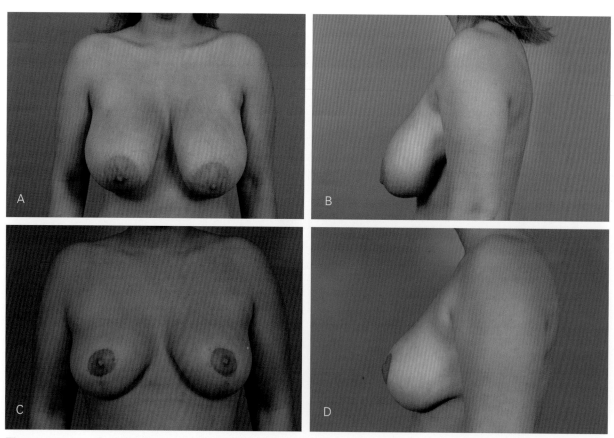

图 92.8　A、B. 一名 17 岁年轻女子接受短瘢痕垂直蒂瓣乳房缩小术,图为术前表现。C、D. 从右乳房切除 420 g 组织并从左侧切除 452 g 组织 1 年后的外观。

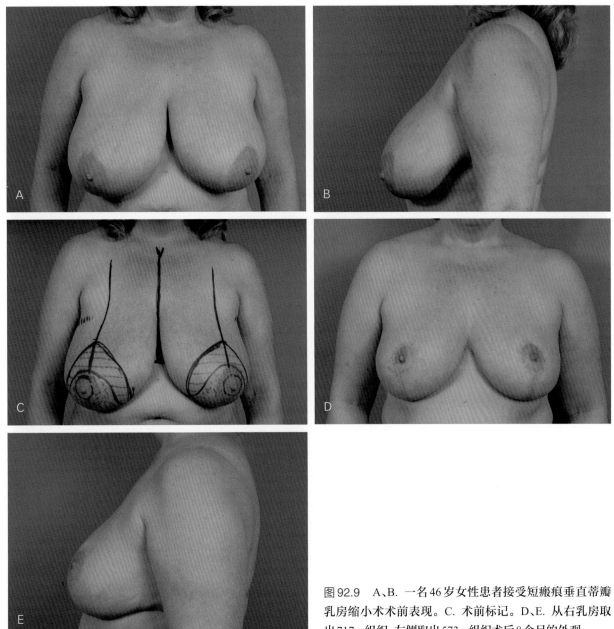

图92.9　A、B. 一名46岁女性患者接受短瘢痕垂直蒂瓣乳房缩小术术前表现。C. 术前标记。D、E. 从右乳房取出717 g组织，左侧取出573 g组织术后8个月的外观。

伤口裂开、乳头－乳晕复合体或乳房皮肤感觉麻木，以及增生性瘢痕形成的并发症不常见。然而，与SPAIR技术相关的特殊并发症值得特别注意。

皮下积液

虽然不常见，但已经观察到皮下积液形成的几个病例，皮下积液周围有显著的包膜形成。下蒂瓣的上界周围的乳房位置形成腔隙。由于皮下积液最终重新吸收，瘢痕包膜收缩，对乳头－乳晕复合体产生束缚作用。这会导致乳房出现扁平和变形的现象。少量积液只需观察随访，无须特殊处理。然而，皮下积液导致明显的乳房畸形，需要再次手术修复。在这些情况下，切口区被打开，并且皮下积液腔被暴露出来并予以去除。然后重新缝合，恢复乳房的美学形状，而不需要进一步的内部缝合或塑形。

GORTEX缝合感染

此并发症非常罕见，在乳头－乳晕复合体周围持续存在的红色晕状红斑，并在乳晕瘢痕处形成或不形成小的窦道。这一现象与荷包缝合线感染有关,可以通过去除 Gortex 缝合线来解。通常,瘢痕已经稳定了乳晕周围切口,并且在除去 Gortex 后,术后没有观察到乳晕直径扩张。

术后形态变化

在 SPAIR 技术中不会发生由于乳房软组织延伸到乳房下皱襞所导致的乳房"触底"的情况,因为附着在乳房下皱襞上的深筋膜没有被侵犯。然而,乳房下极的肿胀或轻度皮肤伸展可能影响乳房整体形状。此外,随着时间的推移,乳晕通常会扩展几毫米。这些变化用简单的瘢痕修复很容易纠正。通过沿着垂直封闭或者重做乳晕荷包式缝合来补充其他皮肤,通常可以显著改善乳房形状。然而,很少需要这种操作。

结论

已证明 SPAIR 乳房缩小成形术是一种可预测和可靠的乳房缩小和乳房悬吊技术,并发症少,外科医生和患者满意度高,建议作为对乳房缩小和乳房悬吊有需求的患者的优选治疗方案。

编者评论

Hammond 医生撰写了一个很好的章节,其中回顾和概述了乳房缩小的 SPAIR 技术。多年来,我听了 Hammond 医生的许多演讲,每次都使我得出更多有用的信息。乍一看,他采取了一个看似很复杂的手术操作,分析了每一步骤后,以一种简单和流畅的风格加以描述,以促进理解。我自己是 Wise 模式的倡导者,现在经常采用短瘢痕技巧,很多都是得益于 Hammond 医生的指导。他对该手术的各个方面都有了解并掌握了所有的技术,使他能够在患者身上获得一致且可预测的结果。在本章中,Hammond 医生以清晰简明的方式描述并概述了 SPAIR 技术,提供了足够的细节,以便其他外科医生也能获得类似的结果。

我发现 Hammond 医生倡导的几个窍门和技巧特别有用。他强调,这项手术有一个学习曲线,且外科医生在尝试较大减量的缩乳术之前,应首先掌握较小的减少量的缩乳技术。这个手术的开始和最重要的步骤是在患者直立位时进行标记。标记的四个基本点对于确保乳房轮廓、位置和对称性是至关重要的。Hammond 医生用 5 cm 标记乳头–乳晕复合体,然后用荷包式缝合线将其缩小到 4 cm。我发现扩大乳头–乳晕复合体的轮廓在消除"拉伸外观"并保持自然外观方面非常有效。"触底"现象困扰着过去许多缩乳术。Hammond 医生强调保持乳房皱襞的完整性以及深筋膜结构,对于外侧和内侧支柱防止"触底"现象的出现,具有很重要的意义。缝合垂直瘢痕时,我也采用"钉皮"技术,去改善乳房下极轮廓和切口的外观。Hammond 医生仅在三个方面与我不同,主要包括使用 Wise 模式治疗严重的乳腺肥大,有时使用内侧或上蒂瓣,以及使用引流管,这样使减少量超过 300 g。希望随着时间推移和使用 SPAIR 技术的人经验增加,可以进行更大量的乳房减量以满足患者期望。

(M.Y.N.)

参考文献

[1] Hammond DC. The SPAIR mammaplasty. *Clin Plast Surg* 2002;29:411.

[2] Hammond DC. Short scar periareolar inferior pedicle reduction (SPAIR) mammaplasty. *Plast Reconstr Surg* 1999;103:890.

[3] Hammond DC. Short scar periareolar inferior pedicle reduction (SPAIR) mammaplasty: Operative techniques. *Plast Reconstr Surg*

1999;6:106.

[4] Hammond DC. Short scar periareolar inferior pedicle reduction (SPAIR) mammaplasty/ mastopexy: how I do it step by step. *Perspect Plast Surg* 2001;15:61.

[5] Wuringer E. Refinement of the central pedicle breast reduction by application of the ligamentous suspension. *Plast Reconstr Surg* 1999;5:103.

[6] Wuringer E. Nerve and vessel supplying ligamentous suspension of the mammary gland. *Plast Reconstr Surg* 1998;6:101.

垂直环切乳房缩小术

The Circumvertical Breast Reduction Technique

介绍

每一种乳房缩小术均包含三个主要部分:乳腺实质切除、乳晕蒂的选择、切口及术后瘢痕形态。短瘢痕技术是现代外科的发展趋势,就整形外科领域,Nahai[25]早已经普及了"瘢痕"这一术语。

20多年前,Benelli[3]引入了环乳晕技术,但在我个人及其他许多医生进行了相应的操作后发现使用该技术所形成的瘢痕和最终的结果并不总是理想的。几乎同时,Lejour[14,15]在原Lassus[11-13]垂直技术基础上,改进并推广了一种新垂直技术。从那时起,尽管有许多不同的论文发表,也开展了大量的讲座,但这两种技术并未得到普遍认可[26]。原因是多方面的:首先该技术不容易学习,很难获得满意的效果,其次该技术适应证受皮肤质量和大容量乳房切除的限制,在手术结束时不一定能见到理想的效果,另外该技术留下的一条垂直长瘢痕通常跨越乳房下皱襞并伴有大量的可触及的凸起[2-17]。

在30多年前,当时还没有荷包缝合的理念,我开始采用一种原始的垂直技术,当时称为Arié技术[1-8],用于治疗轻度乳房肥大和乳房下垂。15年前,为了寻找一种更短垂直瘢痕的方法,我开始用环乳晕技术和类似垂直技术在乳房下半部分延伸相结合的方法,从而发展了垂直环切缩乳术(CVRM)。我发现在下外侧和内侧皮肤被损伤的情况下,Wise模式是去除组织的最佳手段(如倒置T技术)(图93.1);在大多数情况下,乳晕移位不需要蒂瓣。最初,乳晕缝合采用荷包缝合,逐渐转变为连续收紧缝合。当我观察到手术过程中皮肤的收缩,我会切除更少的皮肤,并在手术结束时得到了一个可接受的结果。就像每个新技术一样,伴

随着时间和经验的积累,初始的技术才能够得到改进和提高[18-24]。

患者选择及手术标记

一般来说,小体积的缩乳(200~300 g)术我用环乳晕或垂直Lassus技术[11-13];当乳晕位置过低时我设计一个中间或者外侧的血管蒂;对于巨大的乳房(巨乳症),我用倒置T技术或Yousif-Lalonde技术[9,10,28]。当缩乳重量范围在300~1 000 g之间时,我则选择CVRM。

选择CVRM的前提是乳房皮肤有很好的拉伸状态且乳晕不能超过理想的解剖位置10 cm。我用手指移动乳晕,如果我预见其移动困难,会考虑用一个血管蒂,在乳晕提升超过10 cm的情况下,我也选择一个血管蒂来转移乳晕。

手术前,患者站立,标记双侧乳房下皱襞及术后两侧乳晕的理想的位置(即整个乳晕高于乳房下皱襞)。如果乳晕需要向上移动,我会顺着锁骨中段做一条垂直线。如果乳晕在侧面并需要向内移动,我会沿着胸骨切迹和同侧乳晕连线走行调整(图93.2和图93.3)。然后,在乳头外侧和内侧的4~6 cm处标记乳晕的外侧界限。术后乳晕上侧边界的标记与曲线延续,形成CVRM上侧部标志。从这些点绘制2条曲线汇聚于乳房下皱襞上方2~4 cm的一个点(图93.4)。

因为女性有不同的乳房形状和体积,因此需要在体表标记每侧需要去除的体积。我会想象成以乳房植入物的体积作为指导。对每个乳房的形状进行研究,标记乳房切除的区域。对乳房的凸度也进行了分析,如何保留良好的乳房外形和如何设计一个扁平的乳房。术前如何标记,手术就如何进行。

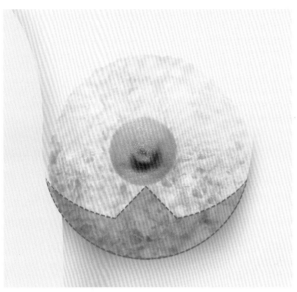

图93.1 W形组织切除。

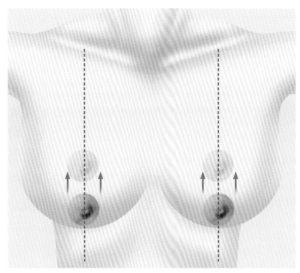

图93.2 乳晕垂直锁骨中线向上移动。

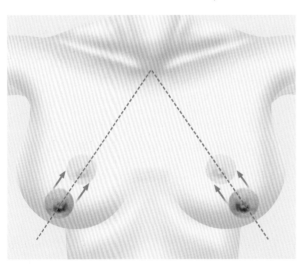

图93.3 乳晕处沿着胸骨切迹和同侧乳晕连线向内上移动。

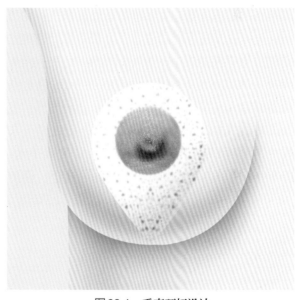

图93.4 垂直环切设计。

手术方法

　　每次手术都由麻醉医生采用局麻联合深度镇静[18]。当患者麻醉后,开始手术前,在每个乳房下半部分皮下、乳晕下及乳房后间隙彻底渗透250～300 ml的麻醉剂。麻醉剂由2%利多卡因25 ml、0.5%布比卡因25 ml和1 ml的1:1 000肾上腺素稀释到450～550 ml生理盐水或乳酸林格液组成。

　　一旦整个环乳晕皮肤表皮剥除(图93.5),剥

除皮肤在乳房下半部分的内侧和外侧,需保留乳晕周边1 cm厚的皮下组织,以维持其血液供应。乳房的下半部分也从胸大肌表面分离直至第4肋间隙,第4肋间神经经常穿行在此区域。这样解剖的结果是使乳房露出来,乳腺实体组织在手中,用钩子钩住乳房的乳晕处,在乳房下象限及内侧和外侧象限的下方做W-Wise切除,并标记一个10 cm的距离作为未来乳晕乳房下皱襞的距离(图93.6)。切除后,用3-0 Vicryl缝线将外侧和内侧

腺体边缘缝合2～3层(图93.7)。为了能获得乳房的中心凸度,两支柱可重叠。为了有一个更突出的乳房,可在乳房基底部行2或3针缝合,以保持支柱结合在一起。一旦我获得了圆锥形状乳腺(图93.8),将软组织的下边缘与合适部位的胸大肌筋膜缝合,并用3-0 Vicryl缝线在未来乳晕位置与重建的乳房下皱襞处间断缝合5～7针(图93.9)。在这个时刻,去除适量的脂肪组织可以用来做成更圆润的乳房形状。然后我将乳晕移至皮肤的上边界,用Vicryl缝线做2～3针的皮下固定。

开始皮肤缝合,从乳房皮肤下部8～10 cm处固定缝合一针,将创面分成两个形状:上面的圆形的环乳晕区域和下面垂直的椭圆形区域(图93.10)。然后,另一针在此垂直伤口上向上缝合直至乳晕(图93.11)。下部伤口用3-0 Vicryl缝线皮以垂直方式连续缝合皮下组织。环乳晕皮肤用另一针连续皮下缝合方式缝合于乳晕边缘。这种连续缝合水平间距在10～20 mm范围内,垂直距离为深入乳晕真皮2～3 mm。三层缝合后,缝合线有足够的力度拉拢并使皮肤向乳晕聚集。然后我继续环绕乳晕缝合,达到皱褶均匀地沿乳晕分布效果,避免留下死角(图93.12)。为了完成手术,所有伤口用5-0 Vicryl缝线进行皮内缝合。两侧

伤口均放置引流管,覆盖敷贴。使用强力负压引流以保证皮瓣与乳房实质紧密相贴。缝合完毕后,可以从垂直切口下部引入3 mm的套管,作为调整乳房形态轻度不对称或去除下象限实质的辅助工具。

当乳房下半部分被切除时,以前覆盖乳房的皮肤现在会附着在胸壁上。因为这些皱褶能协调地分布在环乳晕区,垂直创面区及用于术中受损皮肤的修复,术后可以观察到令人满意的结果。

在理想的情况下,获得良好的乳房外形需要适度的乳房切除(预期为400～700 g),同时需要皮肤有良好的伸展度和不低的乳晕。我过去用CVRM去除超过1 200 g的组织,但即使瘢痕是垂直的,结果仍然不是很理想。主要并发症是乳晕周围垂直交界处的皮肤塌陷,但是由于去除的皮肤非常有限而没有压迫皮瓣,因此很少出现此问题。在4%的病例中会出现血肿,但由于在缝合前用头孢唑啉将伤口冲洗掉,因此没有感染的报告。因为没有使用蒂并且保留了乳晕的血液供应,所以没有观察到乳晕坏死。

因为这并不是我使用的唯一的缩乳技术,在16年内我已经处理了400多个病例。一开始,当小乳房流行时,我不得不修改了约10%的案例,因

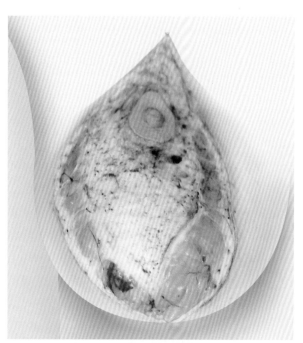

图93.5　乳晕和垂直区域表皮切除。

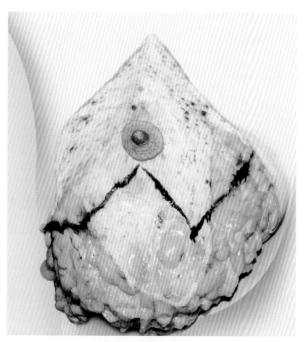

图93.6　一旦乳房实质显露出来,W形标记。

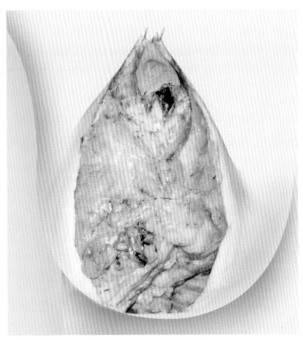

图93.7 乳房实质去除后,残留腺体柱缝合。

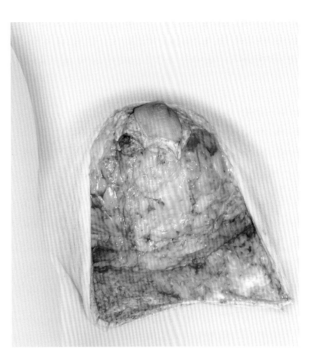

图93.8 塑造一个圆形的乳房。

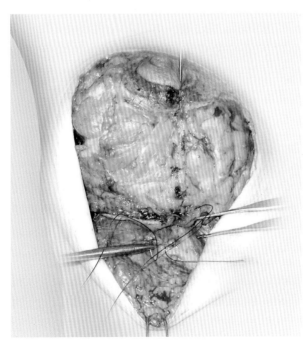

图93.9 下实质楔形组织缝合于胸大肌筋膜。

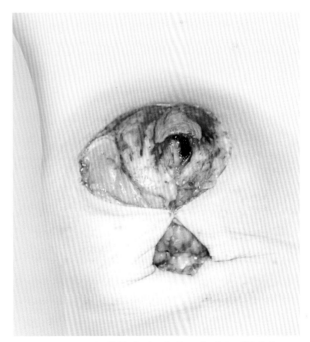

图93.10 用缝线将乳晕环切和下方垂直区域分离。

为这部分女性希望有更小的乳房。在这些案例中,我使用了一个垂直的乳腺实质去除方式,没有使用罕见的移植修复技术。我从来没有被迫修复一例越过乳房下皱襞的长垂直瘢痕,因为预计可能发生时,我会计划并且使用一个小倒置 T 的技术[16-27]。

讨论

手术取得满意结果的关键是对良好的病例选择、细致的规划以及适当的标记。在手术时,我沿着标记线和术前评估计划切除的腺体进行手术。特别是当有不对称时,这点是非常重要的。因为有各种类型的乳房肥大,我还会在术前计划好在乳房哪部分切除更多的组织。当不对称问题出现时,我经常会绘制一个术后切除区域的草图作为手术指南。

我不使用脂肪抽吸术来减小乳房体积,因为我可以通过手术刀和缝线更好地重塑一个稳固的圆锥形乳房。通过对乳腺组织及乳腺基底的垂直缝合,我能将一个扁平的乳房变成一个圆锥形的乳房。通过将新的乳房下皱襞与胸大肌筋膜缝合,可以看到乳房下皱襞非常清楚并且紧密地固定在肌肉上,从而避免出现乳房"触底"的可能。

对于乳房比较扁平的案例,为了矫正她们,我更倾向在基底部而不是下蒂缝合 2~3 针以保持乳腺实质聚合在一起[5,6]。相反,对于过度凸出的圆形乳房,则不做缝合,在乳房基底部把乳腺实质组织移出,减少乳房凸出(图 93.13)。分割伤口的缝合在术中可以调节。如果缝合位置过高,则会减少乳晕直径,垂直切口会更长;如果缝合位置过低,乳晕直径会变宽,垂直切口长度会更短(图 93.14)。这种可能的变化在确定协调分布褶皱时非常重要。

我开始使用荷包缝合,之后改为收紧的连续缝合。皮下连续环乳晕收紧缝合能使皮肤接近乳晕,从而避免死腔。手术过程中,乳晕周围及垂直切口的褶皱均匀分布,以及术中受损的皮肤的回缩,手术结束后效果良好。代偿性术后皮肤回缩

会使得皮肤更加紧致。因此,在患者的选择时良好的皮肤弹性是很重要的。

一旦乳晕移动和固定到皮肤上缘,所有皮肤会移向乳晕。然后将垂直切口的上半部缝合到 6 点钟方向的乳晕真皮层,这样可以提高垂直伤口,避免越过乳房下皱襞(图 93.15)。因此,我从来没有在手术结束时把一个垂直技术改成一个倒置 T 技术。

如果乳晕移动时不伴随血管蒂,其血液供应及静脉回流不改变。由于乳腺导管不切断,泌乳功能也不受影响。当腺体切除在乳房的下部,乳晕移位向上移动,其不伴随血管蒂,因此正常解剖几乎未改变,数年内筛查乳房的一个重要手段就是用乳房钼靶摄片。

当乳房下部分被切除时,先前覆盖乳房的皮肤会附着在胸壁上。这种皮肤若采用倒置 T 技术通常会被去除而留下水平瘢痕。

当大量稀释的麻醉液渗透时出血会减少,液压解剖有利于手术,使用布比卡因有助于术后数小时的疼痛缓解。乳晕皮肤切除术是非常保守的,如进行浅层吸脂手术一样,受损的皮肤在手术过程中会缩回。手术后的回缩将有助于进一步促进皮肤收缩。为了避免在乳晕垂直区域交界处皮肤脱落,保守的皮肤切除是必需的,同时应用破损皮肤区域的无压技术。强大的抽吸引流确保皮瓣贴附于乳腺实质上(图 93.16 和图 93.17)。

结论

垂直环切缩乳技术(CVRM)是一个环乳晕技术和皮肤垂直技术相结合的技术。术中多余的乳腺实质根据术前设计用 Wise 模式去除,乳晕区皮肤缝合使用收紧的连续缝合。一旦使用 CVRM 技术进行乳腺切除,就会进行圆锥形乳房塑形,重新确定一个新的乳房下皱襞,并将实质组织固定于胸肌筋膜。大部分皮肤沿着乳晕聚拢,环乳晕切口的皱褶均匀分布及垂直的切口未越过乳房下皱襞区域。乳晕移位时不伴随任何血管蒂的转移,因此其血液供应和哺乳功能得到保留。手术结束时可以观察到满意效果。

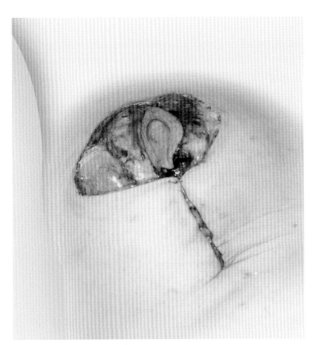

图93.11　通过缝合到乳晕使垂直部位上升。

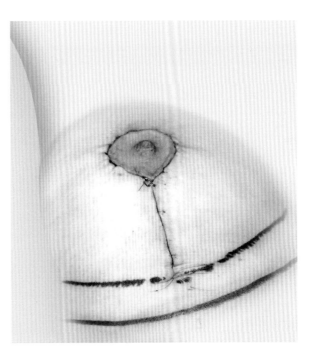

图93.12　乳晕周围观察到皱褶均匀分配。垂直切口没有越过新的乳房下皱襞。手术结束时观察到一个圆形的乳房。

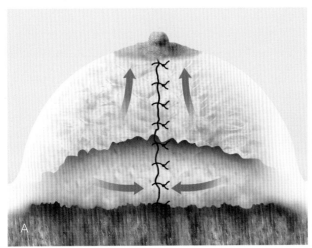

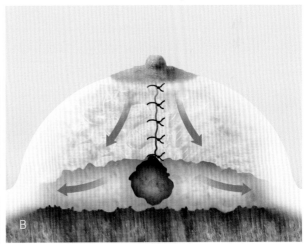

图93.13　A. 腺体支柱缝合在乳腺基底部。B. 没有缝合时乳房保持扁平。

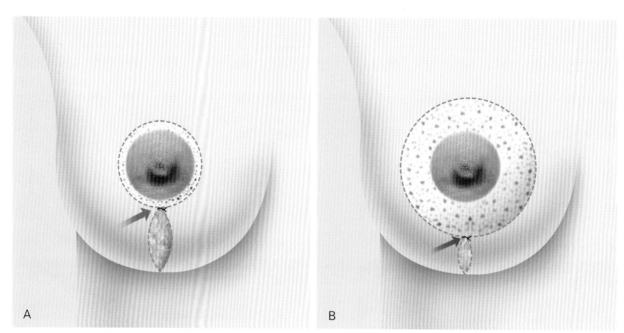

图93.14　A. 如果缝合点放在一个较高的位置，乳晕直径将减小，垂直切口会更长。B. 如果是放在一个较低的位置，乳晕直径和垂直切口会更短。

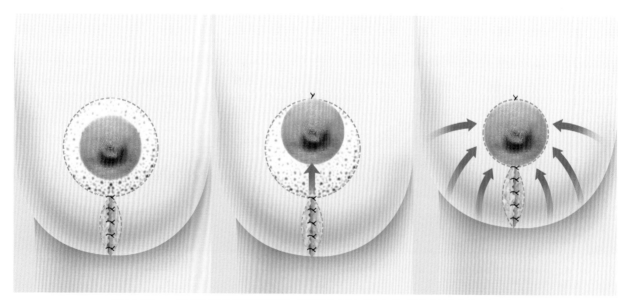

图93.15　一旦左右的皮肤移向乳晕，垂直切口也可以上移，避免越过乳房下皱襞。

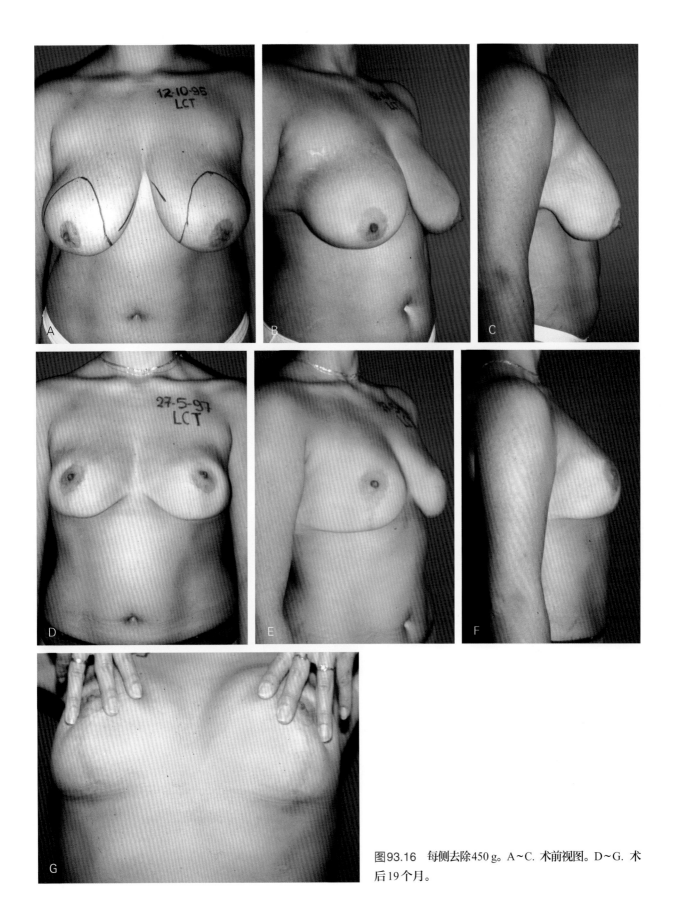

图93.16　每侧去除450 g。A~C. 术前视图。D~G. 术
后19个月。

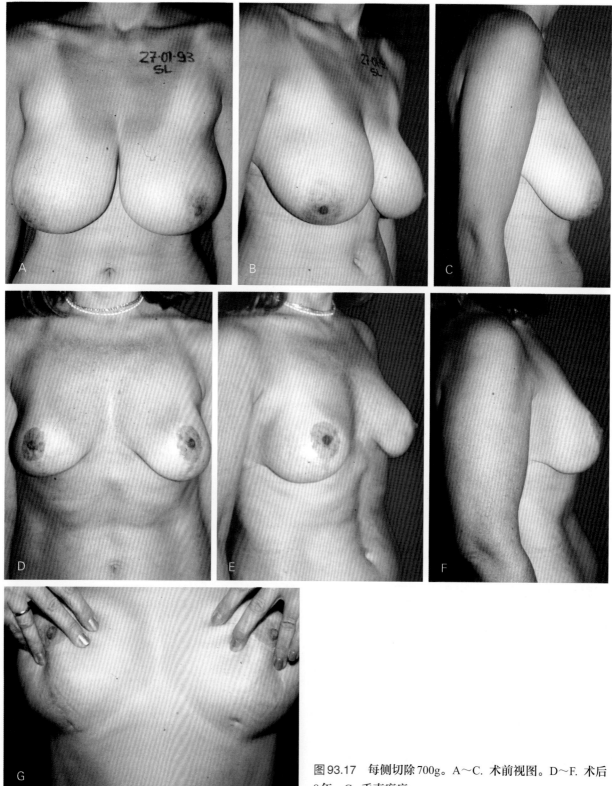

图 93.17　每侧切除 700g。A～C. 术前视图。D～F. 术后
8 年。G. 垂直瘢痕。

编者评论

在这一章中,结合环乳晕切口和垂直切口的模式优势是非常明显的。这种策略已经被应用在许多缩乳技术和乳房悬吊术,包括 SPAIR 乳房成形术,这项技术我已经使用了 14 年。利用环乳晕皮肤去除完成后乳晕的位置上提固定,而垂直切口可以完成强有力的塑形,它可以减少皮肤罩的尺寸,缩小乳房基底直径。两种技术可以很好互补,如垂直切除技术有效地降低了乳晕缺陷的尺寸,导致减少对环乳晕闭合的张力。尽管有这种技术上的协同作用,但术后偶尔会因乳晕预想不到的扩散而影响效果,尤其是进行较大的缩乳术时。因此,除了使用收紧缝合,使用本书其他章介绍的互锁技术也会有帮助。环乳晕和垂直皮肤模式相结合的技术即使在最大程度的缩乳术中也可以使用。使用这些方法几乎可以应对任何情况下乳房缩小和上提手术,这使得对倒置 T 技术的需求减少。

(S.L.S.)

参考文献

[1] Arié G. Una nueva técnica de mastoplastia. *Rev Latinoam Cir Plast* 1957;3:23.

[2] Azzam C, De Mey A. Vertical scar mammaplasty in gigantomastia: retrospective study of 115 patients treated using the modified Lejour technique. *Aesthet Plast Surg* 2007;31(3):294-298.

[3] Benelli L. A new periareolar mammaplasty: the "round block" technique. *Aesthet Plast Surg* 1990;14:93-100.

[4] Berrino P, Galli A, Rainero ML, et al. Unilateral reduction mammaplasty: sculpturing the breast from the undersurface. *Plast Reconstr Surg* 1988;82(1):88-98.

[5] Graf R. In search of better shape in mastopexy and reduction mammoplasty. *Plast Reconstr Surg* 2002;110:309.

[6] Graf R. Breast shape: a technique for better upper pole fullness. *Aesthet Plast Surg* 2000;24:348.

[7] Hall- Findlay E. A simplified vertical reduction mammaplasty: shortening the learning curve. *Plast Reconstr Surg* 1999;104:748.

[8] Juri J, Juri C, Cutini J, et al. Vertical mammaplasty. *Ann Plast Surg* 1982;9(4):298-305.

[9] Lalonde DH, Lalonde J, French R. The no vertical scar breast reduction: how to delete the vertical scar of the standard T scar breast reduction and produce an excellent breast shape. *Perspect Plast Surg* 2001;15:103.

[10] Lalonde DH, Lalonde J, French R. The no vertical scar breast reduction: a minor variation that allows to remove vertical scar portion of the inferior pedicle wise pattern T scar. *Aesthet Plast Surg* 2003;27(5):335-344.

[11] Lassus C. New refinements in vertical mammaplasty. *Chir Plast* 1981;6:81-86.

[12] Lassus C. Breast reduction: evolution of a technique—a single vertical scar. *Aesthet Plast Surg* 1987;11:107-112.

[13] Lassus C. Update on vertical mammaplasty. *Plast Reconstr Surg* 1999;104:7.

[14] Lejour M. Suction mammaplasty. Correspondence. *Plast Reconstr Surg* 1992;89:161.

[15] Lejour M. Vertical mammaplasty and liposuction of the breast. *Plast Reconstr Surg* 1994;94:1.

[16] Marchac D, de Olarte G. Reduction mammaplasty and correction of ptosis with a short inframammary scar. *Plast Reconstr Surg* 1982;69(1):45-55.

[17] Menke H, Restel B, Olbrisch RR. Vertical scar reduction mammaplasty as a standard procedure. Experiences in the introduction and validation of a modified reduction technique. *Eur J Plast Surg* 1999;22:74-79.

[18] Mottura AA. Local anesthesia in reduction mastoplasty for out-patient surgery. *Aesthet Plast Surg* 1992;16:309-315.

[19] Mottura AA. Mastoplastia reductiva periareolar. *Rev Arg Cir Plast* 1996;2:25.

[20] Mottura AA. Zirkumverticale mammareduktionplastik. In: Lemperle G, ed. *Aesthetische Chirurghie*. 1st ed. Landsberg, Germany: Ecomed, Grand Werk; 1998:1-5.

[21] Mottura AA. Circumvertical reduction mastoplasty. *Aesthet Surg* 2000;20:199-204.

[22] Mottura AA. Circumvertical reduction mastoplasty. *Clin Plast Surg* 2002;29:393-400.

[23] Mottura AA. Circumvertical reduction mastoplasty: new considerations. *Aesthet Plast Surg J* 2003;27:85.

[24] Mottura AA. Mastoplastia reductiva circumvertical: nueva alternativa. In: Coiffman F, ed. *Cirugía Plastica Reconstructiva y Estética*. Bogota, Colombia: Amolca; 2008:Chapter 303.

[25] Nahai F. Scar wars. *Aesthet Surg* 2000;24:461.

[26] Rohrich RJ, Gosman AA, Brown SA, et al. Current preferences for breast reduction techniques: a survey of board-certified plastic surgeons. *Plast Reconstr Surg* 2002;114(7):1724- 1733; discussion, 1734-1736.

[27] Spear SL, Howard MA. Evolution of the vertical reduction mammaplasty. *Plast Reconstr Surg* 2003;112(3):855-868; quiz, 869.

[28] Yousif NJ, Larson DL, Sanger JR, et al. Elimination of the vertical scar in reduction mammaplasty. *Plast Reconstr Surg* 1992;89(3):459-467.

Navin K. Singh
Marwan R. Khalifeh

第 94 章

缩乳术中的乳晕下蒂技术：基本概念

Inferior Pedicle Technique in Breast Reduction: Basic Concepts

不管是使用哪种技术，缩乳术的适应证都包括：①自我发现的问题；②从另一位医疗保健提供者处转诊；③与对侧乳腺癌的肿物切除术或根治术有关的对称性问题。

由于健康教育网站的发展促进相关知识的传播，患者往往能够自我诊断出乳房肥大。通过浏览整形外科医生的网站，寻求乳房缩小的女性往往会获得充分的相关知识：技术适应范围，可能的功能、美容效果和预期的形态。当然，这还需要一个有资质的整形外科医生通过合适的方式进行外科会诊，明确患者的诊断，让患者明白自己做的决定，及时纠正患者可能遇到的任何问题。有些女性没有全身症状，单纯出于美观目的寻求乳房缩小，但所有的女性都想乳房缩小的同时保持一个美观匀称的乳房形状。

对于背部疼痛，颈部疼痛、乳房疼痛、乳房下皱襞糜烂，无法行使或参与体育运动，或无能力穿衣服等，其他女性会从她们的初级保健医生、妇科医生、按摩师、脊柱外科专家等进行咨询。一些尝试保守治疗的患者大多数都失败了，保守治疗包括如物理治疗、运动、减肥、按摩，或非甾体类抗炎药，这种情况下减肥的尝试是"两难"的：因颈、背、肩部疼痛无法锻炼从而阻碍他们减肥，巨乳症仍然存在。由于巨大下垂的乳房从根本上没有解决，所以保守治疗是不够的。这样的女人要接受终身运动疗法或终身服用非甾体抗炎药，但应考虑到胃和肾不良反应的风险[1,2]。

北美洲的妇女乳腺癌的发病率很高，许多患者接受了肿瘤切除术后的放射治疗。放疗导致乳房纤维化，乳房体积减小和乳房收缩。另外，如果患者有过单侧乳房切除术后重建史(自体组织或假体法)，由于供区可供量的限制，重建乳房会比对侧乳房体积及下垂度更小，随着年龄增长，对侧乳腺逐渐会变得更大且有更大的下垂程度。因此，患者可能会寻求一个健侧乳房缩小，以使得与患侧乳房协调对称。

协商

详细询问病史能确保患者是否适合手术且做好手术心理准备。有明显乳腺癌家族史患者应做遗传易感性(BRCA 基因)检测。这可能会导致行双侧乳房切除术及即刻双侧乳房重建，而不是做双侧乳房缩小手术。相关指南中乳腺钼靶检查是必要的，乳腺癌钼靶筛查可以发现乳腺癌。对于处于平均风险的40岁后妇女，美国癌症协会的指南推荐每年行一次乳房钼靶检查。任何检测到的异常现象都需要乳腺肿瘤外科医生确定是否需要进行活检、影像检查，或择期手术，观察一段时间内影像学变化。

在咨询过程中，测量是对医疗文书、文档及第三方付款人付款的准则。通常情况下，需要记录身高、体重、胸骨切迹到乳头的距离和双侧乳头到乳房下皱襞距离，需要向患者指出双侧乳房下皱襞及乳头－乳晕复合体位置的差异。下垂度(没有、轻度、中度、重度)需要评估。对乳腺进行专科检查时，需要重点关注乳房的质地、腋窝淋巴结状态、乳房皮肤是否有溃疡、受肿瘤侵犯及炎症后色素沉着等。排除乳头溢液，标出乳头乳晕尺寸大小(小的、中等的，或者较大型的)，并对患者进行术前标准拍照。

Lalonde 乳房仪或者水置换技术可以用来估计每个乳房的体积[3]。伴随新的数字成像技术的发展，通过立体摄影估计乳房体积已成为可能。

通过目前的胸罩尺寸和所需的罩杯大小与患者进行探讨。患者不是很了解胸罩尺寸系统，比如一些人要求从38D降到32B。衣带的尺寸通常不会改变（除非也做了腋窝吸脂），因为这反映了下胸围。乳房切除范围取决于每侧乳房的大小，共识为200~350 ml。一些比较壮的女性要求小的罩杯大小，应事先告知选择乳房的大小应依据其整体的体型比例。最后，罩杯大小是一个不严谨的讨论而已，不同胸罩制造商的罩杯大小有很大不同，这些都不是医疗测量。罩杯作为一般的指标，只是为了方便了女性解她们想要的目标大小。

每侧切除的体积可能不一致，这可能是由于术前就存在的双侧乳房不对称性。多数推广建议指出每一个罩杯大小的改变需要大约200~350 g乳房组织，并且每1 cm乳头－乳晕复合体位置的不对称将导致100 g乳房体积的不对称。大多数保险公司建立了根据不同乳腺组织的切除体积量来支付医疗费用，同时可能会有很多的变化，一些第三方付款保险公司要求起付线至少切除500 g乳腺组织量。其他公司根据基于身高和体重的多少确定的乳腺基线图来决定可申请付款的乳腺组织切除量。

保险

保险公司预授权寻求一份咨询及上述测量结果，正面和侧面的躯干照片，以及疾病国际统计分类(ICD-9)和目前的程序术语(CPT)码。乳腺癌症状结合常用的ICD-9编码是611.1（乳腺增生）、611.71（乳房疼痛）、692.9（乳房溃烂）、724.8（症状参考）、724.1（背部疼痛）、723.1（颈部疼痛）、723.9（肩痛）、738.3（肩槽）和709.0（皮肤变色）。CPT代码是19318-50（纠正重建术后乳房不对称所进行的单侧乳房缩小成形的情况，保险公司不考虑尺寸和体积的标准，这个是根据1998年妇女健康和癌症的权利法案）。

被保险公司否决可进行乳房缩小术的患者，则可以考虑写一封上诉信，提醒保险付款人最近在同行评审杂志上发表的科学文献和循证研究强烈支持这样的立场，即接受乳房缩小成形术治疗

有症状的乳房肥大症的妇女的乳房可明显改善，她们的术前体征和症状明显改善。这是在根据成本效益分析制定乳房缩小适应证范围时最重要的因素[4]。

整形外科医生的办公室咨询记录通常可以简化上诉程序，但最终选择在于患者。由医生准备的办公室咨询记录中记录了有关患者医疗保健问题的客观、道德和诚实的陈述，并且可以将副本直接提供给患者，并附上照片。可以鼓励患者就其不满意之处直接与付款人或保险公司联系。有些妇女在面对拒绝时只能自掏腰包支付医疗费用，和（或）使用其灵活的健康储蓄账户为手术提供资金。

术前讨论

经过详尽的病史采集和体格检查，患者被筛选出来进行门诊手术。吸烟或吸二手烟的行为必须在手术前6~8周停止。通过口香糖摄入尼古丁也要被停止。一个新的不含尼古丁的药物伐尼克兰或许可以用来替代尼古丁。患者应在至少6周的术后愈合期内保持不接触烟草及尼古丁。通过减肥以获得更接近理想的体重或许是可取的，但这如前面所讨论的那样几乎是不切实际的。

术前检查是由病史、体格检查结果和不同年龄的麻醉标准组成。年轻、健康的女性除了一个病史和体格检查外可能不需要任何检查。有基础疾病的患者可能需要一套完整的血细胞计数、电解质、肝功能检查、肺功能检查、胸部X线检查和（或）心电图检查。那些有心肺病史的患者应该由内科医生和心脏病专家会诊。

指导患者停止使用容易导致出血的药物，如非甾体类抗炎药：阿司匹林水杨酸和一些可能含有这些成分的非处方药物。草药和维生素，特别是在大剂量服用时也应该停药，特别是维生素E、银杏叶、圣约翰草、大蒜需要停止服用。

术前应该停止雌激素药物如口服避孕药(OCPs)和绝经后激素替代疗法以降低深静脉血栓形成(DVT)的风险和与手术有关静脉血栓栓塞

(VTE)。患者应在术前和术后间断采取交替的避孕方法,因为口服避孕药(当不终止时)可能在外科治疗期间通过影响其他药物代谢效果降低治疗效果。

在咨询过程中,告知患者和她的委托人对于乳房缩小手术的风险和益处,以及可替代技术:①不手术和对减肥的尝试;②乳房吸脂;③乳晕切口;④垂直模式或短瘢痕模式;⑤横向瘢痕(passot)模式;⑥W模式缩乳术。

不手术和通过运动、减肥达到乳房缩小也是一种可能性,尤其是如果患者可以完成减肥,以获得一个正常的体质量指数(体重指数)。她在未来的一段时间可能会被重新评估,看看她是否还需要一个乳房缩小或只需一个乳房悬吊术。乳房吸脂可以为一些没有轻中度下垂的乳房中度肥大的女性成功降低一或两个罩杯大小。吸脂并不能解决乳头-乳晕复合体下垂,并可能加重下垂。乳晕切口技术可能在乳房轻度肥大中有作用,但在技术上具有挑战性的和不可预知性。垂直或短瘢痕技术的优点是消除横向的乳房下皱襞瘢痕。但是有15%~20%的概率可能术中或术后转换到相对合适的W模式或J形瘢痕或L形瘢痕技术。这样做的话,这些缩乳术随着时间的推移并没有达到预期形状。这可能导致乳房"触底"或实质不均匀(假性乳房下垂)。横向瘢痕的方法通常应用在一个内上侧或上侧蒂和(或)乳头游离移植。然而,横向瘢痕技术同样可应用在下蒂皮瓣缩乳术。

W模式是最常见的与下蒂乳房缩小术应用有关的技术。这种切口方式可以在上侧或内上侧蒂技术以及乳头游离移植中使用,然而,W模式或倒T形法是最常见的下蒂技术。与倒T形切口结合的下蒂乳房缩小术仍然是最流行的乳房缩小的方法,效果是可预测的[5]。大约75%的美国整形外科医生使用这种技术,大约有50%的外科医生只使用这种技术。它是最常用的,并有一个简单的学习曲线。它强调蒂和皮肤在大多数情况下可以彼此独立选择,但并不是所有情况下都能这样。

书面的知情同意书是咨询过程中对患者教育过程的补充。它应该涵盖的风险包括但不限于:感染、出血、血肿、血清肿、伤口裂开、延迟愈合、愈合不良和肿胀等。对患者讲述潜在的瘢痕增生可能,如瘢痕疙瘩、增生性瘢痕、色素减退或色素沉着、黑色或粉红色瘢痕、瘢痕发痒或脆弱的瘢痕,这可能是外部可见的或透过衣服可见。不利的后遗症包括不对称性、麻木、僵硬、疼痛、慢性疼痛、焦虑和或抑郁症有关的身体形象的变化。患者被告知有进一步计划外手术的可能,同时会有额外的风险、财务责任和手术及休养所需的时间。潜在的住院可能不在保险范围内,因为大多数乳房肿块切除修复术在门诊手术中心即可完成。

建议对育龄期妇女做尿妊娠试验。如果妇女怀孕了,她可能暴露于药物和麻醉剂下,并受影响导致出生缺陷或流产。

非常罕见的潜在并发症是重大手术的输血,其伴随的风险包括细菌和病毒感染(例如艾滋病、肝炎)和输血反应等。有可能发生部分或全部皮瓣和组织损失、脂肪坏死、失去皮肤或乳头-乳晕复合体。不完全缓解或无缓解的症状(例如背部疼痛、颈部疼痛)可能会发生,或出现患者不满意手术结果的可能。没有人能保证可以术后完美匹配特定的衣服大小或胸罩杯的大小。任何乳房的手术都会导致瘢痕,无论是内部和外部,因此可能会阻碍肿瘤的监测和随访工作。磁共振成像会被钼靶摄片替代进行术后乳腺钙化随访的要求。

这些患者长途跋涉去找一个很知名的外科医生做手术,术后马上返程(例如飞行、驾驶)可能会承担更高的风险,如长时间固定在一个密闭的汽车或飞机里可能导致深静脉血栓或肺栓塞的形成。

知情同意书中必须包括合并症的可能及处理办法。例如,肥胖和糖尿病(控制或不受控制)可能会导致愈合不良和增加感染率。在沟通完最好的情况、最坏的情况、平均的结果,看过有代表性的照片及情景后,患者及其家属应该感到舒适,他们掌握了可能的益处和潜在的不良事件。他们必须了解诊断、医学干预的必要性与择期手术的性质,手术目标,疼痛管理,预期恢复时间,并发症的处理,不良表现和并发症的症状。我们给患者提供了足够的时间来深度考虑手术的意义,她们需要证明她们的理解,并能够将信息反馈给外科医生,她们应该把医生所讲的用通俗的简单易懂的语言描述出来。

注意事项和禁忌证

其中一个禁忌证是产后乳房的大小仍在变化,没有达到一个平衡稳定的状态。哺乳期同样是缩乳术的另一个禁忌证。年龄必须考虑。西方女性乳房发育和月经初潮的年龄越来越小,十几岁的女孩面临巨乳症的概率越来越大,其中一些与十几岁青少年的高肥胖率相关。决策必须根据体格检查结果,预计其乳房未来的增长、成熟度,询问其未来接受缩乳术的意愿。手术没有绝对的年龄相关标准,是否决定手术需要考虑多方面的因素。

乳房肿块切除术后行保乳手术(BCT)前放疗不是手术禁忌,但应考虑到,这可能会导致手术计划的改变。如果乳房中央肿块切除已经完成,那么下蒂血供可能已被破坏,则该手术需使用备用蒂来协助完成。放疗是一个独立于肿瘤切除部位的因素,会导致手术计划稍作修改。例如,胸罩区域的皮肤没有广泛破坏,并在一般情况下,使用更保守的方案做标记。

同样,以前的乳房下蒂瓣法缩乳术可能是禁忌的。手术时应注意实际操作,因为下蒂可能在手术过程中被切除。即使术前模拟过下蒂技术,损伤乳房边缘和乳头－乳晕复合体的风险仍然是可能的[6]。

糖尿病作为一种损害微血管循环的疾病,在缩乳术中是一个挑战。在这种情况下,放疗对胸罩区域的皮肤没有广泛破坏,乳房边缘宽度增大,而乳头－乳晕复合体不扩大。糖尿病患者术前未能得到良好控制可能提高脂肪坏死率,乳头－乳晕坏死率和皮肤坏死率较高,特别是在T形切口的情况下。

吸烟是一种禁忌证。要求患者在术前几个星期要坚决阻断烟草和尼古丁。这包括含尼古丁类口香糖或其他物品以及吸二手烟等。建议做尿可替宁测试。尿可替宁的测试报告能检测最近2～10天烟草的使用情况。很少在术前等候时采集一个动脉血样本进行碳氧血红蛋白试验检测动脉血气。尽量努力说服患者戒烟,告知其对她自己的好处,违规吸烟是经常遇到的。她们发生并发症的可能性将更高,因为吸烟已成为她们日常生活中的一部分。

高体质量指数(BMI)并不是一个绝对的禁忌证,但可能影响整体麻醉或手术禁忌证。将患者的体重控制在一个正常的体重指数超过10%～15%范围是很难实现的。因为巨乳的症状使她们无法正常运动,这些患者无法通过运动进行精确减肥。

非常大的巨乳缩小或明显的乳房下垂和胸骨切迹到乳头的长距离手术操作会有阻断乳头－乳晕复合体的风险,应采用游离的乳头移植技术,而不是下蒂缩乳技术。当这些风险被发现同时存在,如糖尿病患者吸烟或放疗的患者也吸烟,外科医生必须考虑推迟手术,直到一个或几个因素可以优化或减轻。

标记

患者保持两臂内收站立姿势,做标记确定整个手术方案除了一些轻微的术中调整。肩胛笔直放置,从胸骨切迹至脐部标记一条中间的参考线。存在脊柱侧凸和后凸畸形的患者和乳房不对称的患者需演示给她们看。双侧乳房下皱襞都需要用不褪色笔标记手术部位。乳房下皱襞通常距离胸骨切迹21～25 cm。

通过乳房中线画一条垂直线到达乳房下皱襞,乳房的重量需要支持以减少乳晕皮肤弹力牵引。产科卡钳可能用来把乳房下皱襞转移到前部起支撑的乳房皮肤处,这可以通过触诊做到。新乳头的位置是用一个手指在乳房下皱襞和标记在垂直乳房中线前的投影确定的。对几个标志性位置进行确认,包括肩中点,或在胸骨切迹上18～24 cm,同时要与对侧进行比较。

一旦确定新的乳头－乳晕复合体位置,两斜线(当切口缝合时,将是T形切口的垂直边缘)下降形成一个倒V。垂直的边缘通常设置为4.5~7 cm。边缘可以绘制一个乳头－乳晕复合体模板,如McKissock锁孔模式。对垂直边缘发散角(形成一个倒置的V形)是由多余的皮肤确定判断的。皮肤的量越大,V形开口就越大。在一般情况下,其乳头－乳晕复合体扩张程度通常是相对应于乳房的丰满度。当有疑问时,应该使V形口尽量窄,这样有更多的皮肤可以留到裁剪切除阶段。如果切除过多的皮肤,则可能无法进行一期封闭,这是要避免的错误。

最后,从垂直线的下端点到乳房下皱襞绘制一条水平线。它们不需要一直延伸到乳房内侧或外侧,这是收集垂直横向范围皮肤的唯一途径。

水平线满足从乳房下皱襞外侧界到胸骨外侧边界大约1~4 cm(图94.1)。

手术细节

患者被安排为门诊手术,大约2~3小时,只有特殊情况才需要住院。住院或者观察24小时内各项指标包括是否存在医疗合并症、大出血、手术时间长、术后疼痛难以控制及顽固性恶心呕吐。

根据卫生保健组织认可联合委员会的预防手术感染指南,在术前60分钟内应静脉注射针对皮肤菌群的抗生素。在手术后24小时停药。非青霉素过敏患者最常使用第一代头孢菌素,以最大限度地减少手术部位感染。

麻醉诱导前监控设备应被使用和激活。患者

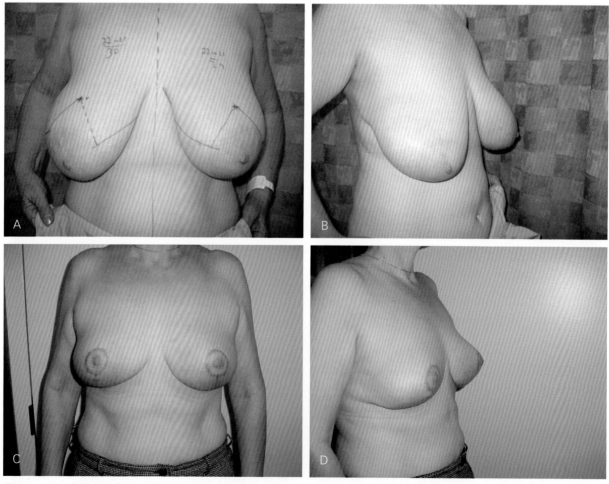

图94.1　A. 术前胸骨切迹到乳头的距离是右侧30 cm和左侧29 cm。新的乳房下皱襞距离22 cm左右,新乳头－乳晕复合体距离21 cm左右。B. 侧位视图。C. 术后3个月的结果,正位图。D. 术后3个月,侧位图。

在深静脉血栓形成的危险升高时需使用药物预防静脉血栓的形成。普通肝素、低分子肝素（如依诺肝素和达肝素），或合成的抗栓药物（如磺达肝素）可在术前、术后给予以达到预防血栓事件的目的[7]。患者被固定在手术台上，手臂以一个良好的衬垫缓冲方式固定到大约 90°。手术中使用身下加热器保持体温正常。

全身麻醉通常通过气管插管、喉罩通气或完全静脉麻醉，如丙泊酚、咪达唑仑、芬太尼等。替代技术包括脊髓麻醉或静脉注射局部麻醉剂镇静。当静脉注射镇静用于麻醉时，局部麻醉作为一个区域阻滞是必要的[8]。然而，即使是采用全身麻醉，局部区域阻滞或肋间麻醉的加入可以提供持久的术后止痛效果，减少术后麻醉药品的使用。一些外科医生将留置导管与疼痛泵一起放置，以进行术后疼痛管理。一些外科医生使用肿胀性浸润（稀释的利多卡因和稀释的肾上腺素溶液）以增加解剖和局部止血的益处。

助手在手术过程中帮助回收器械，吸气和加速缝合伤口，以减少手术和麻醉时间。手术期间可以使用排烟器，以最大程度减少与电灼相关的烟雾。

手术计划的蒂是一个 8 cm 宽度区域，其中心是从乳房下皱襞一直延伸到乳头 - 乳晕复合体的乳房中心线。对于较大体积的缩乳术，此宽度应增加到 10 cm 左右。转移蒂需要去除乳头 - 乳晕复合体以外皮肤的表皮，保留一个直径 42～45 mm 的圆。乳头 - 乳晕复合体可以使用 Freeman 工具做成一个完美的圆，也可以有小的起伏或不完善的地方（如做一个 W 成形术），可能更接近自然的乳头 - 乳晕复合体。提升上部皮瓣，露出下部的乳房实质。进行"Ω"或"马蹄形"的薄壁组织切除，留下一个 8 cm 宽的以乳房下皱襞为蒂并一直延伸到乳头 - 乳晕复合体水平线的皮瓣。蒂部是由侧胸、胸廓内和肋间血管分支进行供血。

从乳房中间、上部和侧方切除组织。有些人喜欢从每个地区分别切除组织，这比整块切除效率要差，但可以更有效地用来比较和塑造每个区域。在实际操作中，切勿将组织切除过多，以优化

塑形。胸膜筋膜上应留有一层松散的乳晕组织，以保护在该平面中行走的神经。每侧切除的组织分别贴上标签并称重。

最后，采用裁缝钉法对乳房进行塑形。调整皮瓣，并用中间和侧面的乳腺皮瓣转移来做支撑。使用皮肤缝合钉或临时缝合来引导切口关闭。术中患者坐位，对大小、外形和对称性进行评估。如果所需的目标大小没有达到，可以从蒂部或从周围的皮瓣切除额外的组织进行填充。那些已经存在不对称的乳房进行个体化组织切除。必须进行对称性评估，如果存在不对称，额外的组织可以单独切除。Sterile Lalonde 测定仪可用于术中无菌条件下判断对称性。一旦切除体积达到所要求的罩杯的大小，标本就可以被送到病理室，且分别标记为左、右两侧。使用术中标本的检测结果来发送病理报告，因为术后病理标本干燥后容量可能会有一定的丢失。

最后评估皮瓣及蒂部血供状况。正常均匀点状动脉出血应该从皮瓣蒂及其边缘确认。乳头 - 乳晕复合体应该具有良好的血管充盈及收缩功能。如果有问题，可以用 25 号针刺一下以评估出血点。快速且深色出血提示静脉功能不全。另一种技术是使用静脉内荧光素并用伍德紫外线灯检查手术部位，并在所有相关区域可视化荧光照射以确保存活率和血供。所有区域都用温盐水冲洗，必须精确止血。电凝通常用于较小的血管，更大的血管可能需要缝合结扎。

通过推进中间和侧方皮瓣来塑造乳房外形。此外，该皮瓣通过缝合线可以创建一个完整的依赖皮肤支持减少的中央丘。这种整形技术对于脂肪丰富型乳房不太有效，对于腺体丰富的乳房具有较好的缝合效果。患者再次坐起来，选择新的乳头 - 乳晕复合体的位置。他们应该被放置距离乳房下皱襞 5～7 cm 的乳房最大凸度位置。对于较大的乳房，你必须小心不要让乳头 - 乳晕复合体太向外或太高。如果皮肤质量很差，未来可能会出现包括"乳房触底"或假性乳房下垂或者乳头 - 乳晕复合体过低。新的乳头 - 乳晕复合体位置做了一个切割标记，需切除 38～45 mm 直径的

圆形皮肤,乳头－乳晕复合体用 3-0 Vicryl 缝线固定缝合。参见图 94.2。

乳头－乳晕复合体的可行性评估应在生存能力这一点上。如果有好的 2 级毛细血管再充盈,然后继续用可吸收缝线关闭缝合。如果在其生存能力这一点上有疑问,应意识到缝合问题,检查血肿对皮瓣伤口造成的压力,蒂是否扭曲,皮肤缝合张力过于紧。如果纠正这些可能导致血管功能不全的潜在原因后乳头－乳晕复合体仍不恢复血供,应该进行乳头－乳晕复合体全层皮肤移植。去脂后,它可以移植到健康的去除表皮的皮瓣上。

引流管是否使用差别很大。一些外科医生不使用引流管,一些只术后使用一夜,有些则使用一个星期或直到 24 小时引流液低于 30 ml 才拔除。是否使用引流管与血肿、血清肿、总体并发症发生率无关[9]。

腋窝抽脂技术可作为缩乳术的辅助技术进行。这可能不在保险范围内,患者事先应解决与此有关的外科医生手术费、设备费或麻醉费。吸脂手术可以通过减少几英寸胸壁来达到更好的乳房外形,并有助于预防"狗耳"切口的形成。它可以更好地贴合胸罩,解决对侧胸壁难看的凸起。通过比例约为 1 : 1 或 2 : 1 的肿胀液灌注,2~4 mm 传统的或助力引流管可以平稳、循序渐进地引流脂肪和积液,使侧方胸部达到负压贴合状态。吸脂术将通过一个单独的切口来引流积液(如果使用),或把引流管放置在缩乳术切口位置,从而最大限度地减少瘢痕。

所有切口的最终关闭通常是在真皮层用 3-0 Monocryl 线和皮下处用 4-0 Monocryl 线。乳头－乳晕复合体处可以 6-0 fastgut 线连续缝合切口。切口可以贴手术胶或创可贴。切口干燥后应用无菌敷料,后期患者可使用大小适当的外科手术胸罩进行塑形。

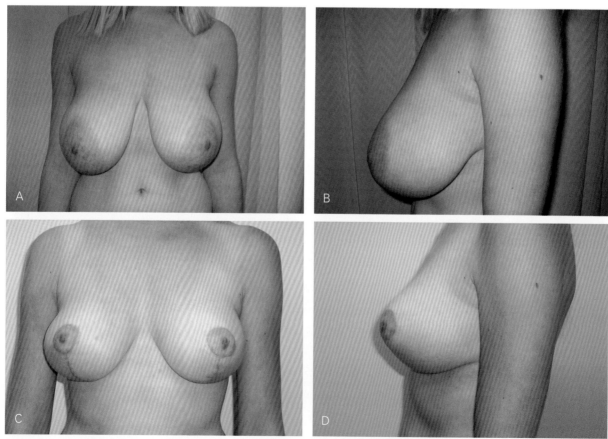

图 94.2 A. 正面观,术前。B. 侧面观,术前。C. 正面观,术后 6 个月,腺体塑形缝合,避免"乳房触底"。D. 侧面观,术后。

术后护理

手术后24小时停用抗生素。必要时口服麻醉性镇痛药维持1周,应用必要的非甾体类抗炎药作为抗炎镇痛药。术后必要时用止吐药治疗恶心和呕吐。水合和粪便软化剂可以减轻麻醉剂的便秘作用。

患者有无引流管均可在48小时后淋浴。创可贴可能在这个阶段自行脱落。患者术后当天晚上应积极走动,术后3～5天可以过渡到快走。4～6周内应避免跑步和其他剧烈的运动,但跑步机或固定自行车运动可在术后2周开始。患者术后2～4周避免提重物超过10磅(约4.54 kg)。6周后,他们可能恢复更多的有氧运动和承受更多重物。

术后4周左右开始瘢痕的处理和优化。硅胶片可以更好地修复瘢痕,可以用面霜或维生素E油按摩瘢痕(图94.3)。鼓励患者在术后用3～4周的时间按摩乳房瘢痕以帮助瘢痕修复,以及恢复皮肤敏感性。长期麻木的区域(如抽脂后的侧胸壁)往往被患者视为"脂肪",因为在一个牙齿块大小的唇后麻木区域,患者往往就会感觉到该区域的肿胀。可以应用热敷,但如果在一个无知觉的区域热敷太长时间容易导致烫伤。患者需要4周时间恢复到正常使用胸罩或紧身衣。

并发症

严重的并发症不常见,但轻微并发症经常发生。小面积延迟愈合经常发生在乳房下皱襞水平的T形结区域,局部伤口的护理可使用抗生素软膏(例如杆菌肽)和创可贴促进愈合。对于较大面积的皮肤损失,需要确定纱布敷料的干湿程度。如果一个干痂形成,可以每日外用1%磺胺嘧啶银软膏两次直到它脱痂。极少数会发生大面积全层皮肤缺损,需要手术清创与负压装置封闭创面,并行植皮手术修复创面。

如果血肿发生,小的血肿不伴感染并且不损害皮肤。患者存在出血时往往伴随发生钙化的风险。血肿用抽吸针抽取出来是有效的。对于较大的血肿可采用手术清创止血。血清肿应用针穿刺抽吸[10]。浅表感染可以口服抗生素治疗,但如果感染严重或全身性感染建议住院静脉注射抗生素。感染清创是不常见的。

"猫耳"可在乳腺侧方区域形成,可在局部麻醉下进行椭圆形切除术修正。增生性瘢痕或瘢痕疙瘩可能在病因(闭合时有张力)去除后需要重新修复。他们也可以注射曲安奈德治疗或使用激光治疗。也有报道在闭合病灶内注射抗肿瘤药物(如5-氟尿嘧啶)。参见图94.4。

有时患者会反映乳房在术后仍然过大。观察一段时间,等水肿消退后,(如果刚开始她超重)建

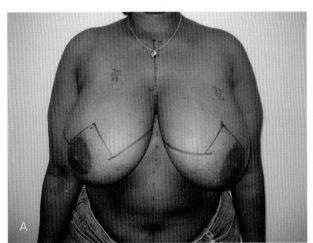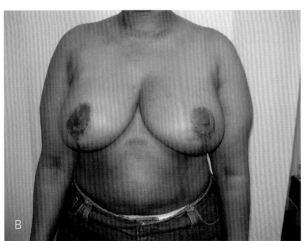

图94.3　A. 术前设计标记;注意较深的肩槽。在较大的乳房中,乳头必须向内侧移动。B. 术后有增生性瘢痕。

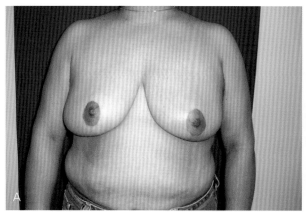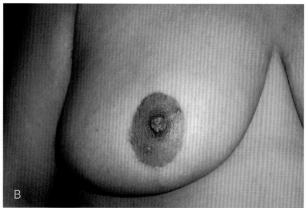

图94.4 A. 术后长期的外形。注意这名非洲裔美国患者的瘢痕逐渐消失。B. 切口的特写视图。

议患者尝试减肥,目标是达到接近正常体重指数。

一个远期不良反应是下蒂皮瓣和W模式缩乳术后"乳房触底"和高位乳头－乳晕复合体。垂直皮肤切除术可以充分解决假性乳房下垂。许多技术可以降低乳头－乳晕复合体位置,包括在乳房下皱襞切除多余的皮肤,但有时在乳头－乳晕复合体上面的瘢痕是不可避免的。

脂肪坏死首先应保守治疗,因为它大部分将软化和改善。但是如果经过6～9个月的按摩和观察,脂肪坏死还是持续存在,则应该通过现有的瘢痕切口切除坏死脂肪。乳头坏死尽量保守治疗直到愈合。然后对乳头使用乳房重建技术再造(例如,C-V瓣、匙孔瓣)后再文身。参见图94.5。

缩乳术后标本病理结果为恶性肿瘤很少见,但若被发现,患者需要和乳腺肿瘤外科医生和病理学家讨论下一步治疗方案。如果肿瘤周围均为正常组织,可以考虑行肿瘤完整切除。否则需要行单纯全乳房切除术。腋窝淋巴结取样可以通过前哨淋巴结技术施行。大数据临床研究显示使用该手术方式需加用放射治疗。

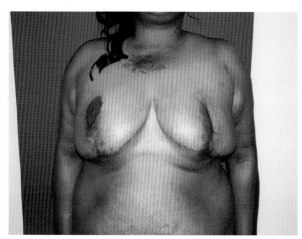

图94.5 整个乳房的脂肪坏死患者的乳头－乳晕复合体单侧丢失。

结果

大量前瞻性队列研究和荟萃分析提供Ⅰ级和Ⅱ级证据证实缩乳术能有效解决患者的巨乳症状,患者和医生有较高的满意度[11]。缩乳手术中下蒂技术是目前热门技术,在美国是最常用的技术,有着较低的并发症发生率,且大部分并发症是可以预防的,乳头的血供及感觉功能良好[12]。

作者提供了一个非常全面的缩乳术管理指南。我们只能把这作为他们的个人的方法，不一定接受他们的建议，但这也表明他们在做的事情是近似标准的治疗和护理。在讨论之前读到这一章时，我希望他们花更多的时间来描述该项技术，花较少的时间用于处理"边缘问题"，如保险覆盖范围，胸罩尺寸等。然而这一章确实在缩乳术患者管理的诸多方面提供了有价值的内容。

我有许多病例可能与作者不同。例如，我不测量从乳头到乳房下皱襞的距离，更倾向于测量乳房的悬垂度，这也比测量从乳头到乳房下皱襞的距离容易多了。同样，我不测量乳晕的大小而是用术前图片代替。

我发现关于胸罩尺寸的讨论是模棱两可的。虽然患者会说胸罩尺寸，但是外科医生不关注。我们说的是重多少克，我们关注的是在准确的前提下尽可能地估计多少乳腺组织可以去除。我经常发现，即使对于大小相似的乳房，患者报告的胸罩尺寸差别很大。我的经验是，对于有非常大的乳房的女性，术前报告DD、DDD、F和G罩杯尺寸，术后最终胸罩尺寸常常还是D或稍大，但术后至少它适合。评论关于乳头的不对称性及重量差异估算是1 cm和100 g的比例很有趣，但有可能不可靠。我的经验往往是相反的，如果术前乳房越小、乳头越下垂，术后乳房下垂可能性越大。

作者对知情同意书的描述是非常个性化和容易理解的。我和他有点不同，我很大程度上依赖于工作人员、印刷材料和其他可获得的信息来丰富知情同意书。

关于吸烟，我们强烈建议患者无论进行哪类手术至少戒烟2周。我们认识到一些患者欺骗我们，所以先前我们只能对吸烟者较不吸烟者采取相对保守的技术。作者提到使用产科卡钳牵拉乳房下蒂皮瓣到乳房表面。我想说卡钳

几乎已经进入历史了。总的来说，这一章是一个有关缩乳经验的全面概述，特别是缩乳术中有关使用下蒂皮瓣方面。

(S.L.S.)

本章重点介绍了使用下蒂技术在缩乳术中的优势。几点值得进一步强调。作者指出，倒置T的皮肤模式可用许多不同的蒂。然而，利用倒置T和下蒂技术提供的优势是基于皮肤和乳头－乳晕复合体附带的蒂可以分开处理的事实。这允许乳头－乳晕复合体不受限制提升，相对于传统的垂直或内侧蒂技术，其中蒂部是周围皮肤的一部分，因此如果蒂部较短将限制乳头－乳晕复合体转位。根据相关文献，作者还指出内部乳房隔膜对下蒂血供有重要影响，隔膜穿支血管的保护是在大乳房缩小术中较长蒂成功运用的关键[13,14]。本章中所描述该技术的另一个方面是在腺体切除术及皮肤裁剪完成后再确定乳头－乳晕复合体的最终位置。通过这种方式确定的乳头－乳晕复合体位置不一定与开始定的吻合，能确保不对称性，也许更重要的是，可以防止乳头－乳晕复合体异位。至于并发症，按理说下蒂尖区缺血的危险最大，在这个位置，脂肪坏死通常发生在蒂的长度超过了供应血管滋养组织能力的这种情况下。因此，当术后因为硬度或乳头－乳晕复合体上方的硬结而发现，脂肪坏死几乎总是在蒂尖。几个月的观察后硬块通常会逐步软化，留下的只是一个温和的增厚。术后1年，如果有任何持久性的硬块，注意要与容易混淆的或者被掩盖的潜在乳腺恶性肿瘤鉴别。至于术后乳房大小反弹，如果沿乳房下皱襞行组织切除术时，Scarpa筋膜附件原封不动的保留，术后的乳房形态变化将大大减少，其覆盖的乳腺实质会防止下滑。通过结合这些概念与本章中概述的原则，下蒂技术将继续作为现在和未来缩乳术的金标准。

(D.C.H.)

参考文献

［1］ Kerrigan CL, Collins ED, Striplin DT, et al. The health burden of breast hypertrophy. *Plast Reconstr Surg* 2001;108:1591-1599.

［2］ Collins ED, Kerrigan CL, Striplin DT, et al. The effectiveness of surgical and nonsurgical interventions in relieving the symptoms of macromastia. *Plast Reconstr Surg* 2002;109:1556-1566.

［3］ Sigurdson LJ, Kirkland SA. Breast volume determination in breast hypertrophy: an accurate method using two anthropomorphic measurements. *Plast Reconstr Surg* 2006;118(2):313-320.

［4］ Krieger LM, Lesavoy MA. Managed care's methods for determining coverage of plastic surgery procedures: the example of reduction mammaplasty. *Plast Reconstr Surg* 2002;107:1234-1240.

［5］ Rohrich RJ, Gosman AA, Brown SA, et al. Current preferences for breast reduction techniques: a survey of board-certified plastic surgeons 2002. *Plast Reconstr Surg* 2004;114(7):1724-1733.

［6］ Matarasso A, Klatsky SA, Nahai F, et al. Secondary breast reduction. *Aesthet Surg J* 2006;26(4):447-455.

［7］ Khalifeh M, Redett R, The management of patients on anticoagulants prior to cutaneous surgery: case report of a thromboembolic complication, review of the literature, and evidence-based recommendations. *Plast Reconstr Surg* 2006;118(5):110e-117e.

［8］ Singh NK, Bluebond-Langner R, Nahabedian MY. Impact of anesthesia technique on breast reduction outcome: review of 200 patients with case-controls. *Aust N Z J Surg* 2003;73:A153-A330.

［9］ Wrye SW, Banducci DR, Mackay D, et al. Routine drainage is not required in reduction mammaplasty. *Plast Reconstr Surg* 2003;111 (1):113-117.

［10］ Nahai FR, Nahai F. MOC-PSSM CME article: breast reduction. *Plast Reconstr Surg* 2008;121(1 suppl):1-13.

［11］ Chadbourne EB, et al. Clinical outcomes in reduction mammaplasty: a systematic review and meta-analysis of published studies. *Mayo Clin Proc* 2001;76:503-510.

［12］ Schreiber JE, Girotto JA, Mofid MM, et al. Comparison study of nipple-areolar sensation after reduction mammaplasty. *Aesthet Surg J* 2004;24(4):320-323.

［13］ Würinger E, Mader N, Posch E, et al. Nerve and vessel supplying ligamentous suspension of the mammary gland. *Plast Reconstr Surg* 1998;101(6):1486-1493.

［14］ Würinger E. Refinement of the central pedicle breast reduction by application of the ligamentous suspension. *Plast Reconstr Surg* 1999;103(5):1400-1410.

下蒂瓣乳房缩小术：操作步骤

Inferior Pedicle Technique in Breast Reduction: Practical Steps

　　1975年，Ribeiro报道了一种新的乳房缩小术式，即乳头位于下方真皮组织瓣的下蒂瓣乳房缩小术[1]。2年后，Robbins[2]以及Courtiss和Gold-wyn[3]报道了类似的术式。不久后Reich[4]及Geor-giade等[5]也报道了该术式的临床实践经验。此后，下蒂瓣缩乳术逐渐成为最常用的乳房缩小术式之一。1987年，一项针对美国整形和重建外科学会会员的调查显示，36%的会员首选该缩乳术式[6]。但随着近年来诸如Marchac的垂直短瘢痕法[7]、Lejour的直线瘢痕法[8]和Benelli双环法[9]等新方法不断出现，这一比例可能已改变。

　　下蒂瓣乳房缩小术适用范围广、安全性好，适用于大多数乳房肥大症患者。除由于蒂过大、无法充分缩乳、适合游离乳头移植的个别巨乳症患者外，几乎无禁忌。下蒂瓣主要由真皮、腺体组织、完整的乳头乳晕区构成，可避免过度切除并保持较好外形。

　　所谓"下蒂瓣"是一个描述性的概念，且略带误导性，易让人误以为其血供来自于下方的组织瓣，如Labanter等[10]将其描述为"下方区段法"似乎更为确切。下蒂瓣的主要血供来自胸侧壁、胸廓内及肋间血管，因此在制备下蒂瓣时通常无须顾虑血供问题（图95.1），理解和熟悉解剖对保留血供和乳头感觉至关重要。Hester等[11]报道了该术式的操作步骤：浅筋膜表面的组织如真皮等必须保留，以保留进入组织瓣的血管网；如需改善缩乳效果可对其进行适当修剪成形（如外侧组织切除不够充分则可能导致外侧形态过于饱满）。此

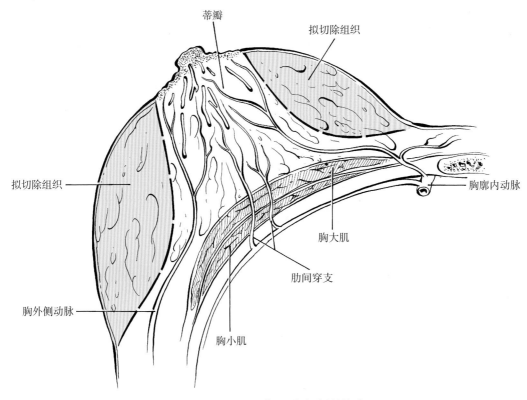

图95.1 "下蒂瓣"技术的解剖学基础。

外,为获得较为理想的乳沟,必须在内侧保留足够的组织;关闭切口之前,需将两侧组织瓣和皮瓣厚度等进行比较以获得最佳对称性;后期修形可考虑使用抽脂术。

术前计划制订

术前制订完善的治疗计划对疗效至关紧要。如患者手术当天才入院,则需提前做好手术标记。标记可用记号笔完成并用蘸有 20% 硝酸银溶液的涂抹棒加以固定,硝酸银可在皮肤上留下棕色印记并保持 7～10 天,且不会因术前沐浴而洗脱。

术前标记需在站立位完成。先标记两侧乳房各自的中央垂直线(图 95.2),该线应穿过乳头直至乳房下皱襞,但某些患者的乳头位于垂直线的内侧或外侧。下一步通过将手指置于下皱襞并做出前方的投射线与垂直线相交来确定乳头的位置(图 95.3)。进而通过测量至锁骨、正中线和对侧乳头的距离来确认对称性。对于大乳房,乳头位置应设计的更低或更内侧以避免定位过高或过于外侧。最后用拇指和示指聚拢乳房(图 95.4)来设计新的下皱襞和需切除的皮肤范围。

通过新乳头和两指聚拢点的连线画出倒 V 形切口。从新乳头沿倒 V 形两支量出 7 cm 距离(图 95.5)。标出下皱襞的位置以及内、外侧的上、下皮肤切口位置,使上、下皮肤切口长度大致相当(图 95.6)。切口的设计测量很大程度上取决于医生的经验。下方的皮肤切口可以从乳房下皱襞上移到乳房的皮肤上,以避免切口向内、外侧延伸过远。

手术步骤

常规消毒铺巾后,切口及去表皮区域以局麻药加肾上腺素行局部浸润麻醉,布比卡因等长效局麻药可加强术后镇痛效果。标记乳头乳晕区范围(通常为 42 mm)。取环乳晕的倒 U 形切口向下直至乳房下皱襞,用于制备下蒂瓣。下蒂瓣上除乳头乳晕区外,皮肤行去表皮化处理。至深面后,

斜向外切取下蒂瓣以保留其后方血供,保留胸肌表面的筋膜组织以保护血管和神经(图 95.7)。进而沿乳房下皱襞向上、向两侧延伸切除直至两侧上方切口的标记。再取倒 V 形切口切除预设皮肤,切口内外侧分别与乳房下皱襞切口相连,切除完毕后移去标本(图 95.8)。术中即时评估组织瓣厚度,适时切除多余组织。通常需多切除些外侧区组织,以避免术后该区域过于饱满。充分止血后,3-0 尼龙线缝合内外侧组织瓣的向下尖角处和下皱襞处事先保留的"三角"区域(图 95.9)。内外侧组织瓣的向下尖角处张力最大,需适当修整避免局部坏死。临时缝合内外侧组织瓣并将下蒂瓣埋于下方,然后确定乳头的最终位置(图 95.10),将与预设乳头乳晕区直径相同的圆形皮肤去表皮化。显露埋于深面的乳头、内外侧"猫耳"。但在个别患者"猫耳"仍无法完全避免,可考虑二期切除并需事先向患者说明为宜。连续皮内缝合皮肤并贴无菌 Strip 减张胶带。可吸收缝线如聚二氧环己酮线(PDS)可避免术后拆线及缝合的针脚瘢痕。引流管从外侧下皱襞切口穿出。拔除引流管后(通常 24 小时后),可收紧引流处真皮间缝线以关闭引流口,以利于该部位愈合。

术后护理

术后应穿着轻柔的全罩杯弹力内衣。数日后患者可淋浴,伤口外加衬垫后可穿着旧文胸。Strip 减张胶带可保留至其自行脱落(通常 10～14 天)。术后第 1 周可进行较轻松的体育锻炼如步行、固定自行车等,较为剧烈的锻炼如慢跑、网球及其他需活动上臂的项目在 6 周内不宜进行。

术后常见并发症

如术前计划周密、术中操作规范,不易出现并发症,但尚不能完全避免(图 95.11、图 95.12)。

缺血性坏死

因皮肤需保持一定的张力,所以纵行和横行

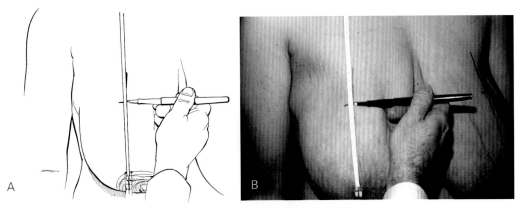

图 95.2　A、B. 画出乳房的中央垂直线。

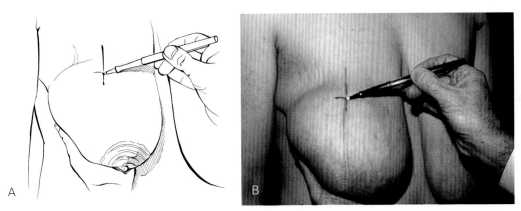

图 95.3　A、B. 确定并标记乳头的位置。

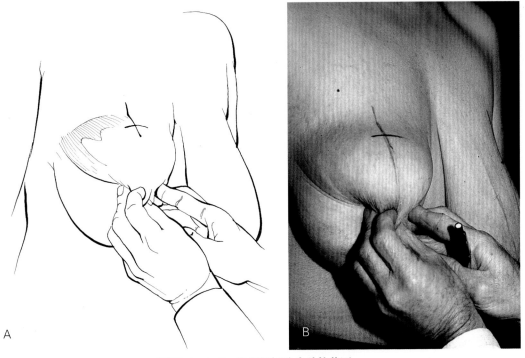

图 95.4　A、B. 确定拟切除皮肤的范围。

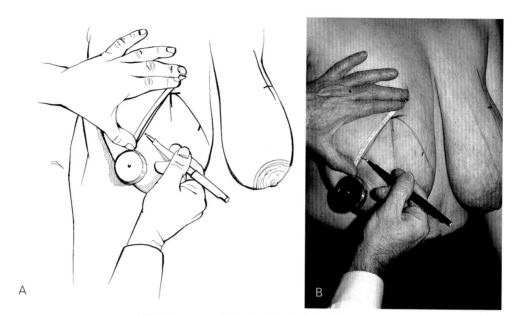

图95.5　A、B. 倒 V 形切口。每个支长度 7 cm。

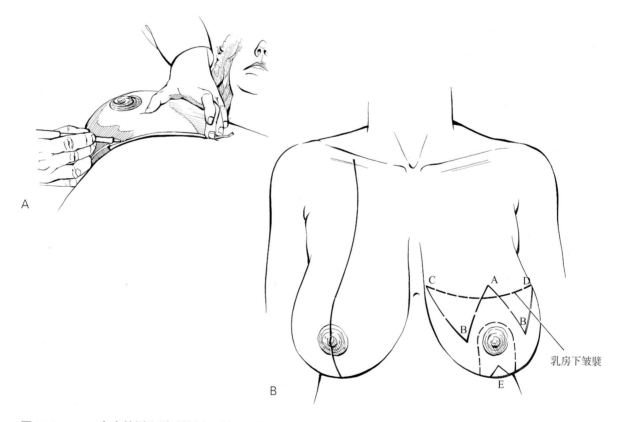

乳房下皱襞

图95.6　A、B. 向内外侧分别延伸倒 V 形切口并与乳房下皱襞切口相连。BC 距离应与 CE 距离等长，BD 距离应与 DE 距离等长。注意 E 点处的皮肤三角。

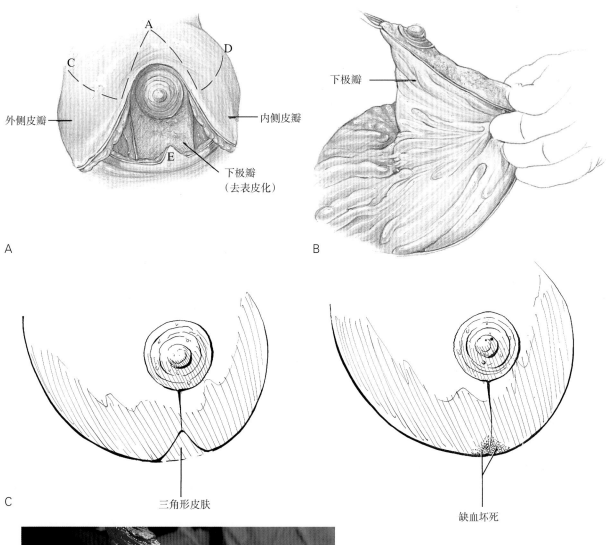

A

B

C

三角形皮肤

缺血坏死

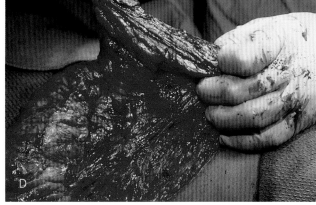

D

图 95.7　A. 内、外侧组织瓣和去上皮化的下蒂瓣。
B. 解剖制备蒂瓣，注意胸肌筋膜未被打开，以保护蒂
瓣的血供和神经。C、D. 注意下皱襞 E 点的三角形皮
肤和内外侧组织瓣最下方成角处的设计，有助于避免
交角处缺血坏死并促进愈合。

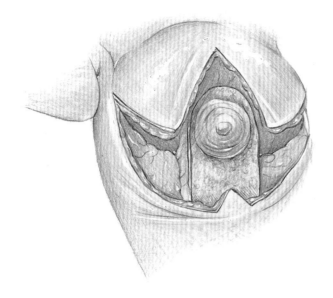

图95.8 移去标本,准备关闭切口。修剪切除可能缺血的尖角处。

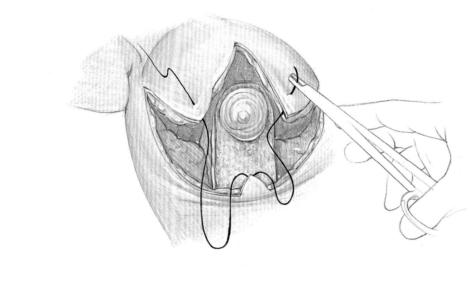

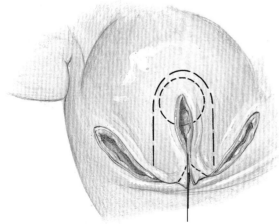

修剪切除可能缺血的尖角处

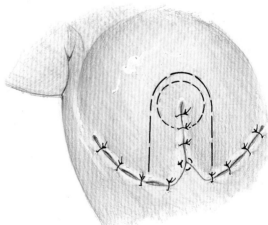

图95.9 临时缝闭切口,穿皮肤和真皮缝合三个"角"。

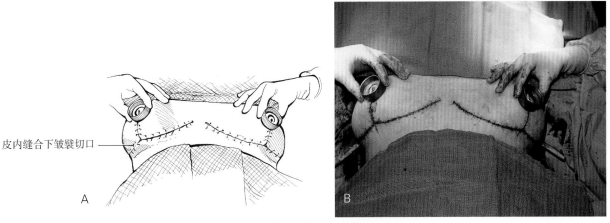

皮内缝合下皱襞切口

A B

图95.10 患者取坐位，确定乳头的位置。

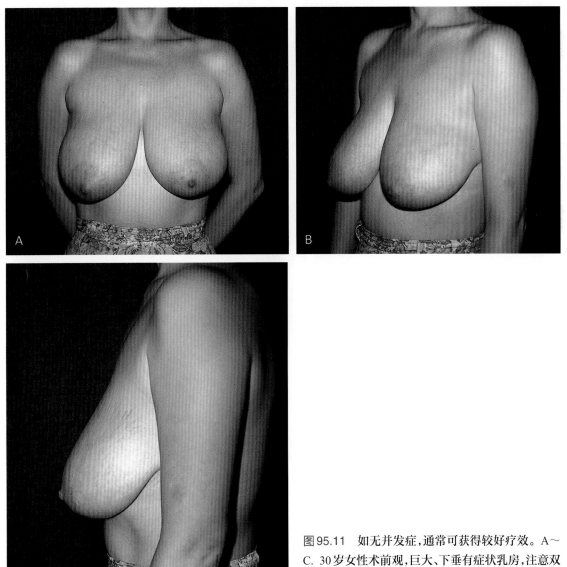

A B

C

图95.11 如无并发症，通常可获得较好疗效。A～C. 30岁女性术前观，巨大、下垂有症状乳房，注意双侧不对称。

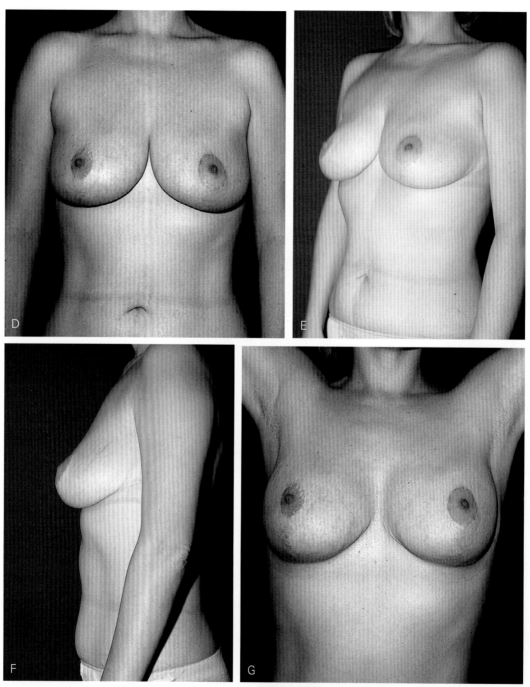

图95.11(续) D～G. 术后6年, 从左侧乳房取出480 g, 从右侧取出550 g。

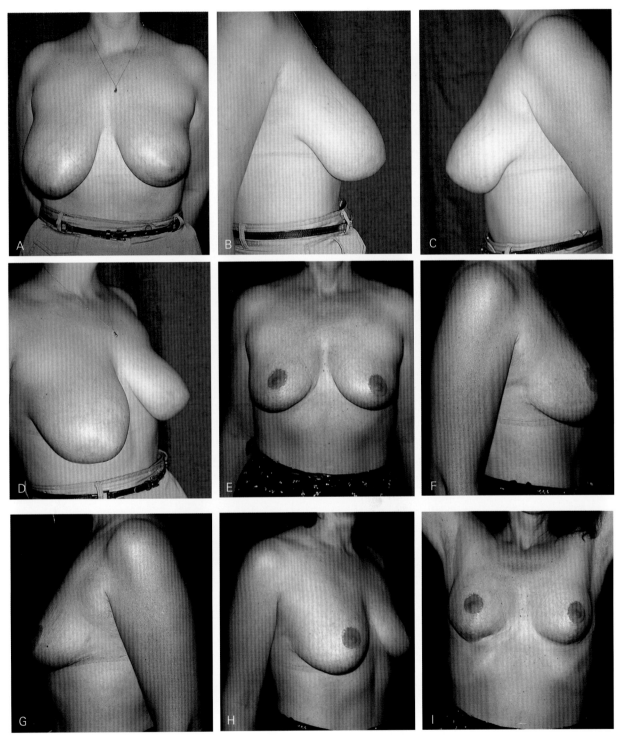

图95.12 另一个典型病例。A～D. 术前26岁女性，乳房肥大，双侧不对称。E～I. 17年后随访。

切口吻合处偶尔会出现缺血坏死。对可能缺血区进行预处理有助于避免该吻合处缺血。上述皮肤缺血坏死一旦发生,常规伤口护理等保守治疗一般可愈合。脂肪组织出现缺血时也可出现脂肪坏死,常表现为局部皮温升高、触痛、硬结和皮肤斑驳。局部硬结可持续数日或数周,但通常会自行消失。皮肤或脂肪组织的坏死均可继发感染,此时需清除坏死组织。这项手术常规不予预防性使用抗生素。

瘢痕增生

缩乳术后需向患者说明瘢痕的情况及其规律。尽管大部分乳房肥大症患者可以接受术后瘢痕,但瘢痕过度增生可影响患者满意度。乳房下皱襞切口的瘢痕增生一般较垂直切口和环乳晕切口为重。为此 Lejour 等提出了“缩短瘢痕”技术,并认为对几乎所有乳房肥大症患者均可获得满意疗效。其手术设计中增加的横向部分切除比常规倒 T 形切口带来更短的乳房下皱襞瘢痕。但本人认为该类技术较适用于轻-中度乳房肥大、组织弹性较好的年轻患者。

瘢痕增生虽可自行终止,但局部治疗如硅酮类瘢痕贴剂和(或)类固醇激素等可获益。

感觉缺失

要提醒患者的是,乳房缩小术后可发生不同程度的乳头感觉缺失。部分人的感觉缺失是临时的,但在行组织移植术的患者中约20%会出现永久性的感觉缺失。

美学并发症

术前如能完善计划,一般可避免过度切除、切除不足和不对称等美学并发症,但个别患者也需二期修整手术。有关并发症的更详细内容,请参见第27章和Hoffman的文献[12]。

编者评论

Hoffman 医生所述的下蒂瓣法乳房缩小术是目前美国的主要乳房缩小术式。调查显示大多数美国整形外科医生认为,该术式是他们首选的乳房缩小术式。正如 Hoffman 医生所说,“下蒂瓣”这一名称有误导之嫌,事实上,其血供不仅来自下乳头-乳晕的下方,还有下后方区域。为此,称其为“后蒂瓣”而非“下蒂瓣”似乎更为确切。该术式的广泛应用缘于其术前设计和术中操作的简便、术后疗效确切以及相对少的并发症。其乳头坏死或皮瓣坏死相对少见,文献报道其发生率约1%~2%。乳头感觉和哺乳功能也因为在乳头后方保留了足够多的乳腺组织而得到了很好的保护。

本术式最常见的缺陷是最终的乳房形态,通常表现为略为扁平。此外,很多人认为,随着时间的迁移,会出现乳房触底、腺体下垂而导致乳头上旋。尽管从短期或长期效果来看,该术式术后乳房外形可能存在某些不足,但由于其可靠性和易行性,该术式仍是当今美国最常用的乳房缩小术式。本人虽更倾向于McKissock乳房缩小术而非下蒂瓣法乳房缩小术,但对大多数患者来说,下蒂瓣法仍是一种安全且疗效确切的术式。

(*S.L.S.*)

参考文献

[1] Ribeiro L. A new technique for reduction mammaplasty. *Plast Reconstr Surg* 1975;55:330.

[2] Robbins TH. A reduction mammaplasty with the areola- nipple based on an inferior dermal pedicle. *Plast Reconstr Surg* 1977;59:64.

[3] Courtiss EH, Goldwyn RH. Reduction mammaplasty by the inferi-

or pedicle technique. *Plast Reconstr Surg* 1977;59:500.

［4］ Reich J. The advantage of a lower central breast segment in reduction mammaplasty. *Aesthet Plast Surg* 1979;3:47.

［5］ Georgiade NG, Serafin D, Morris R, et al. Reduction mammaplasty utilizing an inferior pedicle nipple areola flap. *Ann Plast Surg* 1979; 3:211.

［6］ Hoffman S. Reduction mammaplasty: a medicolegal hazard? *Aesthet Plast Surg* 1987;11:113.

［7］ Marchac D, DeOlarte G. Reduction mammaplasty and correction of ptosis with a short inframammary scar. *Plast Reconstr Surg* 1982;69:45.

［8］ Lejour M, Abboud M. Vertical mammaplasty without inframamma-

ry scar and with liposuction. *Perspect Plast Surg* 1990;4:67.

［9］ Benelli L. Technique de plastie mammaire: le "round bloc." *Rev Fr Chir Esthet* 1988;50:7.

［10］ Labanter HP, Dowden RV, Dinner MI. The inferior segment technique for breast reduction. *Ann Plast Surg* 1982;8:493.

［11］ Hester TR, Bostwick J, Miller L, et al. Breast reduction utilizing the maximally vascularized central breast pedicle. *Plast Reconstr Surg* 1985;76:890.

［12］ Hoffman S. Complications of reduction mammaplasty. In: Noone RB, ed. *Plastic and Reconstructive Surgery of the Breast*. Philadelphia: BC Decker; 1991:285.

Daniel P. Luppens

Mark A. Codner

第 96 章

中央蒂乳房缩小术

Reduction Mammaplasty Using the Central Mound Technique

引言

中央蒂法不同于大部分常用的乳房缩小术式,其乳头血供主要来源于其后方宽大的腺体组织。中央蒂乳房缩小术的主要步骤包括:将乳房皮肤从腺体表面分离,切除预先计划多余的腺体和皮肤并最终形成预期的形状。该方法不仅仅依靠皮肤切除和腺体切除来获得最后的乳房形状,而且由所保留的腺体和皮肤共同维持乳房外形。中央蒂法的优点包括:术前标记简单、对乳房大小及下垂程度没有限制、保留了乳头的感觉和哺乳功能、良好的美学效果和较低的再次手术矫形率。

中央蒂法乳房缩小术是由 Hester 在 1985 年首次提出[1,2],是对早期通过皮肤与腺体分离方法进行缩乳手术的改进。1921 年,Biesenberger 提出了一种将皮肤与腺体分离的技术,保留乳头和乳晕与腺体相连,切除腺体的外侧部分,将剩余的腺体缝合成圆锥形,皮肤重新覆盖在新的乳房轮廓上。该方法由于外侧腺体切除过多和残余腺体成形过程中 180° 的旋转,影响了乳头血供[3,4]。为改善乳头血供,许多外科医生如 Schwarzmann、Gillies 和 McIndoe 等对这一方法进行了改进[5-9]。

与前面改进不同的是,中央蒂乳房缩小术从解剖学基础来看,乳房皮瓣和腺体均具有充足的血供。其血供来源于穿过胸大肌的胸外侧动脉、肋间血管穿支和胸廓内动脉穿支。皮肤和皮下组织构成的皮瓣与腺体分离,从而为缩乳和塑形创造了前提。乳头 – 乳晕保留在腺体的顶端,腺体在保留来自胸壁的充分血供前提下进行修剪和部分切除。腺体修剪完成并获得所需的乳房容量后,将皮瓣做成一个合身的"胸罩"般覆盖其上,从而支撑乳腺并改善乳房的最终大小和外形。乳房外形甚至可脱离术前计划和腺体切除范围进行个

体化的调整。临床实践证明该方法可靠性高、适用性广,并同样适用于乳房悬吊术。中央蒂法提出近 20 年来,其疗效可靠且可复制。

解剖基础

充分认识乳房的血供对最大限度保留腺体和皮瓣的血运至关重要。乳房的血供主要来自胸外侧动脉、胸肩峰动脉的分支、前胸壁内/外侧穿过胸大肌的肋间动脉穿支和胸廓内动脉穿支等(图 96.1)。中央蒂法先游离包括皮肤、皮下甚至少量表浅腺体组织在内的较厚皮瓣,进而显露腺体。外侧和内侧的皮瓣分别接受来自胸外侧动脉和胸廓内动脉穿支的良好血供(图 96.2)。游离皮瓣时不宜过薄、也不可深达胸壁,需要在胸肌筋膜前方保留一层厚约 3~4 cm 的腺体脂肪组织,以保护位于中央蒂基底部的血管和感觉神经分支。第 4 肋间神经的外侧皮支从乳房外缘进入乳房,是乳头的主要感觉神经。术中显露中央蒂之后,沿切线方向切除预设的多余腺体[10]。

操作步骤

与其他一些乳房缩小术需要外科医生采用模板进行术前标记,而导致关闭切口时,常会出现与皮肤不足的方法相比,中央蒂法的术前标记相对简单。患者取端坐位,先画出胸骨切迹。再画出乳房下皱襞在乳房表面水平投影和乳房中央垂线的交叉点位置。尽管定位该点有多种方法,但切除多余的腺体后其一般距离胸骨切迹约 21 cm。若其乳房本身没有过多的组织需要切除,则一旦缩乳后该点会向上方移位,导致乳头位置过高。该点大致相当于新乳晕的上缘,如此新乳头位置

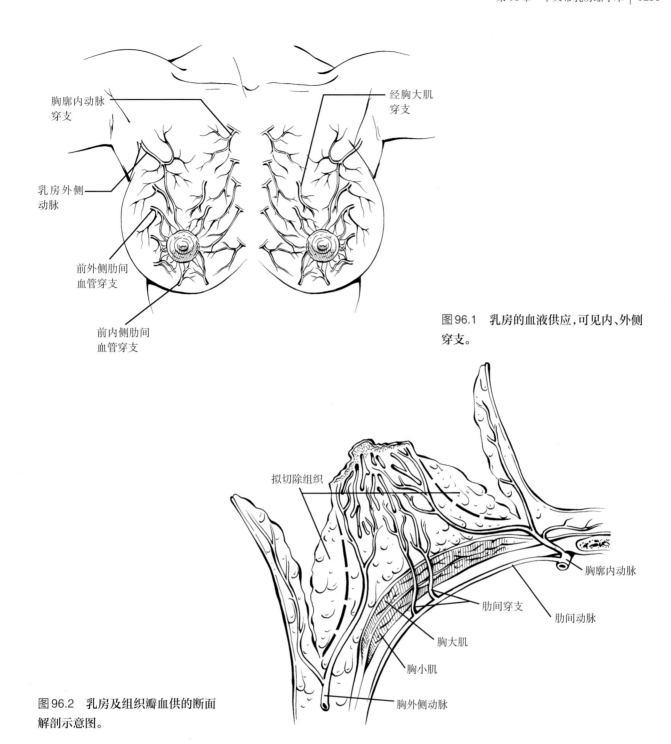

图96.1 **乳房的血液供应，可见内、外侧穿支。**

图96.2 **乳房及组织瓣血供的断面解剖示意图。**

到胸骨切迹距离约为23 cm。所有乳房缩小术后乳房外形的远期改变包括"乳房触底"和"乳房下垂"。当再次出现下垂时，乳晕下缘到乳房下皱襞的距离逐渐增大。如将乳头位置设于中心蒂的略下方可在再次下垂时维持较好的美学外观。

接着画出乳房下皱襞和乳房的正中垂线，两线交于下皱襞的最低点，这一点距离人体正中线约11 cm。圈出乳房外上靠近腋窝位置多余的脂肪组织以确定缩乳术中需要抽脂的区域。以新的乳头－乳晕复合体位置为顶点，向原乳头－乳晕外缘方向画出倒V形切口（图96.3）。沿原乳晕外缘内、外侧向下画出两条平行线直至乳房下皱襞。尽管这一范围内的皮肤需做去上皮处理，但所保留的真皮层对乳头的血供并无多大贡献。而且在某些乳晕宽大而需切除较多皮肤的患者中，可能会在关闭原乳晕下方切口时面临较大的皮肤张力。为此,另有一种标记方法即在乳晕下方取一向下的单切口直至乳房下皱襞,从而在关闭切口时保留更多的皮肤(图96.4)。

患者平卧位,上肢适当外展,常规消毒铺巾。以直径42 mm圆形模型标记设定乳晕范围,标记时助手将乳晕皮肤皱褶适度展开,如乳晕伸展过度,将导致关闭乳晕处切口时张力过大而影响血供,乳晕周围可出现坏死。取环乳晕切口,将乳晕上下预设范围的皮肤去表皮,向下直至乳房下皱襞(图96.5A)。

去表皮完成后,提起皮肤,将皮瓣从腺体表面游离(图96.5B)。沿乳房下皱襞做切口,注意不要切开去表皮区域的真皮蒂。沿设计线垂直向上切开,游离皮瓣并以电凝止血。本术式皮瓣应比乳房切除术的皮瓣更厚,我们推荐其厚度为2~3 cm。年轻患者腺体组织更加致密,可以更好地界定皮瓣分离平面。先分离内侧皮瓣,助手用双齿拉钩将皮瓣牵向内侧而术者将乳房牵向外侧,分离时注意在胸壁表面保留3~4 cm厚的组织以保护胸廓内动脉的穿支,如显露胸大肌筋膜则提示分离过度。内侧分离完毕后,助手向内侧牵拉中心乳腺组织,用相同方法分离外侧皮瓣。为保护外侧方的神经血管,外侧胸壁同样不可显露。内外侧皮瓣均分离后,向上方游离皮瓣直至锁骨水平,形成口袋用于容纳缩小后的腺体中央蒂。因皮瓣中常包含部分腺体,在腺体中游离时应注意保持皮瓣整体厚度均匀以避免后期外形不规整,在年轻人致密型乳腺中尤其如此。皮瓣游离完毕后,牵拉皮瓣,整个乳房腺体得以显露(图96.5B)。此时可从外侧切口行乳房外侧吸脂术,对乳房中央蒂的血供影响最小。

按所需要的乳房大小,以乳头–乳晕复合体为中心标记新的乳房外缘(图96.6)。以乳头为圆锥顶点楔形切除外围乳腺组织(图96.5C),通过多处乳房周围楔形腺体切除以实现乳房缩小(图96.5D和图96.7)。操作时可用两把Kocher钳提起腺体,注意勿损伤乳房基底部以最大限度保留血供,乳晕周围组织亦应保留。所切除的乳腺组织主要来自于外象限,其次来自于上象限。下象限虽也需切除部分组织,但真皮覆盖的皮瓣蒂应尽可能予以保留。内象限的切除应偏保守以保护术后乳沟处的外形。腺体的切除应分步进行直至获得所需的乳房尺寸。可安全切除的乳腺组织的量受乳腺中心区拟保留组织量的限制。乳房巨大的患者尤其适合本术式,而小的B罩杯者则施行较困难,需考虑其他术式。

腺体切除至获得所需乳房尺寸后,进一步通过腺体间缝合和腺体胸壁间缝合进行塑形(图96.5D)。可通过折叠缝合腺体下极增加乳房凸度,并可将腺体向上缝合固定于胸壁前筋膜使乳房获得所需要的位置。腺体缝合成形主要目的是增加乳房凸度、尽量缩小底部错位的风险。腺体缝合的原则与垂直缩乳术类似,即通过下极的缝合来保持下方腺体支撑、上极悬挂缝合于胸壁前筋膜以获得乳房形态。可使用2-0薇乔线完成腺体内部折叠缝合(图96.8)。本术式中,皮瓣对乳房成形和支撑的作用相对较小。

楔形切除腺体并成形后,徒手调整皮瓣以完成乳房的最终成形。用皮钉临时关闭切口以获得所需的乳房外形(图96.5E)。从倒V形切口顶端向下缝合直至乳房下皱襞,纵切口的长度根据乳房下皱襞处倒T形切口交叉点张力进行调整,以获得最小的张力。从倒V切口顶端到乳房下皱襞的距离约为10 cm,从新乳晕下缘到乳房下皱襞的距离约为6 cm。乳房下皱襞下方内外侧多余的组织予标记后切除(图96.5E、F)。切除切口处多余的三角形皮瓣并修剪成斜面。在乳房悬吊术中,上述拟切除的皮瓣均可去表皮化后折入切口内以增加乳房容量。

切除多余的组织后,通过将内外侧的皮瓣在乳晕至乳房下皱襞范围内向乳房中垂线牵引成形,来改善最终的凸度(图96.5G)。乳晕下皮肤越紧,则乳房的凸度越大(图96.9)。而且,任何的"猫耳"都可通过将内外侧的皮瓣向乳房中轴线牵引成形以及修剪多余的皮肤来消除。可用亚甲蓝来标记最终皮肤切除范围。确定乳头位置时,应将纵切口的最上端作为新乳晕的上缘而不作为乳头的位置。从纵切口顶端向下拆除约4 cm的皮

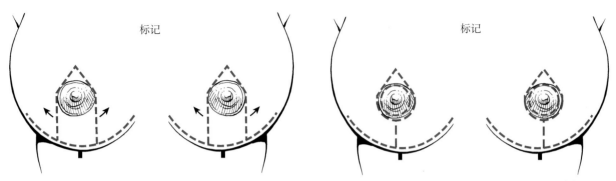

图96.3 术前标记倒V形切口及乳房下皱褶。

图96.4 预计乳晕下方皮肤不足者,可用此法标记。

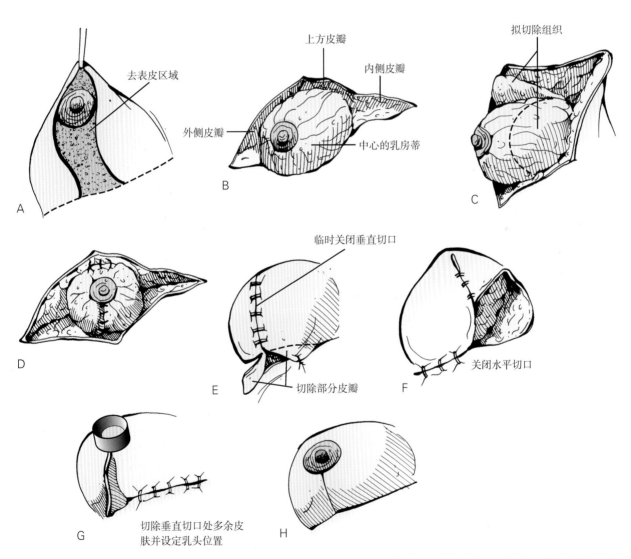

图96.5 中心蒂法的主要步骤。A. 将标记区域的皮肤去上皮化。B. 游离皮瓣,显露中心蒂。C. 将中心蒂的乳腺组织行切线式切除。D. 中心蒂腺体缝合成形、固定于胸壁。E. 临时关闭纵行切口,修剪内外侧皮瓣。F. 皮钉临时关闭横行切口,向中心提拉皮瓣以消除内、外侧"猫耳"。G. 通过临时缝合决定需切除范围,切除垂直切口处的多余皮肤。H. 缝合纵、横切口并插入乳头。

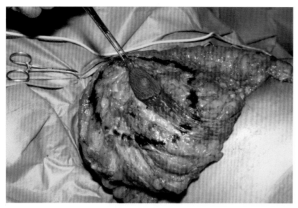

图96.6 在楔形切除周围腺体前,画出拟保留的中心蒂范围。

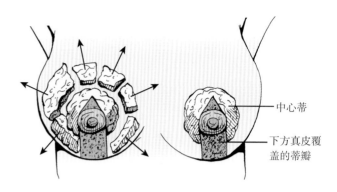

图96.7 楔形切除中心蒂周围乳腺组织,主要切除外侧和上方腺体。

中心蒂

下方真皮覆盖的蒂瓣

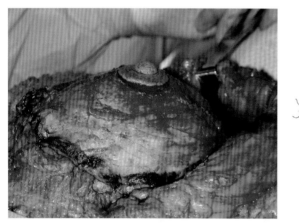

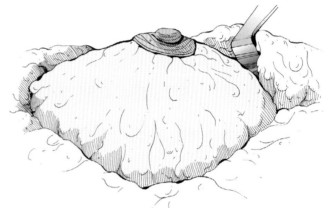

图96.8 通过腺体间缝合和腺体/胸壁间缝合完成乳房塑形。

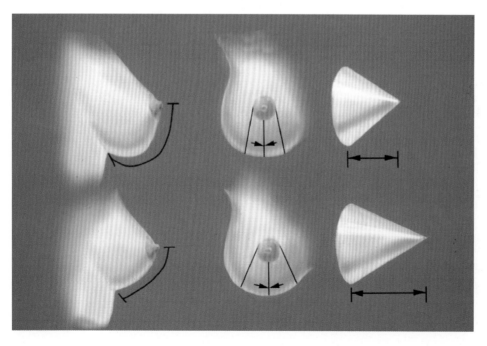

图96.9 缩短乳头至乳房下皱襞间的距离,紧缩乳晕下方的皮肤,均可提高乳房的凸度。

钉,再用直径38 mm的乳头－乳晕标记环来标记新乳晕范围,此处皮肤不应有水平方向的张力,否则将导致原本应为圆形的乳晕变成椭圆形。切除纵行切口处多余的皮肤,同时确保乳头－乳晕复合体从切口取出并缝合时,乳晕处张力最小(图96.5G)。如局部张力过大,可在乳晕就位前在该处行荷包缝合。用相同方法完成对侧乳房手术,半坐位确认双侧乳房对称性。术前测定每侧乳房需切除的组织量,同时考虑到术前原有的不对称程度,有助于获得双侧对称的效果。腺体楔形切除后的初步称重和多余皮瓣切除后的最终称重均有助于平衡双侧切除的组织量。最后以可吸收线分层缝合皮肤,术后即刻可获得较满意外形(图96.5H和图96.10)。术中不常规放置引流,伤口可使用Steri-Strip胶带和Tegaderm透气胶膜,这样患者在术后当晚即可淋浴。

结果

10年间我们应用该术式完成了200余例乳房缩小术,平均减少组织量500 g(范围200~1 100 g)。该术式适用性广,对术前乳房尺寸的限制少。术中无须中转行游离乳头移植。大部分患者住院观察23小时,术后使用自控式镇痛装置,静脉应用抗生素,并发症罕见。2例患者发生单侧乳晕边缘区部分坏死(图96.11),保守治疗后乳头活力良好,无须再次手术。蜂窝组织炎发生率为2.5%,血肿发生率小于1%。倒T形切口延迟愈合和裂开发生率为2%。7%患者行再次手术修整以改善乳房下极饱满度、不对称或改善下皱襞瘢痕。患者满意度高,美观度好(图96.12和图96.13)。乳房外形具有足够的凸度,乳头感觉也得以保留。

讨论

中央蒂法乳房缩小术有其内在的多种优势。常用的倒T形法缩乳术主要通过皮肤的切除来实现乳房塑形,而Hall-Findlay垂直法缩乳术则主要通过腺体的切除来塑形。中央蒂法将腺体和皮肤分离,因此腺体和皮肤可各自独立地进行调整,最

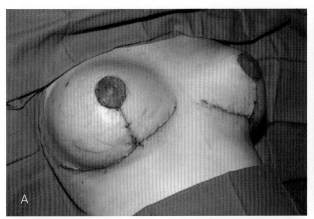
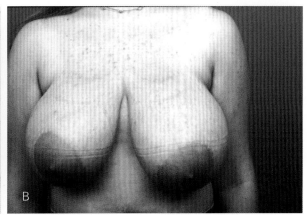
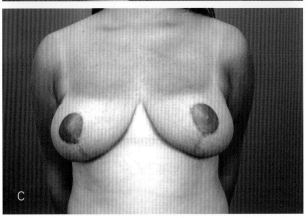

图96.10 A. 中心蒂法术后即刻观。B. 术前照片。C. 术后3个月。

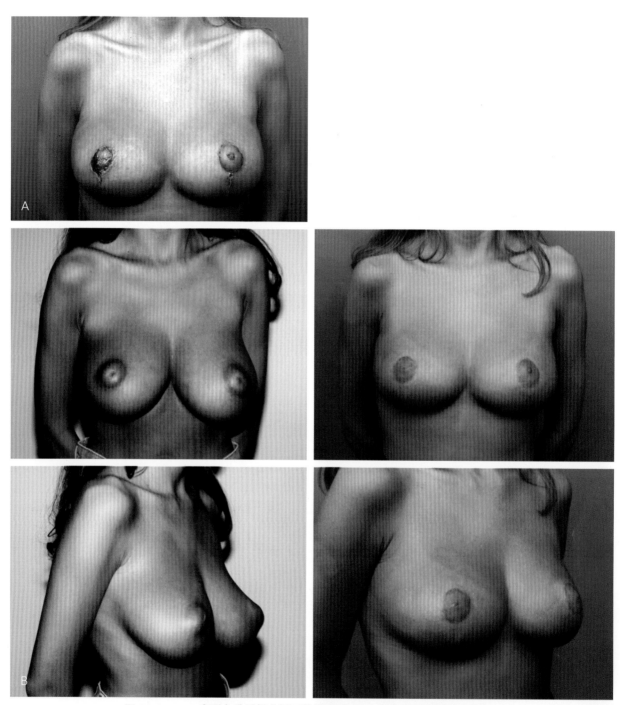

图 96.11　A. 出现右乳晕部分坏死的并发症。B. 保守治疗后的愈合情况。

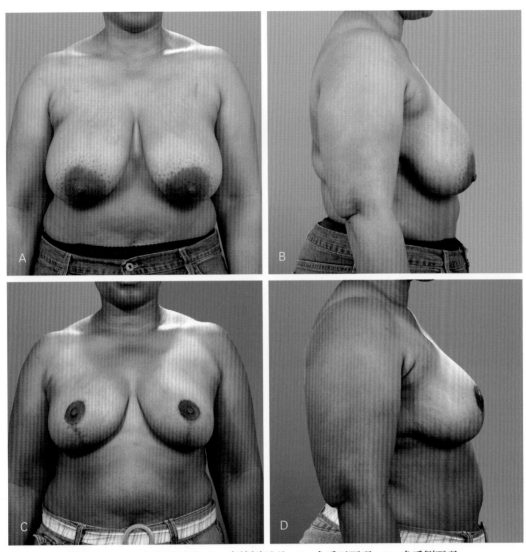

图96.12　A. 术前正面观。B. 术前侧面观。C. 术后正面观。D. 术后侧面观。

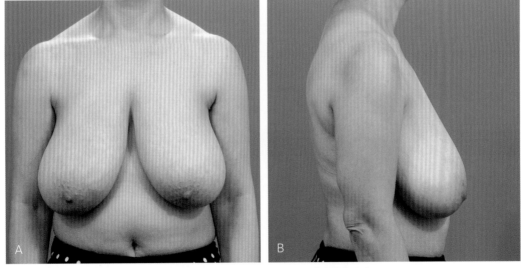

图96.13　A. 术前正面观。B. 术前侧面观。

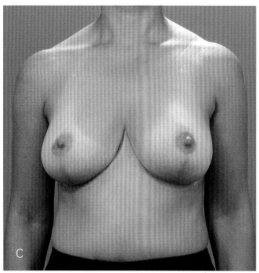 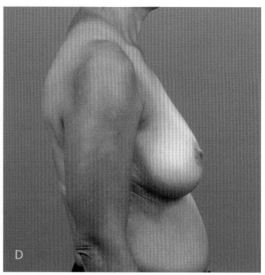

图96.13(续) C. 术后正面观。D. 术后侧面观。

终乳房外形也由所保留的皮肤和腺体共同决定。本术式美容效果较好、适用性广，术前无须特殊标记或模型制作，外科医生在乳房塑形和皮瓣张力控制上有较大的灵活性。宽大的腺体蒂瓣提供了丰富的血供，使乳头-乳晕坏死概率最小化。同时该术式便于对乳头-乳晕位置进行调整。在一些从胸骨切迹到乳头距离过远或需游离乳头移植的患者，恐不适合其他乳房缩小式式，却可行中央蒂法缩乳。乳房的外形和凸度术后即可获得明显改善，且并发症率和再次手术率均很低。除改善乳房外观之外，本术式还可很好地保留乳头感觉和哺乳功能。

尽管中央蒂法乳房缩小成形术有一横行瘢痕，但其长度有限，通常短于10 cm。其他缺点包括：皮瓣/腺体广泛分离后可能导致皮瓣愈合延迟；皮瓣临时缝合和逐步调整略增加手术时间（平均手术时间在3～4小时）。和其他所有缩乳式式一样，中心蒂法术后远期也可能出现乳房再次下垂和"乳房触底"，此时可通过在乳房下皱襞处行楔形切除以改善到乳晕的距离，从而较为简便地完成二次修形。总的来说，患者和医生对本术式均有较高的满意度。

作者介绍的乳房缩小术符合很多美国南部外科医生的思想，即把皮瓣与腺体相分离，直接缩减并重塑腺体，再修剪皮瓣成形。这是一种富有艺术感的术式，适用性广且疗效确切。乳头-乳晕区的血供得以很好保留且并发症少见。有几点值得强调：该术式很重要的一点是皮瓣作为中央蒂容量和外形的有益补充，因此，上述皮瓣的3D塑形相当重要。皮瓣和中央蒂的关系如何将决定乳房的最终外形。楔形切除缩减了乳腺容量，剩余组织的缝合使乳房呈圆锥形，再根据新乳房的尺寸和外形修剪皮肤并成形。尽管需多费些力气，但皮瓣的切除和修剪可根据患者情况个性化处理以获得最佳的美学效果。这些方法和原则的全部或部分不难融入现有的其他术式中，以最终达到较理想的美学效果。

(D.C.H.)

参考文献

［1］ Hester TR, Bostwick J, Miller L, et al. Breast reduction utilizing the maximally vascularized central breast pedicle. *Plast Reconstr Surg* 1985;76:890.

［2］ Hester TR, Cukic J. Central breast pedicle and "free-hand" technique for alteration of volume and skin envelope of the breast. *Clin Plast Surg* 1988;15:613.

［3］ Biesenberger H. *Deformitaten und kosmetische operationen der Weiblichen brust.* Vienna: Wilheim Mauderich; 1921.

［4］ Biesenberger H. Eine neue methode der mammaplastik. *Zentrabl Chir* 1928;55:2382.

［5］ Carlsen L, Tirshakowec MG. A variation of the Biesenberger technique of reduction mammaplasty. *Plast Reconstr Surg* 1975;55:658.

［6］ Courtiss EH, Goldwyn RM. Reduction mammaplasty by the inferior pedicle technique: an alteration to free nipple and areolar grafting for severe macromastia or extreme ptosis. *Plast Reconstr Surg* 1977;59:500.

［7］ Schwarzmann E. Die technik der mammaplastik. *Chirurg* 1930;2: 932.

［8］ Gillies H, McIndoe AH. The technique of mammaplasty in conditions of hypertrophy of the breast. *Surg Gynecol Obstet* 1939;68: 658.

［9］ McIndoe A, Rees TD. Mammoplasty: indications, technique and complications. *Br J Plast Surg* 1958;10:307.

［10］ Codner MA, Ford DT, Hester TR. Reduction mammaplasty using the central mound technique. In: Spear SL, ed. *Surgery of the Breast: Principles and Art.* 2nd ed. Philadelphia: Lippincott Williams & Wilkins; 2006; 1145-1154.

Ethan E. Larson
Maurice Y. Nahabedian

第97章

内侧蒂和倒T形切口乳房缩小术
Reduction Mammaplasty Using Medial Pedicles and Inverted-T Incisions

引言

迄今为止,乳房缩小术已发展出多种方法、原则和理念。其中,多种方法涉及皮瓣设计、乳房实质重塑及蒂的方向。皮瓣设计包括短瘢痕技术,如垂直和水平切口,以及倒T形切口或Wise切口;乳房实质重塑则通过实质内缝合或皮瓣覆盖达成;蒂则可来自任何方向包括下方、上方、外侧和内侧。这些方法和其改良法均能以其手术细节作为一个讨论的主题。然而,本章主要讲述应用内侧蒂或内上蒂的Wise模式乳房缩小术。

解剖学基础

乳房的解剖虽较复杂但相对恒定。一般而言,乳房的边界上至第2肋,下至第6肋,内至胸骨外缘、外至腋中线前方。乳腺由许多腺小叶和小导管构成,导管最终汇集至乳头－乳晕复合体;其

外由深筋膜包裹以保持外形与轮廓。

行乳房缩小成形术时,掌握乳房和乳头－乳晕复合体的血管和神经分布至关重要。乳房的血供发自多个来源,包括:胸廓内动脉的穿支、胸外侧动脉,以及肋间动脉和胸肌血管的穿支(图97.1)。乳房和乳头－乳晕复合体的神经支配来源于第2～6肋间神经的内侧和外侧分支。已有乳房和乳头－乳晕复合体血供支配的研究证实:70%患者的优势血供来自于胸廓内动脉[1]。乳头－乳晕复合体的神经支配主要来自于第4～6肋间神经的前侧(内侧)和外侧分支[2,3]。

内侧蒂和内上蒂的历史

乳房缩小成形术时通过设计一个包括乳头－乳晕复合体在内的宽大蒂以保留乳头－乳晕复合体区的血供(图97.2)。可用的蒂有多种,其各自适应证详见其他章。源于内侧区的蒂主要包括内

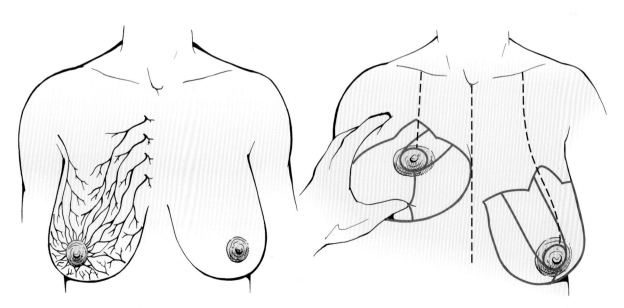

图97.1　乳房内侧蒂的整体血供情况及术前标记。乳房的主要血供包括来自胸廓内血管和胸外侧血管的穿支。

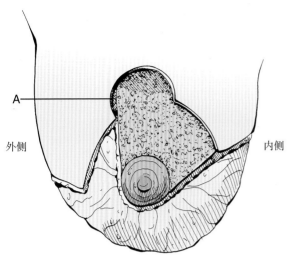

图 97.2　内上蒂的基本轮廓，注意其中轴线的方向基本垂直。

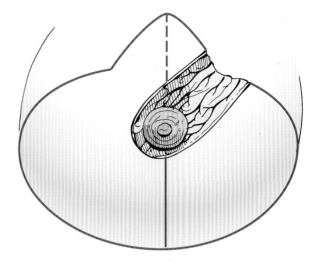

图 97.3　内侧蒂的基本轮廓，注意其中轴线方向是倾斜的。

上蒂和内侧蒂两种。内上蒂由 Orlando 和 Guthrie 在 1975 年提出（图 97.3）[4]。其设计意图是缩短蒂长度、增加蒂宽度，以保持或改善乳头 - 乳晕复合体区的血供及神经支配。后续 Hauben 和 Finger 等报道了该方法的安全性、可靠性以及所需的时间[5-7]。多年后，Hall-Findlay 和 Nahabedian 等分别在 1999 年和 2000 年提出了纵行切口和 Wise 模式的内侧蒂[8,9]。内侧蒂不同于内上蒂之处在于其内侧的边缘始于左乳房 10 点钟位置或右乳房 2 点钟位置。而内上蒂的内侧边缘始于 12 点钟位置。内侧蒂的优势在于可改善旋转的弧度并避免蒂扭转。2005 年，Abramson 等证实了内侧蒂法乳房缩小术疗效的持久性[10]。与其他术式一样，术后乳房下皱襞到乳头的距离将逐渐延长，单侧切除容量为 500～1 200 g 时 1 年后将延长 11%；＞1 200 g 时则将延长 34%。其并发症率为 6.8%。Davison 等在 2007 年报道了 279 例内上蒂法乳房缩小术，其中未发生乳头坏死，总并发症率为 18%，与下蒂瓣法相比手术时间缩短 41 分钟[11]。Landau 等在 2008 年也报道了 122 例内上蒂手术，同样未发生乳头坏死，平均切除容量每侧 1 379 g[12]。

内侧蒂和内上蒂法的适应证

内侧蒂和内上蒂方法的适应证较广。一般而

言，内上蒂法适用于拟提升乳头 - 乳晕 4～6 cm 者（图 97.4），而内侧蒂适用于拟提升＞6 cm 者（图 97.5），这是由蒂可旋转的弧度所决定的。当乳头的提升少于 6 cm 时，若采用内侧蒂法则乳头 - 乳晕复合体不易旋转，而采用内侧蒂法则相对容易。对于有些患者，可能需要在蒂的起始处或基底做一个小的反向切口以利于皮瓣旋转和推进提升。相反的，当乳头 - 乳晕复合体提升超过 6 cm 时，内侧蒂的旋转相对容易且不会发生扭折或扭曲。如乳头 - 乳晕复合体提升少于 4 cm 则建议首选乳头 - 乳晕复合体血供来自经胸大肌穿支血管的中央腺体蒂法。用这种方法乳头 - 乳晕复合体很容易推进提升。

除解剖学方面的适应证外，内侧蒂尚有其他方面的优势。该术式保留内侧的乳腺组织、切除下方和外侧的组织，客观上增加了内侧组织的比例，从而使需饱满处饱满，需削减处削减。虽然内侧蒂会逐渐出现一定程度的"乳房触底"，但总体而言其概率少于下蒂瓣法。尤其是乳房术后即刻呈"方盒状"畸形的风险也会降低。内侧蒂法通过切除较多的外侧组织及较短的横切口来改善乳房外形和轮廓。其他多种乳房缩小术需要内部缝合方法来改善乳房外形和轮廓，但内侧蒂法基本不需要。大部分切除的皮肤都在下方，而上方保留的皮肤通常即足以包裹支撑保留的乳腺组织。

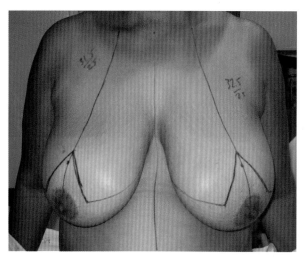

图97.4 内上蒂法典型病例。乳头-乳晕复合体提升的幅度通常为4~6 cm。

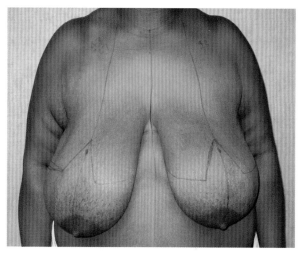

图97.5 内侧蒂法典型病例,乳头-乳晕复合体提升的幅度通常为6~16 cm。

对于每侧乳房切除容量超过1 200 g的严重乳房肥大症患者来说,内侧蒂法是最佳选择[9]。乳头-乳晕复合体可从胸廓内血管和胸壁穿支血管获得良好的血供。切除并行游离乳头移植也是一种常用的备选方案。每侧乳房切除容量超过200 g的患者也适合行内侧蒂法乳房缩小成形术。为将乳头-乳晕复合体部分或全部坏死的风险降至最低,可通过查看动脉或静脉出血情况评估蒂瓣的远端血供。如无出血,则需考虑组织灌注不良,需中转乳头切除及游离移植。

术前注意事项

与所有乳房缩小术一样,标准的病史采集和系统的体格检查都是必需的[13]。有出血倾向者应特别予以关注;同样,影响伤口愈合的因素如吸烟、糖尿病等也应详细记录。其他需要记录的内容包括:乳房肥大相关并发症如颈、背部疼痛,内衣背带勒压肩部,皮肤擦伤,溃疡等;哺乳史也需要记录,包括记录乳房最大时的大小;此外,还有记录患者术前体重、身高、乳房罩杯、内衣尺寸以及综合考虑后理想的术后乳房大小。有服用避孕药及激素替代治疗史患者的深静脉血栓风险应予评估。乳腺癌家族史也应追问,任何40岁以下有乳腺癌家族史或40岁以上无家族史的患者均应行

术前钼靶检查。此外,尚需记录乳头的主观感觉情况。

一系列的测量有助于选择理想的内侧蒂法乳房缩小术适应证患者及评估乳房的对称程度。其中包括乳头到乳房下皱襞的距离、乳头到胸骨切迹的距离、乳房基底的宽度和蒂瓣的计划长度(从内侧皮瓣边缘至乳头)。测算体质指数(BMI)并估计需要最终切除的乳房容量。

行内侧蒂法乳房缩小术前,尚需考虑其他多个乳房相关参数。理想的适应证是患者的蒂瓣长度应不超过16 cm,而蒂瓣超过16 cm者有时则需要游离乳头进行移植[10,11]。既往乳房手术史可能影响血供,因此也需要记录并对蒂瓣的设计做出相应的调整。内侧蒂法一般每侧至多可安全地切除2 500 g组织,而文献也曾有报道切除量多达4 100 g[6,9]。体型肥大的患者术前应充分告知其额外风险如伤口愈合不良、中转游离乳头移植、腋窝脂肪堆积、腹部肥大导致麻醉相关风险,等等。

术前标记:内侧蒂

标记通常在站立位完成。首先做出常规乳房标记包括胸骨中线、乳房下皱襞、胸骨上切迹以及乳房中轴线(图97.6)。新的乳头位置大致位于乳房中轴线的原乳房下皱襞水平。从乳头-乳晕复

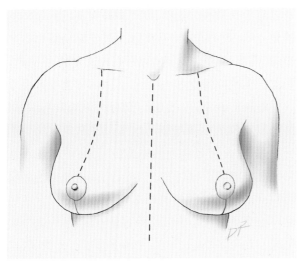

图97.6 常规术前标记包括胸骨中线、乳房中轴线和乳房下皱襞。

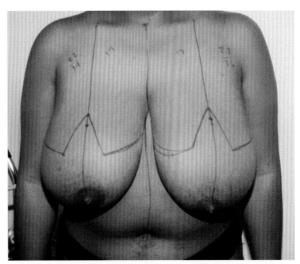

图97.7 标准倒 T 形切口的标记。新的乳头-乳晕复合体位置位于乳房下皱襞水平,切口水平向两侧延伸直至下皱襞的止点。

合体到胸骨上切迹的实际距离是可变的,通常在 22～26 cm 之间。再画出倒 T 形切口(图 97.7)。切口标记可以用标尺或手工完成。我们的临床实践中通常在常规乳房标记基础上手工完成。倒 T 形切口的垂直切口两边通常长 8～9 cm,两边围成的顶角为 50°至 70°不等,但通常为 60°。容纳新乳头-乳晕复合体位置的锁孔形切口如需要也可以标记,但我们倾向于在切除腺体后而不是在此之前切除该区域。倒 T 形切口的水平支起自垂直切口两边的最下端并沿乳房下皱襞向两侧延伸至下皱襞两侧止点。若乳房较大,则水平支外侧止点位置应选择在更外侧的乳房止点和腋窝脂肪组织

起点处。上述标记通常应在手术室外完成,剩余标记可在手术室内进行。

手术室内患者取仰卧位。设计内侧蒂宽度为 5～10 cm,长度为 8～16 cm(图 97.8)。内侧蒂的上缘起始于倒 T 形切口长约 8 cm 垂直切口内侧边的中点。术中腺体切除完成后,乳头-乳晕复合体(直径约 4 cm)可以该点为圆心旋转至垂直切口两侧边所成顶角处。

术前标记:内上蒂

内上蒂法倒 T 形切口和常规乳房标记与内侧蒂法基本相同。不同之处在于内上蒂瓣的上缘垂直延伸至倒 T 形切口垂直切口两边所成的顶角处(图 97.2)。

手术方法:内侧蒂法

标记完成后,患者平卧位并行全身麻醉。我们不采用局部麻醉、区域麻醉或镇静麻醉。上肢通常从手术床外展 75°以便操作时可达腋前线和腋中线的软组织。尽管其他多种药物均有效,但通常使用碘伏进行术前消毒。术中可再次标记或对其做出调整(图 97.8 和图 97.9)。为减少切口局部出血,可加用稀释的利多卡因和肾上腺素行局

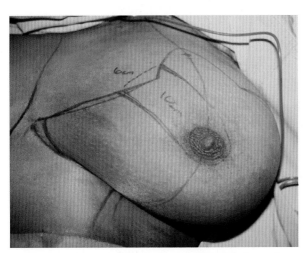

图97.8 短内侧蒂的常规标记。蒂瓣的宽和长分别为 6 cm 和 10 cm。

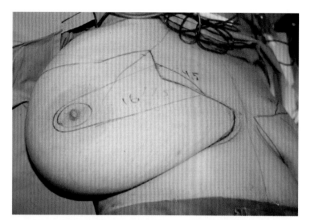

图97.9 长内侧蒂的常规标记。蒂瓣的宽和长分别为9.5 cm和16 cm。

部麻醉。局部可注射肿胀液,用于分离蒂瓣、进一步减少出血,特别是在大部分切除都采用锐性方法完成时。图97.10和图97.11所示为内侧蒂法乳房缩小术的主要步骤。

以下手术操作步骤将逐一详述并图示。乳晕区以合适的乳头测量器进行标记并锐性切开至真皮层。为使后续操作对乳头-乳晕复合体尺寸的影响最小,双侧的该步骤通常应最先完成。接着切开内侧蒂并用尖刀或弯剪去表皮化,保持乳头-乳晕区完整(图97.12)。建议保留真皮层以避免损伤真皮下血管网[14]。制备蒂瓣时应特别留

意以避免其基底被损伤,同时需确保其内侧端与胸壁相连续(图97.13)。从皮肤由浅至深切割制备蒂瓣时,需保持切割线平整以尽可能多的保留血供。对皮肤和腺体行楔形切除,拟切除部分主要来自于下象限和外侧象限。切除一部分内侧象限组织,保留胸肌筋膜表面薄层脂肪组织。外侧象限的切除可较激进,并可延伸至腋中或腋后线;但需注意从胸壁上分离组织时切勿过度牵拉,以避免损伤胸肌筋膜或前锯肌筋膜而可能影响神经支配。上述切除可根据乳房大小和拟切除容量不同,整块或分块完成。切除完毕后,评估内侧蒂远端出血情况,以确保血流灌注充分(图97.14)。如远端无出血则提示可能需中转游离乳头移植,在蒂瓣较长时尤需注意。

局部冲洗及止血后,将内侧蒂向上旋转至倒T形切口垂直切口两边所成顶角处(图97.11),旋转时需注意避免蒂瓣扭转成角。旋转时如需更大的活动度,可在蒂瓣和倒T形切口垂直切口内侧边连接处下缘做一反向真皮层的小切口。将垂直切口两边的下端和乳房下皱襞横切口的中点做一临时的三角形缝合(图97.15)。皮肤以皮钉临时钉合,患者改端坐位以评估容量、对称性和乳头位置;再恢复到平卧位进行微调。接着修剪垂直切

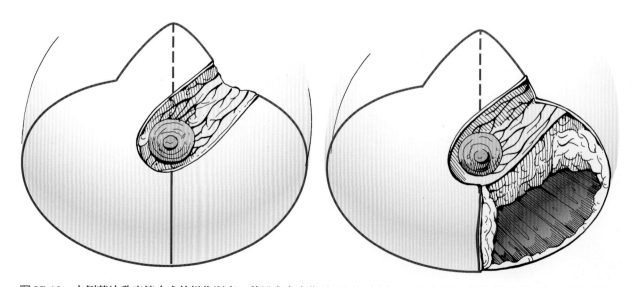

图97.10 内侧蒂法乳房缩小术的操作顺序。蒂瓣去表皮化后,下方、内侧和外侧的皮肤、腺体行楔形切除。保留内侧真皮腺体蒂瓣。

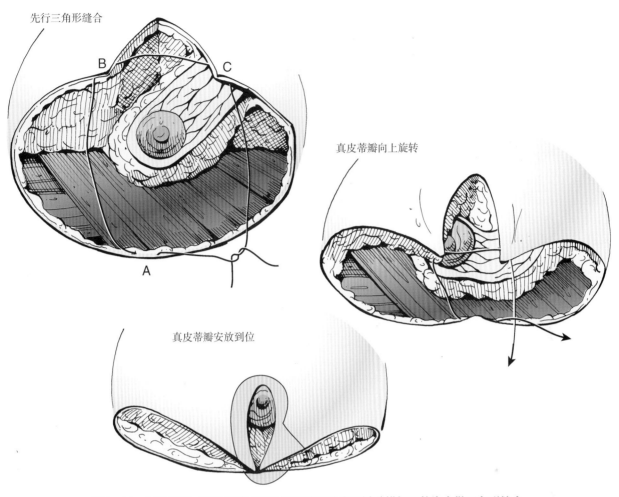

先行三角形缝合

B   C

A

真皮蒂瓣向上旋转

真皮蒂瓣安放到位

图97.11　切除完毕,将垂直切口两边的下端和乳房下皱襞横切口的中点做三角形缝合。

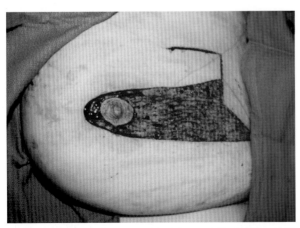

图97.12　首先沿乳头-乳晕复合体周围做环形切口并将蒂瓣去表皮化。

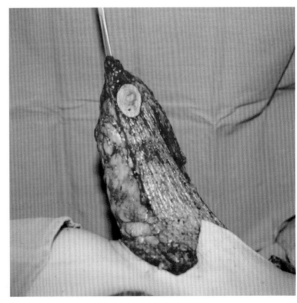

图97.13　内侧蒂被提起。

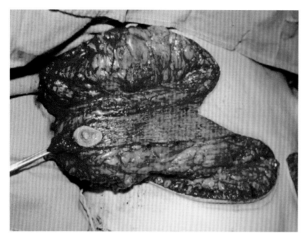

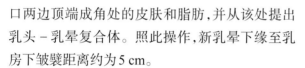

图97.14　内侧蒂准备旋转到垂直切口两边所成顶角位置。

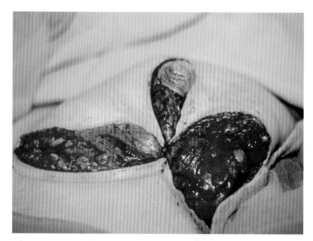

图97.15　蒂瓣向上旋转到位,做临时性三角形缝合。

口两边顶端成角处的皮肤和脂肪,并从该处提出乳头－乳晕复合体。照此操作,新乳晕下缘至乳房下皱襞距离约为 5 cm。

拆除全部临时缝线和皮钉,再次妥善止血。每侧乳房放置一根引流管,从乳房下皱襞横切口的外侧端穿出或另戳一孔穿出。双层缝合皮肤切口:可吸收线间断缝合真皮层,连续缝合皮内。乳房下皱襞缝合完成后,外侧的“猫耳”需即刻切除处理。如侧方过于饱满,可在局部肿胀消退后用扩张刮除套管或标准吸脂套管另行抽脂术。图97.16和图97.17为典型的术后即刻观。最后贴上无菌敷料,穿戴支撑性的、无钢圈术后胸衣以提供轻微压迫,但应避免压力过大而影响血供。一般而言患者可术后当天出院,引流管一般可于24小时后拔除,如有必要也可留置更长时间。图97.18和图97.19分别为内侧蒂法乳房缩小术的术前和术后观。

手术方法:内上蒂法

除一些小细节外,内上蒂法的操作和内侧蒂法几乎相同。内上蒂沿蒂瓣上缘垂直上提(图97.20),旋转或提拉内上蒂瓣至倒 T 形切口垂直两边所形成的顶角处(图97.21)。为增加游离度,可在蒂瓣下缘皮肤连接处做一反向小切口。切口缝合与内侧蒂相同。图97.22所示为典型的术后即刻观。图97.23和图97.24所示为内上蒂法乳房缩小术的术前和术后观。

讨论

根据术者经验和患者要求不同,垂直切口或倒 T 形切口均可完成内侧蒂和内上蒂手术。此两种蒂瓣血液灌注好、适用性广,可实现其他蒂瓣难以达到的美学效果。将内侧蒂或内上蒂法与倒 T 切口相结合,能以相对较短的手术时间实现可预见和可重复的手术效果。

众多文献[5-7,9,11,12,15]验证了此两种术式的安全性和有效性。Hauben认为该术式“安全、简便、快速”,可较好地“保留感觉和对称性,做出形状合适且‘性感’的乳房”,且“手术几乎无出血”[5,7]。在早期研究基础上,该术式不断进化发展[5-7];早期术式中 NAC 仅附着于单纯的真皮蒂瓣而其下方和胸壁之间无腺体组织支撑;目前的蒂瓣则大多为直接和胸壁相连的真皮腺体组织瓣,可提供充足的血供。早期研究中全乳头－乳晕复合体坏死发生率为0.8%、感觉改变发生率为14.8%[6]。在现有技术条件下,并发症如倒 T 切口汇合处坏死、瘢痕增生、“猫耳”切除、血肿等均少见。大部分伤口并发症通过在诊室予以换药或小创伤的修剪等保守治疗即可。

解剖学研究提示内侧蒂的血供优于其他蒂瓣[16]。内侧蒂主要血液灌注来自于胸廓内动静脉

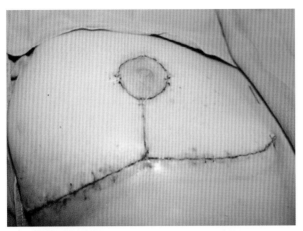

图 97.16 切口缝合完成后的即刻观。

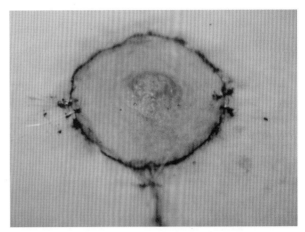

图 97.17 缝合乳头－乳晕复合体区,确保其颜色和活力正常。

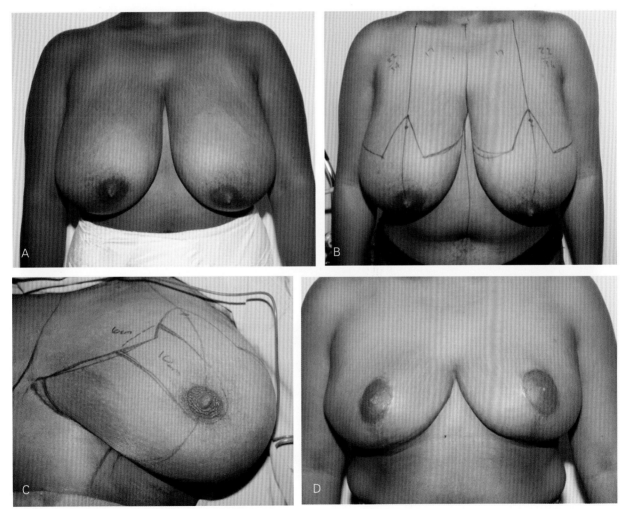

图 97.18 A. 一位中－重度乳房肥大症患者术前照。B. 倒 T 形切口设计。从胸骨切迹到乳头－乳晕复合体的距离,左侧为 36 cm,右侧为 34 cm;双侧新乳头到胸骨切迹距离均为 22 cm。C. 画出内侧蒂的范围为 6 cm×10 cm。D. 内侧蒂法乳房缩小术后 1 年。每侧乳房切除容量约 1 300 g。

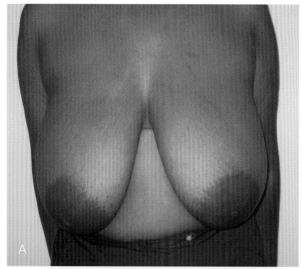

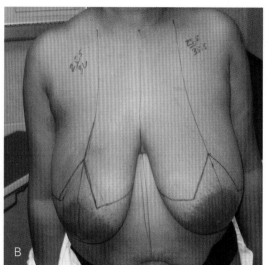

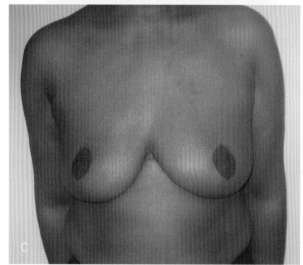

图97.19　A. 一位中度乳房肥大症患者的术前照片。B. 倒 T 形切口的上提距离约 10 cm。C. 内侧蒂法乳房缩小术后 1 年。每侧乳房切除容量约 700 g。

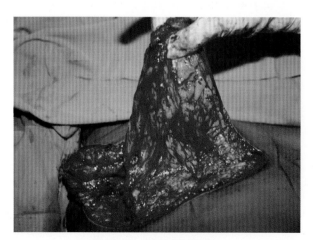

图 97.20　内上蒂被提起。

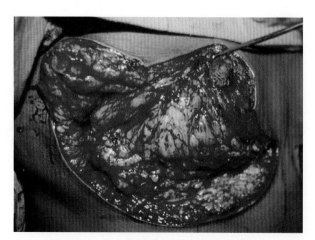

图97.21　内上蒂被移至倒 T 形切口顶角处。

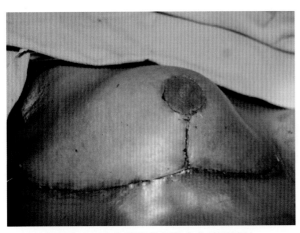

图 97.22　内上蒂法乳房缩小术后即刻观。

的穿支,这些血管被认为是乳房的主要供血血管。一般认为蒂瓣内只有一条主要动脉供血,而静脉回流则通过分支众多的静脉网实现[14]。动静脉系统均通过皮下平面进入蒂瓣。与血管分布相同,来自肋间神经分支的支配乳头－乳晕复合体的神经也走行于蒂瓣的极浅层[17]。

多项研究报告了该方法的安全性和并发症发生率。2007 年,Davison 等报道了 279 例不同组织切除量的内上蒂法乳房缩小术,无乳头坏死发生,总并发症率 18%[11]。其中 29% 的并发症发生于吸烟者,74% 发生于 BMI 大于 30 kg/m² 者,而这一数据显著低于其他研究中 BMI 大于 30 kg/m² 者。同时该研究中仅 0.91% 主诉感觉减退。另一研究中 Abramson 等报道了 88 例该手术,单侧平均组织切除量 1 814 g,平均手术时间 104.5 分钟[10]。该研究

中并发症率为 6.8% 并出现 1 例部分乳头坏死。术后 1 年随访时,单侧组织切除量 500～1 200 g 者乳头到下皱襞的距离增加 11%,大于 1 200 g 者距离增加 34%,而下蒂瓣乳房缩小术该距离平均增加 48%～72%。

内侧蒂法也被成功用于巨乳症和重度乳房肥大症的治疗[9,12]。大部分患者的血供和神经支配均可得到保留。Nahabedian 等报道了 45 例内侧蒂法手术,平均切除组织量 1 604 g,乳头－乳晕复合体转位成功率 98%,乳头－乳晕复合体感觉保留率也为 98%[9]。未发生乳头－乳晕复合体色素减退病例,乳房前凸度均得以恢复。Landau 和 Hudson 也报道了 61 例,平均切除组织量 1 379 g,未见乳头完全坏死者,部分乳晕坏死发生率为 6.5%,倒 T 切口汇合处裂开发生率为 18%[12]。另有几项研究较客观地评估了内侧蒂法乳房缩小术后乳头感觉情况[18,19]。其中一项研究发现术前乳房大小和术后乳头感觉呈负相关,且患者间存在显著差异[18]。

对比下蒂瓣和内侧蒂两种乳房缩小成形术,尽管内侧蒂组切除的组织量更大(1.7 kg vs. 1.1 kg),但两者在术后感觉保留方面无显著差异。但所有患者术后均出现一定程度的乳头客观感觉缺失。另一项 25 例内上蒂法乳房缩小术的研究也证实了这一结果,然而,有趣的是,大部分患者并无感觉缺失相关主诉[19]。

另有学者研究了内侧蒂法乳房缩小术后的哺

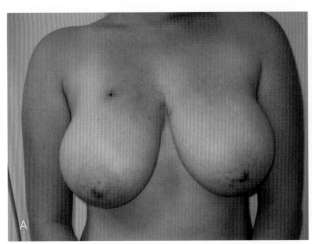 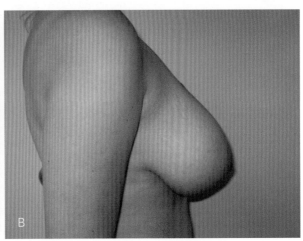

图 97.23　A. 一位轻度至中度乳房肥大女性患者的术前照片。B. Ⅱ度乳房下垂的侧面照。

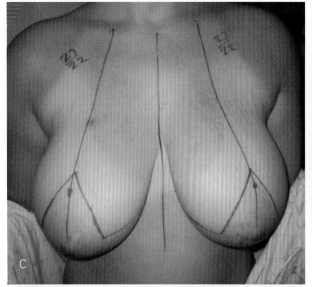

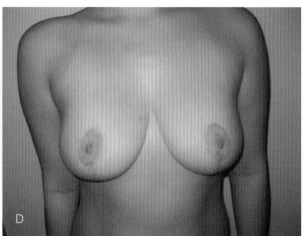

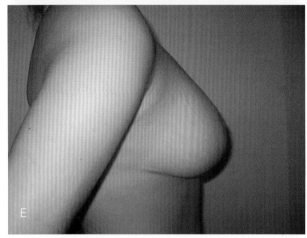

图 97.23（续） C. 倒 T 形切口法的标记。乳头－乳晕复合体提升的高度为 5 cm。D. 内上蒂乳房缩小成形术后 1 年随访照。每侧乳房切除组织量约为 350 g。E. 乳房术后侧面照显示显示下垂已矫正。

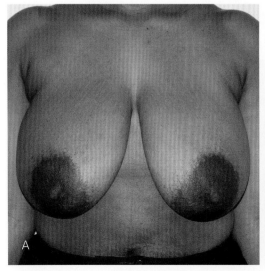

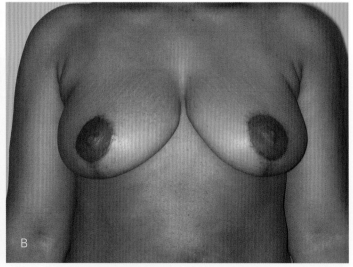

图 97.24　A. 一位中度乳房肥大症患者的术前观。B. 内上蒂法乳房缩小术后 1 年。每侧乳房切除容量约 650 g。

乳情况[20,21]。如定义哺乳成功为哺乳 2 周以上，与 151 例未手术巨乳症组患者相比，59 例内侧蒂法乳房缩小术组患者哺乳成功率与其基本相同，两组分别为 62% 和 65%。该结果和其他乳房缩小术法的数据相当。对照组补充喂养率为 34%，而手术组该比例为 38%。

内上蒂法略做改良后可应用于大幅度减重后患者的乳房外形改善[22]。对于这些患者而言，腺体切除有限，而 Wise 法可作为其皮肤切除的主要规范；且为获得足够的前凸度，往往需将乳房的内、外侧柱折叠。此外，内上蒂法也可应用于乳房肿瘤整形重建，且尤其适合位于乳房下部的肿瘤[23]。

综上所述，基于内侧蒂和内上蒂的乳房缩小成形术具有以下优势：

- 安全性高。乳头存活率接近 100%，乳头感觉保留率高，且并发症发生率相对较低。
- 内侧蒂和内上蒂的血供主要来自胸廓内动静脉的穿支，该血管也是整个乳房及乳头 - 乳晕复合体主要的供血血管，因此蒂瓣血供良好。
- 内侧蒂和内上蒂法的去表皮化和腺体组织切除均较便捷，可缩短手术时间。
- 术后的乳房外形可长时间保持上侧和内侧的饱满，达到理想的美学效果，并将"乳房触底"的风险最小化。
- 适用性广泛，适合不同的乳房大小和形状，均可达到稳定效果。

编者评论

当下蒂法乳房缩小术为全美最常用的乳房缩小术时，内侧蒂和内上蒂法由于本章所述之原因悄然流行。

内侧蒂法较下蒂瓣法耗时更短且适用性更广。切除下部的乳腺组织、保留上侧或内侧乳腺从而更好地保留感觉。

内上蒂和内侧蒂法是我的首选术式，并根据术前计划做出具体选择。与作者的不同之处在于：对于非常大且宽的乳房，我在设计倒 V 形切口时会选择更大的角度和更宽的两垂肢；在某些病例中，进行乳房缩小术和乳房悬吊术时，我更倾向于将切口的角度设计的更大，从而将乳房缩的更窄；同时我在外侧瓣保留足够多的乳腺组织，这样可将外侧瓣和蒂部及内侧瓣的腺体缝合，形成较好的圆锥状。

当我初学设计全乳房下皱襞切口时，即已知悉下皱襞位置可通过切除其下方乳腺组织来进行调整。现在在许多病例，我常把乳房下皱襞切口的内外侧往上方微调，这样做优点有三：其一，乳房下皱襞处切口下缘常常短于切口上缘，缝合时容易出现大量的乳房皮肤皱缩，而这种微调有助于缩小切口上缘存在的长度差距；其二，因为乳房下皱襞切口上下缘长度基本相等，以及切口可与外侧脂肪瓣连续缝合，从而有助于减少"猫耳"形成；最后，因为切口下缘无须延长至整个乳房下皱襞，从而缩短了切口，对于乳房下皱襞需向外延伸至侧后方皮瓣者尤有价值。

参考文献

[1] Palmer JH, Taylor GI. The vascular territories of the anterior chest wall. *Br J Plast Surg* 1986;39:287.

[2] Jaspars JJ, Posma AN, van Immerseel AA, et al. The cutaneous innervation of the female breast and nipple-areola complex: implications for surgery. *Br J Plast Surg* 1997;50:249.

[3] Sarhadi NS, Dunn JS, Lee FD, et al. An anatomical study of the nerve supply of the breast, including the nipple and areola. *Br J Plast Surg* 1996;49:156.

[4] Orlando JC, Guthrie RH. The superomedial dermal pedicle for nipple transposition. *Br J Plast Surg* 1975;28:42.

[5] Hauben DJ. Experience and refinements with the supero-medial dermal pedicle for nipple-areola transposition in reduction mammaplasty. *Aesthet Plast Surg* 1984;8:189.

[6] Finger RE, Vasquez B, Drew GS, et al. Superomedial pedicle tech-

nique of reduction mammaplasty. *Plast Reconstr Surg* 1989;83:471.

[7] Hauben DJ. Superomedial pedicle technique of reduction mammaplasty. *Plast Reconstr Surg* 1989;83:479.

[8] Hall- Findlay EJ. A simplified vertical reduction mammaplasty: shortening the learning curve. *Plast Reconstr Surg* 1999;104:748.

[9] Nahabedian MY, McGibbon BM, Manson PN. Medial pedicle reduction mammaplasty for severe mammary hypertrophy. *Plast Reconstr Surg* 2000;105:896.

[10] Abramson DL, Pap S, Shifteh S, et al. Improving Long-term breast shape with the medial pedicle Wise pattern breast reduction. *Plast Reconstr Surg* 2005;115:1937.

[11] Davison SP, Mesbahi AN, Ducic I, et al. The versatility of the superomedial pedicle with various skin reduction patterns. *Plast Reconstr Surg* 2007;120:1466.

[12] Landau AG, Hudson DA. Choosing the superomedial pedicle for reduction mammaplasty in gigantomastia. *Plast Reconstr Surg* 2008;121:735.

[13] Nahai FR, Nahai F. MOC-PS CME article: breast reduction. *Plast Reconstr Surg* 2008;121:1.

[14] Michelle Le Roux C, Kiil BJ, Pan WR, et al. Preserving the neurovascular supply in the Hall-Findlay superomedial pedicle breast reduction: an anatomical study. *J Plast Reconstr Aesthet Surg* 2010; 63(4):655-662.

[15] van der Meulen JC. Superomedial pedicle technique of reduction

mammaplasty. *Plast Reconstr Surg* 1989;84:1005.

[16] O'Dey DM, Prescher A, Pallua N. Vascular reliability of the nipple-areola complex- bearing pedicles: an anatomical microdissection study. *Plast Reconstr Surg* 2007;119:1167.

[17] Schlenz I, Sandra Rigel S, Schemper M, et al. Alteration of nipple and areola sensitivity by reduction mammaplasty: a prospective comparison of five techniques. *Plast Reconstr Surg* 2005;115:743.

[18] Mofid MM, Dellon AL, Elias JJ, et al. Quantitation of breast sensibility following reduction mammaplasty: a comparison of inferior and medial pedicle techniques. *Plast Reconstr Surg* 2002;109:2283.

[19] Ferreira MC, Costa MP, Cunha MS, et al. Sensibility of the breast after reduction mammaplasty. *Ann Plast Surg* 2003;51:1.

[20] Cruz NI, Korchin L. Lactational performance after breast reduction with different pedicles. *Plast Reconstr Surg* 2007;120:35.

[21] Cruz N, Korchin L. Breast feeding after vertical mammaplasty with medial pedicle. *Plast Reconstr Surg* 2004;114:890.

[22] Losken A, Holtz DJ. Versatility of the superomedial pedicle in managing the massive weight loss breast: the rotation advancement technique. *Plast Reconstr Surg* 2007;120:1060.

[23] Munhoz AM, Montag E, Arruda EG, et al. Superior-medial pedicle dermoglandular pedicle reduction mammaplasty for immediate conservative breast surgery reconstruction: technical aspects and outcome. *Ann Plast Surg* 2006;57:502.

Armando Chiari, Jr.

James C. Grotting

第 98 章

L形短瘢痕乳房整形术
The L Short-scar Mammaplasty

引言

尽管采用了多种手术技巧的乳房缩小术一直令众多患者颇为满意,但是标准的或称为倒T形的乳房缩小术会留下狭长的切口瘢痕,促使整形外科医生寻求缩小手术瘢痕的技术,缩小或消除缩乳术纵向或横向的手术切口,并同时保持美好的乳房凸度、形态和对称性。

虽然这些目标在巨乳症的缩乳治疗中难以实现,但是选择合适的患者进行"L形短瘢痕"或Chiari乳房缩小术可达到良好的整形效果。"保留比切除更为重要"是这项技术的指导原则,这项外科技术需要切除乳房下部、深部的乳房组织和相应的皮肤,并保护好乳管系统。在几乎所有运用该种缩乳方式的病例中,乳房基底被切除,而第3、第4和第5肋间神经外支予以保留。

适应证和患者选择

乳房肥大分为轻度(需切除不超过300 g)、中度(300～600 g)、重度(600～900 g)和极重度(900 g～1 200 g或更多)。Chiari缩乳术最适合于轻度至中度乳房肥大的女性,这种手术术后仅产生一个L形短瘢痕。自1999年以来,垂直切口乳房缩小术是主流,但是垂直成形术所致瘢痕明显,"mini-L"形瘢痕已用于轻度乳房肥大及下垂(图98.1和图98.2),特别是该术式与硅胶假体乳房悬吊术相结合效果更好。根据乳房皮肤的下垂程度和弹性,重度乳房肥大行乳房缩小术治疗的患者通常需要进行二次重建修复。该项技术的改进可以有效避免二次手术。然而,极重度乳房肥大、严重的乳房下垂(Ⅲ～Ⅳ级)、皮肤弹性不足会导致术后外形不美观,这类患者就必须考虑选择一种能够降低二次修复概率的术式。

因为该术式侧重于保留而非切除,我们认为乳房对称性的矫正是最重要的(图98.3～图98.5)。如果不考虑对双乳比例进行比较,就很容易确定非对称乳房的乳房缩小术。

术前标记

外科医生如果不熟悉Chiari乳房缩小术,术前标记将无从下手。以下将逐步描述标记定位。自1999年以来,最初的标记定位只是为了评估乳房中央而非乳房两侧整形所需的皮肤组织量[1]。

标记由胸腔宽度、胸部正中线和乳房下皱襞决定,而不是一个固定模式。再次强调,重点是保留而不是切除。

患者取站立位,乳房正中线和胸骨正中线做好标记。胸腔宽度即两侧腋窝皱襞之间的距离,除以4得到关键测量值X。标记者将手轻轻托起乳房,确定A点,即乳房下皱襞在乳房中线上皮肤投影点A。A'点为沿乳房中线A点2 cm以上的点(图98.6)。患者取仰卧位,随后的标记需在皮肤保持张力下进行(图98.6B和图98.7B)。

点C标记于距胸骨中线外X cm(平均8 cm),乳房下皱襞上1 cm处(图98.6)。点B位于距胸骨中线X+2 cm(平均10 cm),C点以上8 cm(图98.6B和图98.7B)。对于较大的乳房,BC连线可达16 cm长。B点位于A点和乳头之间,这由实验和误差决定(图98.6和图98.7)。B'点与B点翻折重叠(图98.7A),我们塑造了新的乳房轮廓,但它必须在无张力状态下才能有良好的凸度(图98.7A)。使胸外侧部皮肤更有效地向内侧拉伸致B'点和C点位于一条直线上,C'点距离B'点7 cm(图98.7B)。最后,D点定位乳房下皱襞上1.5 cm

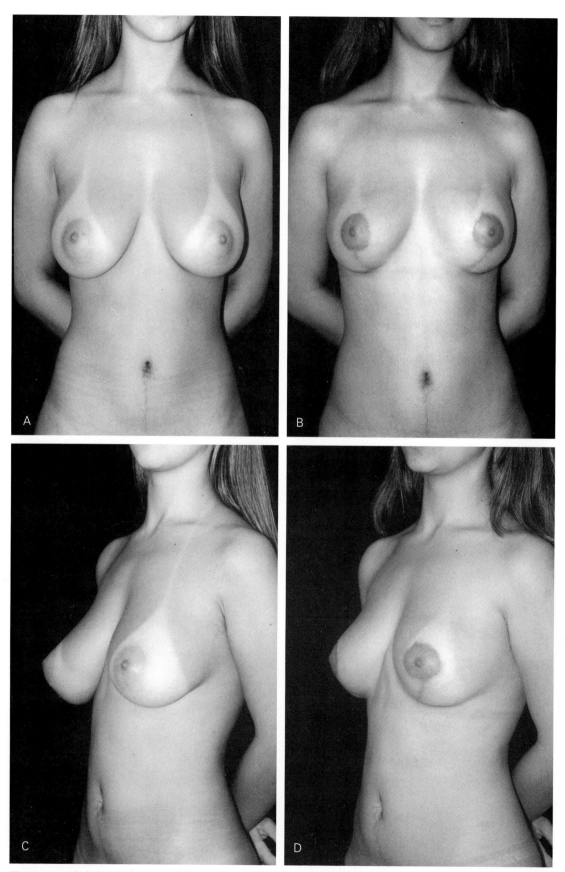

图 98.1　20 岁患者术前（A、C）和术后 1 年（B、D）采用 "mini-L" 形瘢痕乳房缩小术，切除左乳 155 g 组织和右乳 180 g 组织。

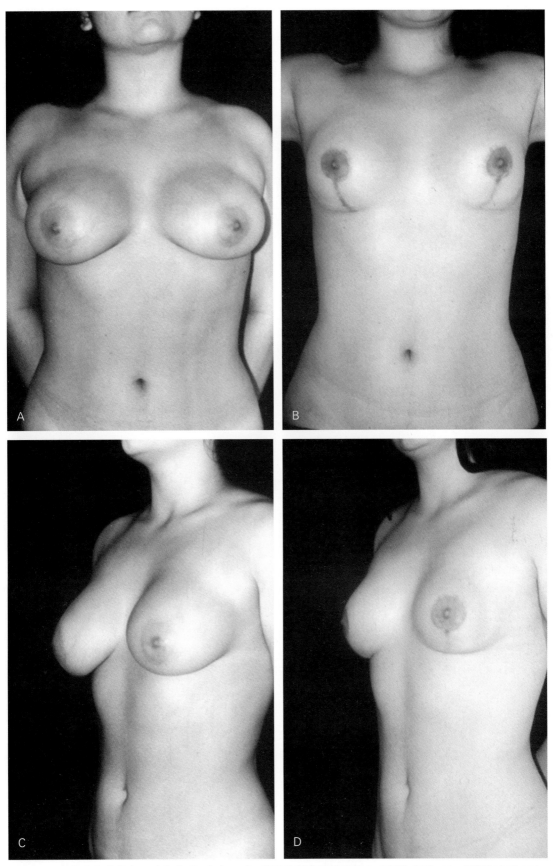

图98.2　18岁患者术前(A、C)和术后1年(B、D),采用垂直瘢痕乳房缩小术切除左乳230 g组织和右乳200 g组织。

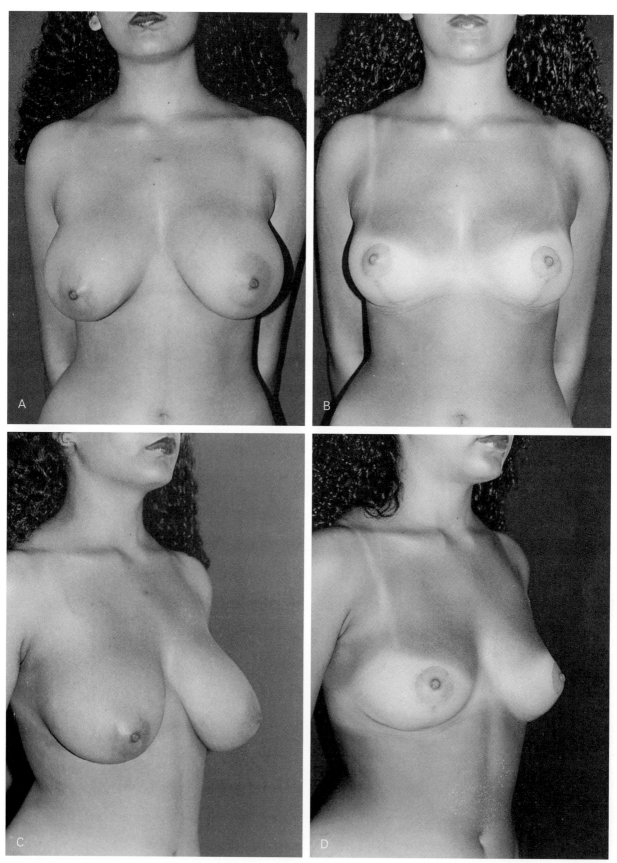

图98.3　16岁患者术前(A、C)和术后14个月(B、D),切除左乳340 g组织和右乳260 g组织。

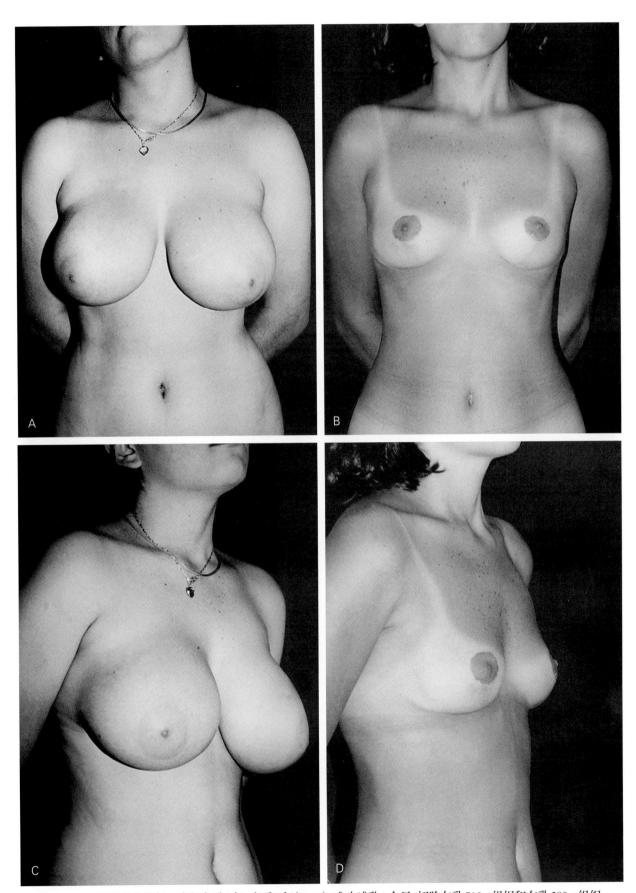

图98.4　18岁患者术前（A、C）和术后8年、产后1年（B、D），成功哺乳1个月，切除左乳710g组织和右乳580g组织。

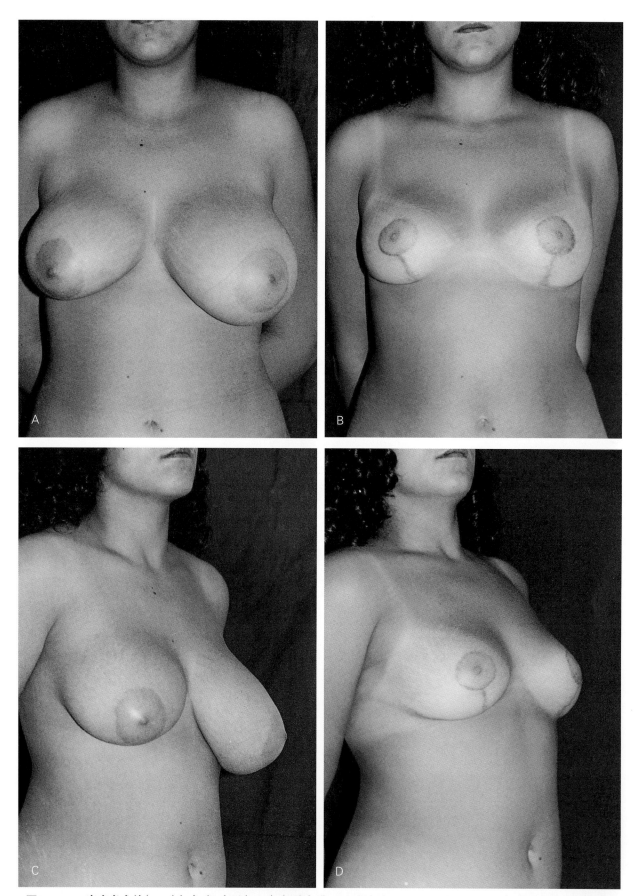

图98.5 16岁患者术前(A、C)和术后8个月(B、D),切除左乳730 g组织和右乳350 g组织。注意术前双乳的不对称性。

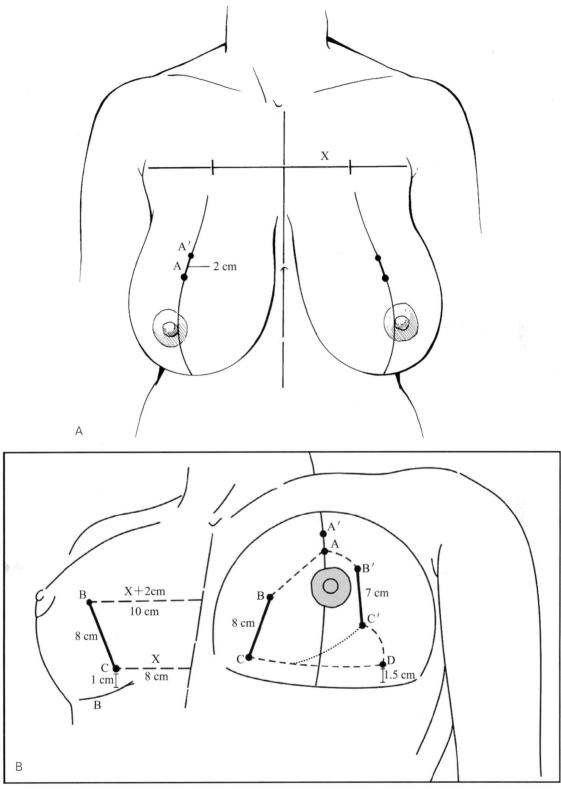

图98.6 A. 患者站立位,胸宽均分为四等份,A 点为乳房下皱襞到乳房前面皮肤上的投影点。所有后续标记定位需要患者取仰卧位,并使乳房皮肤处于张力状态下。B. 图中标记点的确定与关键标记(X)、乳房下皱襞线和胸骨线相关。

处,位于BC线和B'C'翻折重叠时皮肤皱褶线上(图98.6B)。最后的标记形成一个扭曲梯形,B'C'线始终位于BC之上。BC(长)和BC(短)线对拉缝合后就成了L形瘢痕中的垂直瘢痕。将两C点重叠缝合后,原来的拱线C'D'就形成了L形瘢痕中的横向瘢痕(图98.6~图98.8)。

手术技巧

取A点、B点、B'点连线、过B点水平线和过B'点垂直线为手术切口,切除除乳晕线外的皮肤。沿CDC'线切开皮肤(图98.6B),沿胸大肌方向切除乳腺组织至胸大肌下缘近1 cm。切除范围为胸大肌水平,从胸大肌的下缘至上胸的边界,解剖上达第3、第4和第5肋间神经和内侧神经的前皮分支的水平。

患者取半卧位行实质切除。乳房A点会使乳房向上收缩。垂直皮肤沿CD切开腺体实质,沿BC、B'C'切开,与胸壁呈60°角(图98.9),切口在胸肌筋膜上交汇。楔形切除切口范围内组织,除了行乳房悬吊术需要它作为上部组织的填充物(图98.10~图98.12)。乳腺上极腺体及乳头下腺体保留,内、外侧腺体为支撑(图98.13)。最后沿B向同侧腋下切开腺体(图98.9),与乳管系统平行。对于疏松乳房组织来说,这样的操作是不必要的,但是对于致密乳房组织,这个切口或部分乳房组

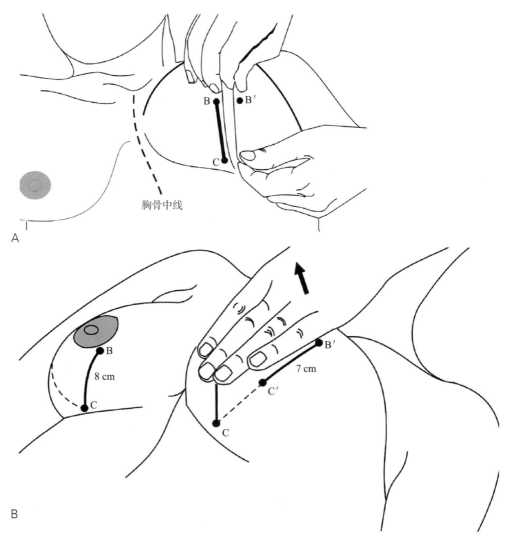

图98.7 A. B'点与B点翻折重叠,展现新的乳房轮廓,具有良好的形态且皮肤无张力。B. 将乳房向内上方牵拉致B'点和C点位于一条直线上,C'点位于这条线上且距离B'点7 cm。

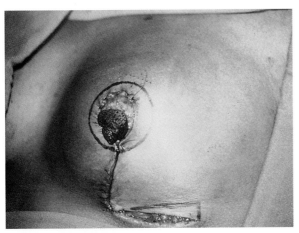

图 98.8 新乳晕的塑形是通过切除邻近乳晕旁的多余皮肤来设计形成的。

织的切除至关重要。这将从剩余的乳房中分离出"侧柱",使它与覆盖的皮肤一起重组。这两根柱子的基座现在被重新分割,柱子高度为 7 cm(图98.13)。同样,要注意保护横向肋间神经分支。

从基底开始,缝合切开的内外侧腺体(图

98.13 和图 98.11)。BAB'C'DD'范围内的皮肤被切除(图 98.8)。以 A 为顶点,标记新的乳晕位置。在所有的病例中,我们都用无色 4-0 缝线做了圆形皮内连续缝合[2](图 98.14),以避免乳晕扩大。垂直瘢痕一般从 3.5 cm～6 cm 不等。有时,很有必要切除一小三角形样的皮肤来调整水平瘢痕(图98.8)。

结果

手术过程安全可靠,几乎无并发症。1 822 例手术患者中有 6 例出现乳晕缺失(911 例)。6 例患者仅接受单侧乳房缩小术。4 名患者需要在新的乳房下皱襞行二次抽脂术。乳头－乳晕感觉保留良好。虽然乳管系统得以保存,尤其是在轻度肥大的患者中,但是术后母乳喂养成功率没有被统计。

对轻度至中度乳腺肥大的妇女,BC 和 B'C'分

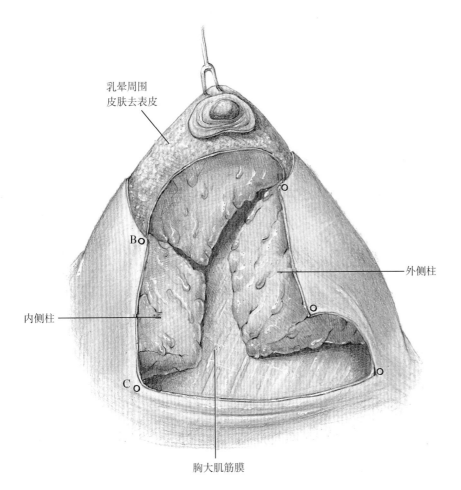

乳晕周围皮肤去表皮

B

内侧柱

外侧柱

C

胸大肌筋膜

图 98.9 沿着 BC 和 B'C'的切口以 60°的角度向胸壁倾斜。

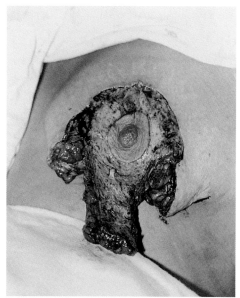

图 98.10 乳房悬吊术时,BC 和 B′C′之间的楔形组织被作为皮瓣保留,用来填充上极。

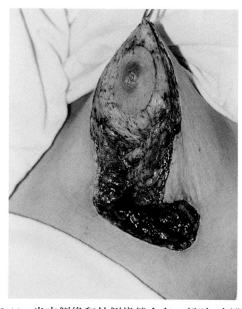

图 98.11 当内侧缘和外侧缘缝合在一起时,皮瓣位于上极。

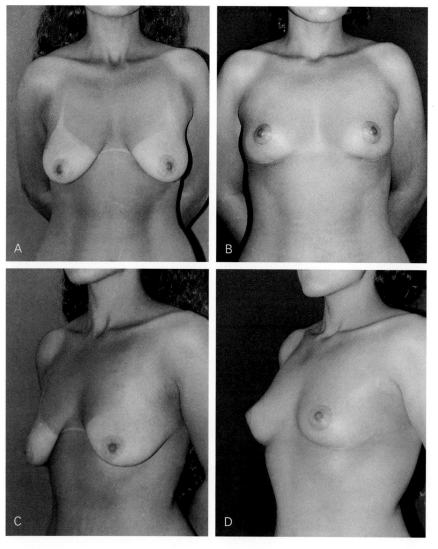

图 98.12 18 岁患者术前(A、C)和术后 12 个月(B、D)。无腺体切除,所有的组织都被作为皮瓣填充上极。

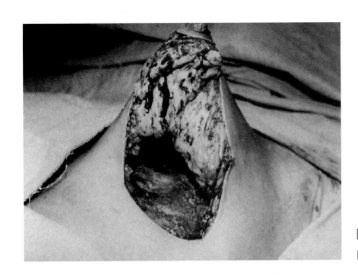

图 98.13　切除腺体位于上极,包括乳头下方、外侧和内侧腺体。

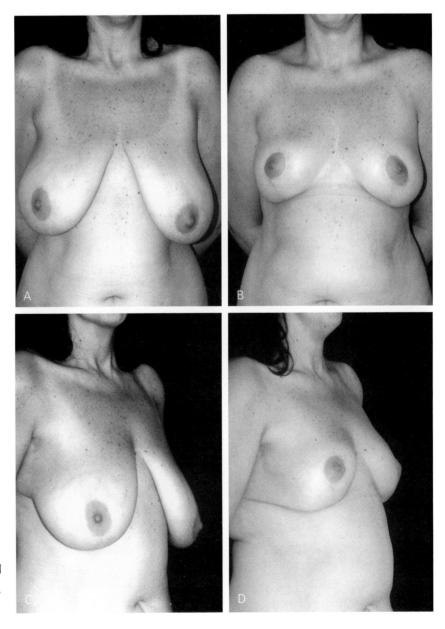

图 98.14　37 岁患者术前(A、C)和术后 1 年(B、D),切除左乳 415 g、右乳 400 g。

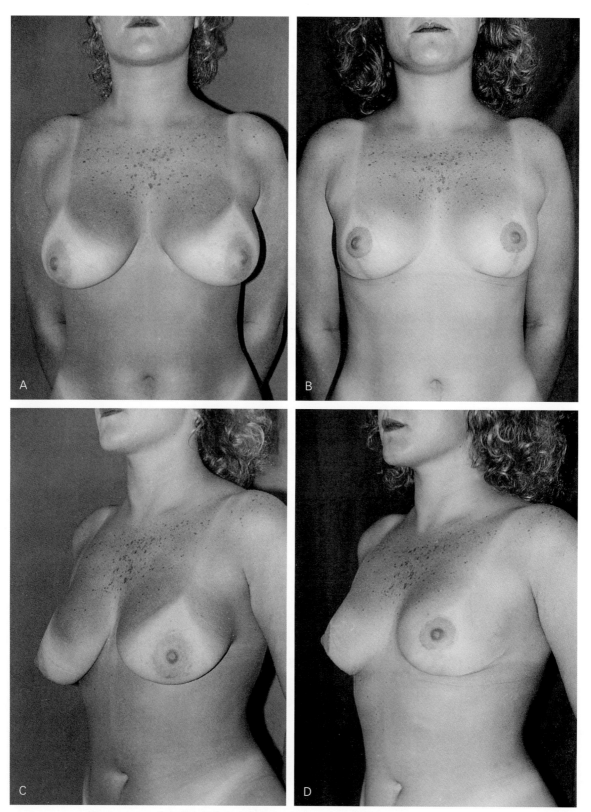

图98.15 22岁患者术前(A、C)和术后1年(B、D),左乳切除230 g,右乳切除240 g。

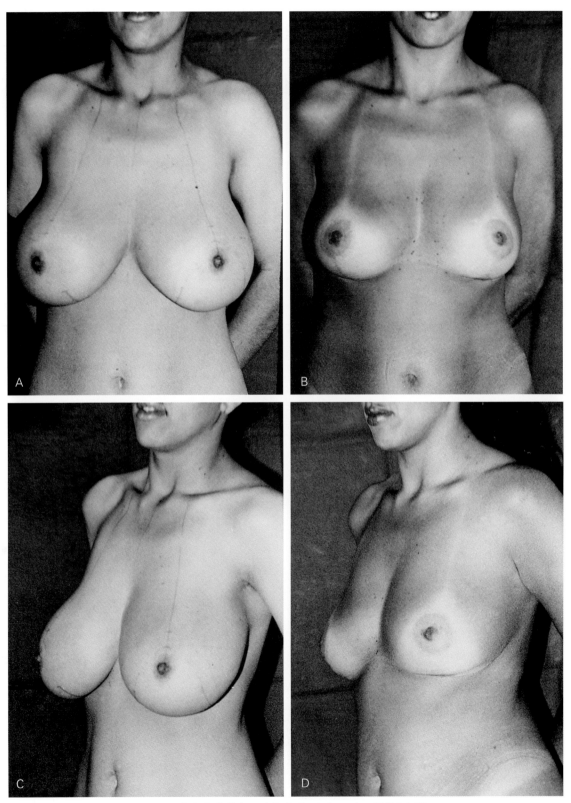

图98.16　27岁患者术前(A、C)和术后3年(B、D)。双乳各切除580 g。

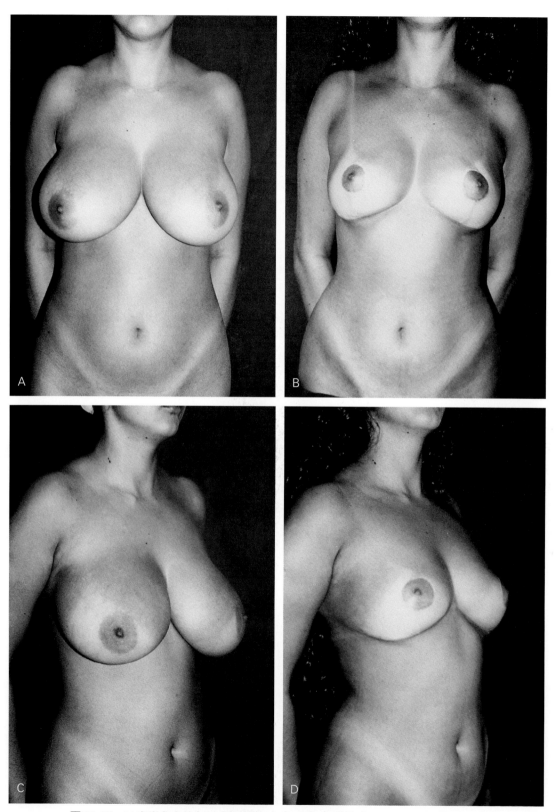

图98.17　20岁患者术前(A、C)和术后2年(B、D),左乳切除530 g,右乳切除610 g。

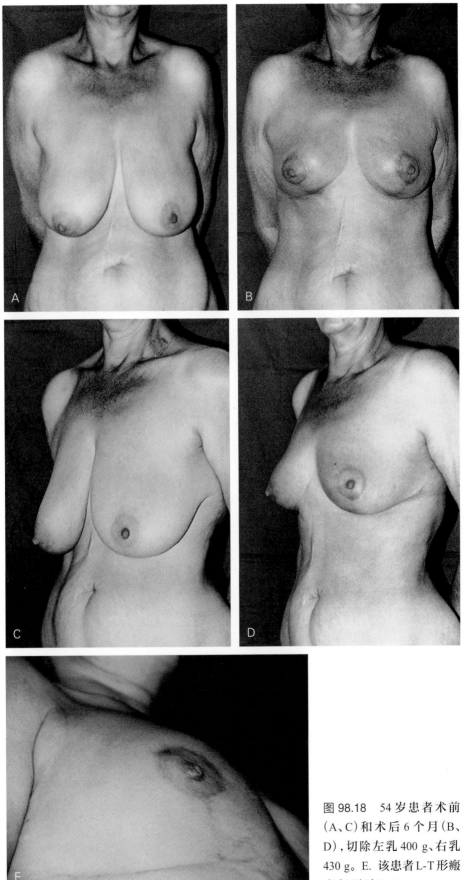

图 98.18　54 岁患者术前
（A、C）和术后 6 个月（B、
D），切除左乳 400 g、右乳
430 g。E. 该患者 L-T 形瘢
痕水平部长 2.5 cm。

别为8.0 cm和7.0 cm的长度（图98.6和图98.7）。对中度至重度乳房肥大，BC可达16 cm。乳房皮肤无张力的重塑，L形切口的垂直部分的瘢痕（BC和B′C′的缝合部位）平均长度为5.0～6.0 cm（图98.8）。

在皮肤弹性程度相对差和中度下垂的患者（图98.1～图98.3和图98.15），甚至在需要切除600～900 g的乳房肥大的患者中，Chiari缩乳术取得了一致的良好结果（图98.4、图98.5、图98.16和图98.17）。如果是明显肥大、皮肤弹性不足、严重下垂的患者选用此术式则需要进行二次重塑。为了避免第二次手术，BC线要长于8.0 cm（最小距离）。结果显示，中下极多余的皮肤形成的"猫耳"会由于B′C′短于BC而消失。最后的瘢痕呈L-T状，小于经典的倒T瘢痕（图98.18）。

1999—2003年，垂直和L形短瘢痕乳房缩小术被倡导（图98.1、图98.2和图98.14），并在2001年[3]和2002年有两本专著出版[4]。然而，一些皮肤弹性差和下垂严重的患者很少变大，早期易下垂。自2003年以来，短L-切口仅适用于轻度肥大、下垂且皮肤弹性良好的患者（图98.1和图98.2），尤其与硅胶假体相关的乳房悬吊术。

结论

Chiari或"L形短瘢痕"乳房缩小术是一种有效的技术，可以用于轻度到中度乳房肥大患者。它的主要优势在于瘢痕的位置更好且长度更短，此外，它消除了内侧和外侧腺体，乳晕保留如初。一系列的操作完好地保留了乳房的形状、凸度和神经功能。Chiari乳房缩小术应该成为乳腺外科医生美学塑形的重要术式。

编者评论

Chiari医生和Grotting医生的"L形短瘢痕"乳房缩小术效果完美。这项手术像建筑学一样使用几何规划和特定的乳房造型，以达到完美的效果。它与B形切口和单侧改良菱形乳房缩小术有一些相似之处。其他几位欧洲和南美作者也曾描述过类似的手术方式。

作者非常明确地认为，这项手术的标记和方案可能会使初学者望而却步。因此，建议任何对使用"L形短瘢痕"乳房成形术感兴趣的人应该和另一位熟悉该手术的外科医生一起花费一些时间学习，以此可以取得一致的良好效果。虽然McKissock法、下蒂瓣、乳头复合组织游离移植术因简单和易修复获益多，但"L形短瘢痕"乳房成形术和一些类似技术取得了非常有吸引力的效果，即便存在让人觉得复杂、不满意及难以修复的风险。

（S.L.S.）

参考文献

[1] Chiari A Jr. The L short-scar mammaplasty: a new approach. *Plast Reconstr Surg* 1992;90:233-246.

[2] Benelli L. A new periareolar mammaplasty: the "round block" technique. *Aesthet Plast Surg* 1990;14:93-100.

[3] Chiari A Jr. The L short-scar mammaplasty: 12 years later. *Plast Reconstr Surg* 2001;108:489-495.

[4] Chiari A Jr. The L short-scar mammaplasty. *Clin Plast Surg* 2002; 29:401-409.

第 99 章

Simon G. Talbot
Julian J. Pribaz

无垂直切口的乳房缩小术
The No-vertical-scar Breast Reduction

概论

乳房缩小术是美国最常见的乳房手术之一。2007年,美国社会整形外科学会公布超过106 000例的患者接受了乳房缩小术(自1992年以来增加了167%),并将其列为美国最重要的5个整形手术之一[1],乳房缩小术与患者的满意度及生活质量的提高密切相关[2,3]。

乳房缩小术的主要目的是在保留乳头-乳晕及周围血管的同时切除和重塑过剩和冗余的乳腺组织和皮肤[4]。理想的乳房缩小术应该是以最小的手术切口来维持乳房良好的外形、较好的凸出、稳定的乳房下皱襞、保留分泌乳汁的功能、维持长时间的结构稳定性,最终产生"完美"的乳房大小和形状[5]。此外,理想的术式应该具备容易操作,其他外科医生易学、易教,快速、无并发症等特点。但是,正如可用的手术数量所证明的那样,没有一种方法适合"所有状态",并且患者的选择对于获得任何个体的最佳结果都是至关重要的。垂直瘢痕的乳房缩小术手术也不例外。

乳房缩小技术形式各异,产生了垂直、水平和乳晕旁瘢痕的组合。此外,乳头-乳晕区的血供可能是来源于基底、外侧、内上、中央、垂直、水平皮瓣或外侧皮瓣。虽然已经发明了各种各样的手术切口、瘢痕和组织蒂,但目前最受欢迎的仍然是各种形式的倒T形手术切口法[4,6]。在一组乳房明显下垂需要大量缩减的患者中,仅使用乳晕和下水平切口的技术就能产生良好的手术效果,它具有形状好、环形瘢痕少、乳头-乳晕具有良好的血供及神经分布、泌乳功能良好,以及稳定的乳房下皱襞等特点。这种术式相对快速、简单、可靠、可重复、易教,而且相对并发症少。

在乳房缩小术中,无垂直手术切口乳房缩小

术论证如下:首先,由于倒T形缩乳术造成的大面积瘢痕而影响美观,并可能出现伤口并发症,尤其是在切口的"T形交叉点处",这一区域容易出现增生性瘢痕[5,7]。此外,当外科医生评估类似过度增生、乳晕颜色、垂直乳房下缘的切口瘢痕等因素时发现它们有随时间推移而变宽的趋势[3]。第二,严重破坏乳房下皱襞可能导致假性下垂或乳房触底,不利于长期维持乳房的外形。第三,在乳房非常大的乳房缩小术中,倒T形下蒂瓣过长对于维持乳头-乳晕复合体来说不够可靠,一些学者提倡当转移蒂部长度超过10 cm时使用游离乳头移植[8]。许多乳房缩小术的方法适合做相对小的乳房,这些术式在较大乳房缩小术中可能会影响乳头的血供和感觉[7]。第四,垂直切口的伤口愈合和挛缩可能导致乳晕瘢痕扭曲,使乳晕形成不自然的卵圆形[6]。基于以上几点,环乳晕切口最受患者欢迎,将手术切口置于从正面看时的乳房最低点,而且一个能够被乳房隐藏的位置容易被患者接受[3,6,9]。因此,对一些患者来说,避免垂直的瘢痕是十分重要的[10]。

历史进程

乳房缩小手术可以追溯到1669年,由英国William Durston首创。20世纪30年代,在对乳头的真皮下血管丛血供进行研究后,包括去除表皮蒂皮瓣在内的许多新术式都被开发出来[11]。正是基于这个基础,Wise在1956年发表了一篇关于乳房几何形状的论文,提出了现在流行的"Wise模式"乳房缩小术的方法,即基于去表皮下蒂瓣和倒T形切口从一个或两个象限内切除楔形腺体组织[12]。自20世纪60年代以来,Arié、Pitanguy、Strömbeck、McKissock和Skoog等外科医生都使用了倒T形切口的去表皮瓣切除术这一方法来扩大其乳房缩小术的选择[13-15]。

乳房缩小的另一个进展是瘢痕的最小化。尽管乳房缩小术的患者满意度很高，但对很多患者来说，手术瘢痕仍是她们担心的重要问题之一[3]。Benelli[4,16]（乳晕切口乳房缩小术）、Lassus[13]（垂直切口乳房缩小术）、Lejour[17,18]（改良垂直切口乳房缩小术）和Hall-Findlay[19]（简化垂直切口乳房缩小术）已经适用环乳晕切口和垂直切口来减少水平及乳房下皱襞的瘢痕[20]。

Passot[6,21]被认为是在20世纪20年代用无垂直切口行乳房缩小术的第一人。仅从乳房下极以楔形的方式切除多余的组织。这种术式适用于轻度肥大和中度下垂的患者[22]。

1967年，Robertson发表的乳房缩小术是通过乳房的水平中轴切除乳房中心的一个楔形组织[23]。切除乳头下的乳房中央腺体组织，上提下象限的钟形皮瓣，而乳头-乳晕区则由游离移植重新来填充。这条陡峭的、钟形的下切口和直上的切口消除了切口长度的差异，但在乳房的中间轴和新的乳头-乳晕区形成了一个钟形的弧形瘢痕。

Ribeiro[22,24]在1975年根据Thorek、Maliniac[25]和Conway[26]等常用的乳头-乳晕游离移植技术为基础进行改良，重新推广了Passot的乳房缩小术。Ribeiro的术式的特点是将乳房缝合成圆锥形，不需要游离移植乳头-乳晕，术后用石膏来帮助乳房塑形。值得注意的是，与其他学者相比，Ribeiro将下切口放在了乳房下皱襞下方2 cm处，这使切口位于治疗后的"适当位置"。Ribeir后期发表的论著讨论了患者对乳房扁平和水平长瘢痕的不满，鼓励使用改良的倒T形垂直切口和环乳晕切口来移植下象限的脂肪组织[27]。

在1983年Hurst等发表的一篇论文中，对Robertson首次报道的技术进行修改，使用了一种广泛的、钟形的具有10 cm长度的下蒂瓣，在其上方的去表皮的皮瓣包括乳头-乳晕复合体。这样使乳头-乳晕复合物有足够的血供，所以不需要乳头游离移植，但最终的结果和Robertson的技术一样仍然有一个钟形的瘢痕穿过乳房的中轴线[28]。

在20世纪90年代初，Yousif等发表了一篇论文，他们使用了一种无垂直的切口技术来治疗非常大和（或）下垂乳房。他们的"裙状技术"是为了减少乳头-乳晕复合体距新乳头中心位置大于7.1 cm的情况下出现难看的瘢痕而产生的[29]。这种方法是在蒂部上覆盖一个上部的皮瓣，剩余的乳腺组织在一个轴向平面上缝合起来后形成下极。其重点放在"内部凸出的轮廓"上而形成一个圆锥形以稳定形态，而不是依赖皮肤罩来稳定形态。此外，多余的下皮肤聚集在切口的中心，形成多个小锥体以帮助维持凸度。

我们的无垂直手术切口的乳房缩小术（也被称为Boston改良的Robertson技术）是从改良的Robertson技术演化而来，其中包括进一步的修饰和一些改进。这与Passot的技术有本质的不同，Passot的技术切除了下象限乳腺的楔形组织，而且仅用于较小的乳房缩减。它也与最初的Robertson[23]和Hurst[28]（改进的Robertson）技术不同，这些技术从正面和胸部的水平轴上可以露出瘢痕。还有其他的整形方法可以缩小乳房的横向直径并改善凸度。切口的选择和乳头-乳晕复合体的位置不同于Keskin等描述的技术[30]。无垂直切口的乳房缩小术的水平瘢痕位于乳房下皱襞的1.5～2 cm以上，使其仍然隐藏在乳房的投影中而且不会被胸罩摩擦，因此使其保持大而宽的金字塔形状乳头-乳晕复合体的优势的同时使瘢痕不显眼[5]。这种术式即使在非常大的乳房缩小术中也可以避免乳头游离移植。

适应证

对于较大的且明显下垂的乳房，无垂直切口的乳房缩小术是一种有效而可靠的乳房缩小手术。在新乳晕的下缘边缘与有色乳晕皮肤的上边缘之间需要6～7 cm（至少5 cm）的无色素皮肤[5,6]。这样可以充分覆盖下极，而不会出现穿过乳房中心的可见瘢痕。无明显下垂或乳晕偏小的情况则不能实现以上的效果。这种术式对单纯乳房悬吊术无效。

这项技术对于大乳房的乳房缩小术有几个突出的优点。首先,它消除了一个垂直的瘢痕,并将横向的瘢痕隐藏在乳房下方的阴影中。其次,由于宽而下部和中央的锥形蒂,不再需要游离移植乳头。第三,假性下垂最小化可由未移动的下极及中央锥形皮瓣和完整的乳房下皱襞来实现。第四,位于蒂部上方的基于上极的"裙状"皮瓣就如内在胸罩一样起到支撑乳房组织的作用。因此消除了倒 T 形斑痕乳房缩小术中常见的拉伸,并避免了 T 形切口裂开的问题。第五,此术式可靠、易学、易教,而且在肥胖患者中可以安全实施。

通过对极度下垂的乳房渐进性增生肥大和病理生理学进行研究,这一术式的可靠性得到了验证。通常,随着乳房的增大变得下垂时,乳头-乳晕复合体开始下降,从胸骨切迹到乳头的距离逐渐增加,甚至可能达到 50 cm。然而,从乳头-乳晕到乳房下皱襞的距离增加的程度小得多,几乎不超过 20 cm[31]。结果是乳头-乳晕复合体可能会下降到从正面的角度看不可见的位置。发生这种情况的机制还不完全明确,它可能与 Cooper 韧带有关。因此,在乳房很大和下垂的情况下,切除皮肤和乳腺组织有助于上提乳房的上极。此外,下极和中央锥形带蒂皮瓣在维持乳头的血管性和敏感性方面是最优的选择。

这一术式的最后一个关键点是在行乳房切除术后行横向腹直肌肌皮瓣乳房重建(TRAM)术后,要求行对侧对称手术的患者。重建后的乳房可能更小,下垂不明显,也更扁平,而这种术式可以通过对侧重建使术后的乳房具有更好的对称性[9]。

禁忌证

与其他乳房缩小术一样,该术式也有一些禁忌证。

在无明显乳房下垂的患者中这种术式是禁忌证。如果在新的乳晕和乳房下褶皱之间皮肤距离小于 5 cm,则没有足够的皮瓣覆盖在其蒂部,或者

下极的瘢痕就会容易被看到亦或乳头位置会太高。此外,有明显下垂但具有较大的乳晕的患者。在这些病例中,在新的乳头-乳晕复合体的下缘和乳头的上缘可能没有足够的皮肤来进行该手术而使切口周围不留下色素或增加瘢痕。

如果之前使用过其他方法进行乳房缩小手术,再次手术也是此方法的禁忌。新切口和切除的组织不能影响之前带蒂的乳头-乳晕的血供。但是这种乳房缩小手术可以改良为联合楔形皮瓣(和之前的乳房缩小手术一样),同时还能避免一个垂直的瘢痕,从而保持了乳头-乳晕复合体的血供。

当然,如果患者有严重的潜在的系统性疾病,具有较高的麻醉风险或者术后恢复困难的患者,也不适宜此种手术。

无垂直手术切口乳房缩小术的术前准备及操作技巧

无垂直切口的乳房缩小术(或 Boston 修订的 Robertson 技术)包括一个中央倒置的 U 形组织切除和一个广泛的、深的、陡峭的、钟形的圆锥形皮瓣(包括中央瓣和下象限皮瓣),以及一个位于乳房下皱襞上方的低而平坦的钟形瘢痕。该技术最适合于有明显下垂需要大量缩减的较大乳房患者。

术前评估包括以下内容:
- 完整的病史,包括乳腺疾病及家族史。
- 检查乳房大小和范围(包括侧方的直径),下垂程度,乳房质地(脂肪型、纤维型或腺体型),皮肤质量(皮纹、饱满度、厚度、皮疹),以及乳头乳晕的大小和敏感性。
- 近期的乳房 X 线检查排除乳房疾病。
- 知情同意,包括可能发生的全部风险。
- 术前常规麻醉评估。

在乳房肥大缩小术中,必须考虑几个重要的问题。首先,乳房肥大发生在整个乳房各个维度。为了获得理想的乳房形状,乳房缩小术必须能够同时控制垂直和横向的尺寸来分别处理下垂和横向组织的大小。仅在垂直维度上减少乳房组

织就会导致"四四方方"盒状外形的出现。其次，乳房过度增大，乳头-乳晕复合体下降，增加了下垂的程度。因此，胸骨切迹(SN)到乳头(N)距离与乳房下皱襞(IMF)到乳头距离不成比例的增加。这种SN-N与IMF-N比例的增加，使乳头-乳晕血运保持稳定，因为在下蒂法的基础上，乳头血运丰富，下蒂皮瓣仍然较短。第三，使用锥形皮瓣(中央区和下蒂)，确保最大程度利用乳头-乳晕复合体下的乳房组织得到最大程度的支撑。这可以确保整个的乳房大小、形状和下垂程度及乳房良好血供。第四，避免了锥形皮瓣的损伤，而且乳头的位置更加优化(仅切除一块楔形的组织)以确保了表面皮瓣有足够的血供。第五，通过切除不包括胸筋膜的一个楔形组织，且不损伤穿行于这一水平乳腺组织的神经，有助于保留乳头-乳晕复合体的感觉。第六，在非常大的乳房缩小术中，尤其是伴有肥胖的情况，必须处理乳房的横径组织，当先前较大的乳房无法隐藏这个区域时，这个区域就是乳房缩小的一部分。我们通过从外侧的乳腺组织中适度切除，从侧面区域抽脂，缝合侧壁的组织到胸壁上来阻止丰满的乳房或乳房蒂移动到这一区域。

在此技术中，可靠的术前标记对结果至关重要，通过术前全面完整的标记，手术才有可预测性，才更迅速。最初的标记包括垂直的和横向的中轴线。新乳头的位置应该在正面观的垂直轴的乳房下皱襞上(不是预设的距离)。乳晕区的大小与一个直径42 mm的圆形切割线一样。做楔形切

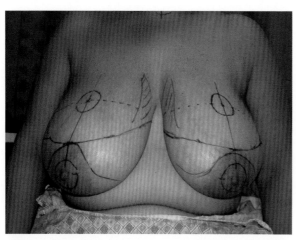

图99.1 术前标记,正位图,34岁女性患者,双侧乳腺肥大。

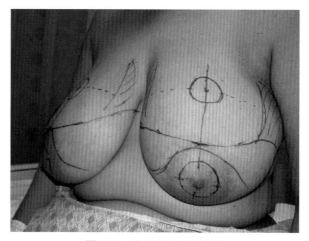

图99.2 术前标记,斜位图。

除的上切口(在新乳晕下缘下6～7 cm做皮瓣)。这样就有足够的皮瓣能覆盖在新的乳房下象限以隐藏水平瘢痕。楔形切除的下切口在这个平坦的钟形曲线上,而这条曲线刚好在乳房下皱褶的上方(图99.1～图99.3)。保持楔形切口位于乳房下皱襞的上方是十分重要的,它可以避免胸罩的刺激而使瘢痕增生肥大。乳房下皱襞还是任何韧带都不应受到干扰,以确保"触底"不会发生。这种有坡度的钟形下蒂瓣和中央皮瓣有助于形成一个凸度良好锥形皮瓣。标记出具有乳头-乳晕复合体的宽大锥形去表皮皮瓣和钟形曲线顶点以外的乳腺组织足够宽的边缘。乳晕可以用42 mm的圆形切割线来进行完整无缺的标记。做中侧和外侧的减量标记,外侧缘横向脂肪隆起可以做吸脂手术(图99.4～图99.6)。

将肿胀溶液从内侧和外侧注射到需要切除的区域中,以减少失血并固定多余的组织,使游离更容易。这条有坡度的锥形皮瓣和新的乳头-乳晕区去皮化,保留乳房下皱襞和直径为42 mm的乳头-乳晕复合体的完整性。再次划痕标记乳头的12点和6点的表皮,以帮助后期定位。在新乳头的真皮上做十字形切口留下真皮以用于后续缝合,并为新的乳晕提供一个"垫子"(图99.7)。在12点和6点的表皮上做相应的标记,以助于稍后在其区域内嵌入乳头。切开皮瓣,在乳房的水平中轴留一个1.5 cm厚的向上的皮瓣(图99.8)。从新的乳头位置,在没有破坏组织的情况下做一个

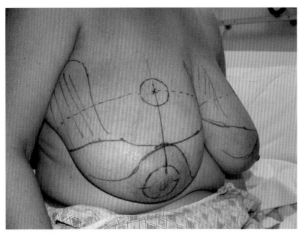

图99.3 术前标记,侧面观。

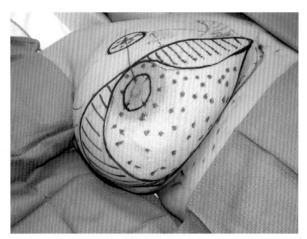

图99.4 标记下象限皮瓣、切口和乳头。

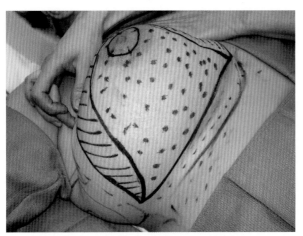

图99.5 下端切口标记于乳房下皱襞以上。

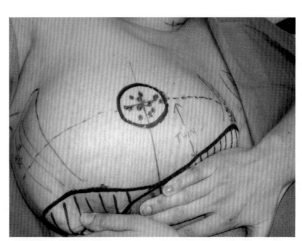

图99.6 标记外侧及内侧楔形组织的直接切口,中部要游离变薄,并覆盖皮瓣。

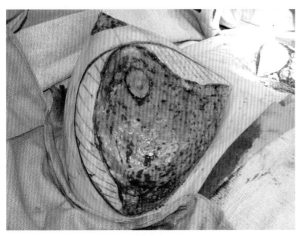

图99.7 通过皮肤标记下极皮瓣、新乳头－乳晕复合体的位置,并在新的乳头区做十字切口。

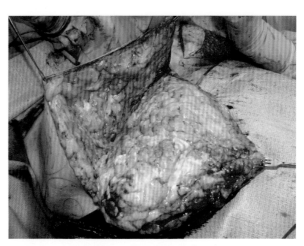

图99.8 在新的乳头－乳晕复合体位置形成一个薄的皮瓣覆盖下的下极皮瓣。

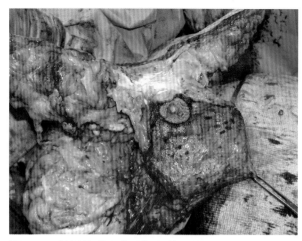

图99.9 经新的乳头乳晕复合体以反U形切口锐性切开组织至胸壁。

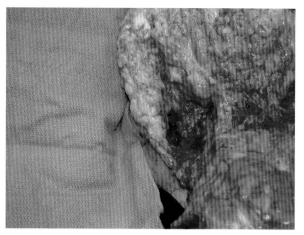

图99.10 通过对外侧乳房组织切除及吸脂来减少乳房横径及凸度,侧方缝合。

垂直向下的切口,直接进入胸肌筋膜。应避免损伤皮肤以确保良好的灌注和防止无效腔,并防止皮下积液或血肿的形成。主要的乳房切口是由外侧、上极和中央的横向反U形所形成的一个基底广泛的锥形去表皮蒂(图99.9)组成。如果需要的话,在楔形切除之前,在乳腺组织的外侧缘进行抽脂术使外侧缘变得更薄,否则侧方隆起就会在缩乳术后变得更加凸出而影响外形。接下来,从剩余的乳房中切除一个较大的外侧楔形组织(图99.10)和一个较小的中央区楔形组织(图99.11),这有助于减少乳房的横向直径。基于乳房下皱襞仍留有一个有中空的薄皮瓣来做一个新的乳头－乳晕复合体,在横向维度上有一个窄的上极瓣和

宽的去表皮锥形的(中央的和下极的)皮瓣。所有切除的组织都送病理检查(图99.12)。用褥式缝合来消除死腔并进一步缩小乳房横向直径。完全分离新的、较小的乳房和剩余的多余组织,阻止乳房外侧隆起而导致出现"四四方方"盒状的外形。对含有乳头－乳晕复合体的乳腺中央组织并不做特殊的处理,切除乳房组织没有比用裙状皮瓣重新做一个新乳头－乳晕复合体更合适(与Ribeiro重塑剩余乳房的手术相比)。每个乳房外侧都需要留置负压引流器。

将上极的裙状皮瓣拉下来覆盖下极皮瓣并进行固定,在游离好的位置固定新的乳头－乳晕复合体,然后再用可吸收线缝合(图99.13和图99.14)。切除冗长的上极皮瓣以尽可能地减少"猫耳"形成,沿这个皱褶进行连续缝合,从而解决愈合和挛缩的相关问题(图99.15)。术后的外观如图99.16～图99.19所示。

这种技术因为没有内部重组、成形或深层缝合,因而对剩余的乳房组织造成的损伤最小。它对神经血管的影响极小,因此避免了乳头游离移植。即使在每侧超过3kg以上的大容量乳房缩小术中,也不需要乳头游离移植。此外,较大锥形蒂组织(中央和下极)能保证其泌乳功能。未受损的乳房下皱襞、完整的韧带和导管以及宽大的中央金字塔形避免了剩余乳房组织"触底"。如果使用的是一种狭窄的、薄的下极真皮蒂,大多数正常的

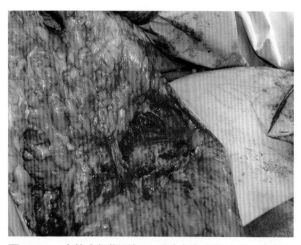

图99.11 小的中部楔形切口可减小水平尺寸但不会使中央区平坦,降低了盒状形态出现的可能性。

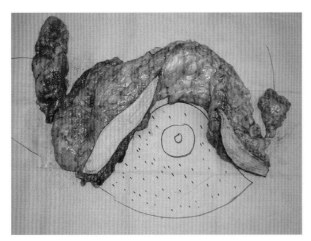

图 99.12　倒 U 形切除右乳组织 (1 290 g)。

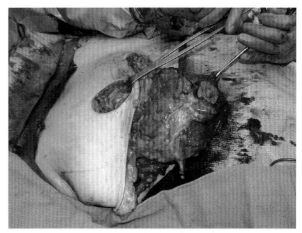

图 99.13　皮瓣置于裙状皮瓣下。

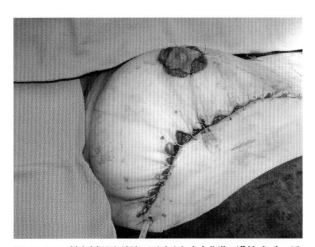

图 99.14　外侧留置引流,固定以减少"猫耳"的发生,最后需拔除。

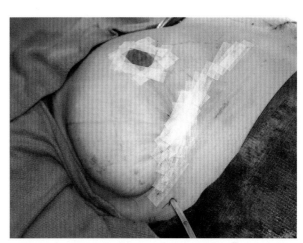

图 99.15　间断拉拢皮瓣,行皮内连续缝合,伤口用胶带覆盖。

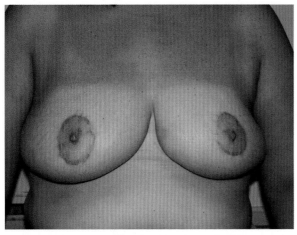

图 99.16　术后 8 个月(切除右乳 1 290 g,左乳 1 095 g,双侧外侧抽脂 450 g)(正位图)。

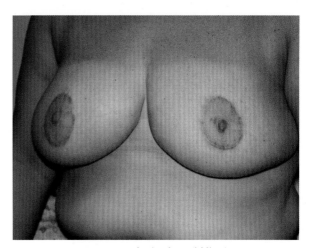

图 99.17　术后 8 个月,斜位图。

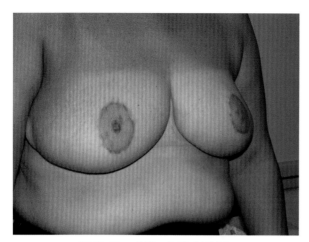

图99.18　术后8个月，斜位图。

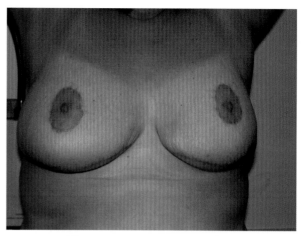

图99.19　术后8个月，上举双臂。

韧带和导管都被切断而削弱了乳房的支撑，从而使剩余的乳房最终因重量原因而下降。

　　许多学者描述了类似的乳房缩小术以避免垂直瘢痕。Passot[32]描述了一种避免垂直的瘢痕的中央蒂皮瓣法，类似于Savaci的术式。Savaci描述了一种从上切口和乳房下皱襞切口类似于"西瓜片"的术式。这种术式在新旧乳头之间需要有6 cm的距离。然而，与上述术式不同的是，这种方法在胸壁穿支神经进行神经支配，以乳头-乳晕为基础，将乳房组织形成锥形的形状。

　　Lalonde等[6,33]使用下蒂皮瓣来做较大的、下垂的乳房缩小术。他们认为最适合的是具有明显下垂且在新乳晕的下缘和色素沉着的皮肤上缘之间有5 cm的距离。在新乳晕区域距离不足的患者，他们会将切口上提，将下极较少的组织进行去表皮化，将较浅的乳晕皮肤隐藏于乳房下皱襞，或者用一个短的垂直的切口楔形切除剩余的乳晕皮肤。该术式的关键区别包括：在乳房下皱襞会有一个17 cm从乳房下极弯曲向下延伸到乳房下皱襞的切口，可以使其可见性最小化；内部形成的"柱状缝合"来提高其凸起；并强调通过在乳晕上切一个小的洞而不是切口来减少在乳晕切口处的张力。

　　对于巨大而且下垂的乳房，Thomas等[7]用一种没有垂直切口的"增强的乳房缩小术"来描述他们的经验。这一技术是由之前的术式进行改进的，之前的术式存在脂肪坏死、皮肤和乳头坏死、整形困难、乳头感觉减退、出血等问题。他们介绍

了一种类似于我们的无垂直切口的乳房缩小术的技术，在这种技术中，他们使用了宽大去表皮带蒂皮瓣，保留了第4肋间神经，对厚皮瓣进行中央推进，并考虑了水肿的因素。与Lalonde的方法相似，利用了乳房下皱襞的下切口来增强乳房缩小术的设计。

　　Keskin等[30]最近发表了他们的经验，145例患者采用了非垂直切口的乳房缩小术。他们的中央蒂技术预先将乳头和乳房下皱襞的长度分别控制在19～21 cm和6 cm以下。除此之外，它们重塑出圆锥体形状的皮瓣。尽管有大量的缩减（双侧平均减少1 073 g），他们的报道仍然证明了良好的结果，并且很好地维持了乳晕的圆形。

　　其他学者[34,35]已经修改了长期以来的乳头-乳晕游离移植的乳房缩小术，以消除垂直瘢痕。这种术式的优点是操作快速、几乎没有失血。通过在上覆的皮瓣，从上蒂瓣的边缘去表皮，可以保持其凸度。但是总体来说，最理想的塑形效果在手术中仍然难以实现。

术中和术后护理

　　术中护理和预防措施与其他乳房手术相似。患者仰卧位，双上肢外展。患者进行插管并接受头孢菌类抗生素、气动压缩靴和突出压力区域的填充。这个过程大约需要2小时。术后，患者进入常规外科观察室观察，从静脉内药物过渡到口服止痛

药。术后第一天拔除双侧引流管,患者通常于当天早晨出院。患者可以在 24 小时淋浴。在几周内,她们会一直戴塑形胸罩(无钢圈)。术后 1~2 周进行常规随访。2 周后可以恢复有负重的运动。

案例

在一些特殊情况下,我们推荐使用无垂直切口的乳房缩小术。首先,对于巨大乳房的缩小术,它是一种安全可靠的技术。由于使用原有锥形组织皮瓣,乳头－乳晕复合体的皮瓣不受破坏,因此维持了对乳头的血供,从而减少了对乳头游离移植的需求,这种方法尤其适用于巨大乳房的缩小手术(图 99.20)。其次,这项技术对于那些有明显下垂的患者是最有效的。在这些患者中,在垂直方向上切除大部分的组织是必需的,这使得他

们非常适合采用水平切口。此外,由于缺乏对乳房下皱襞支撑结构的破坏,使得这种方法在这些患者中不太容易出现乳房"触底"(图 99.21)。第三,对于对侧行 TRAM 乳房重建术后需要进行对称手术的患者,我们喜欢用这种乳房缩小的方法,但患者仍须有明显的肥大下垂。自体组织再造的乳房往往比未重建的乳房更平坦、更宽,而无垂直切口的乳房缩小术更可能产生一个略显平坦的乳房,从而更好地与重建的一侧相匹配(图 99.22)。

风险

无垂直切口乳房缩小术的风险与其他常见的乳房缩小术一致。手术期和术中风险包括麻醉风险、大出血、血肿、血清肿、感染、脂肪或皮肤坏死、乳晕色素改变、乳头－乳晕坏死、感觉变化及伤口

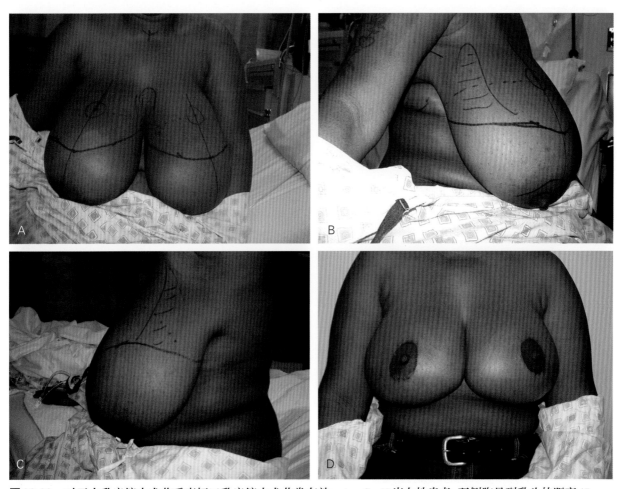

图 99.20　对于大乳房缩小术非垂直切口乳房缩小术非常有效。A～C. 40 岁女性患者,双侧胸骨到乳头的距离 47 cm。D～F. 缩乳术后 3 个月,切除右乳 2 165 g、左乳 2 370 g。

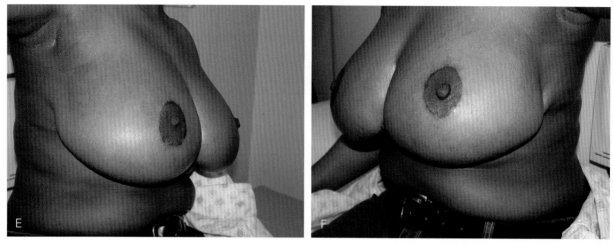

图99.20(续)

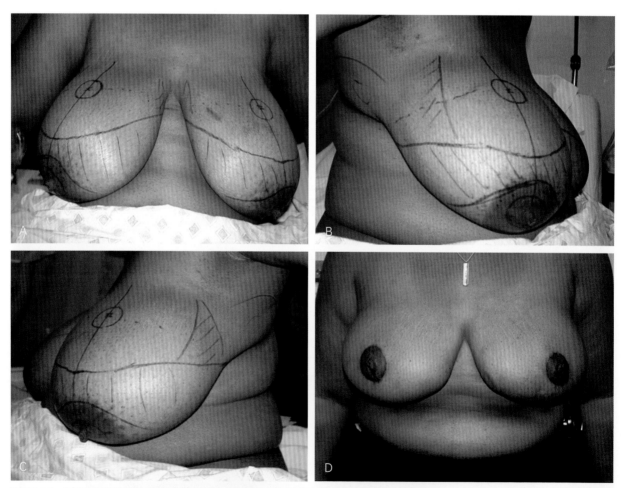

图99.21　对于明显下垂的乳房非垂直切口乳房缩小术非常有效,而且只能用此术式。A～C. 38岁女性患者,术前3度下垂。D～F. 乳房缩小术后6周,切除右乳1 600 g、左乳1 590 g,抽脂去除250 g。

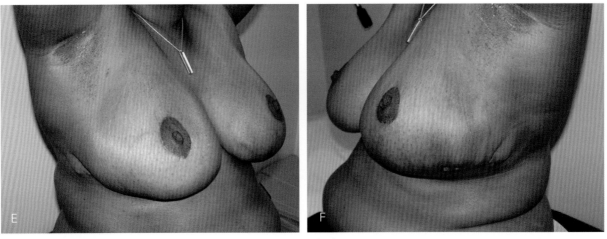

图99.21(续)

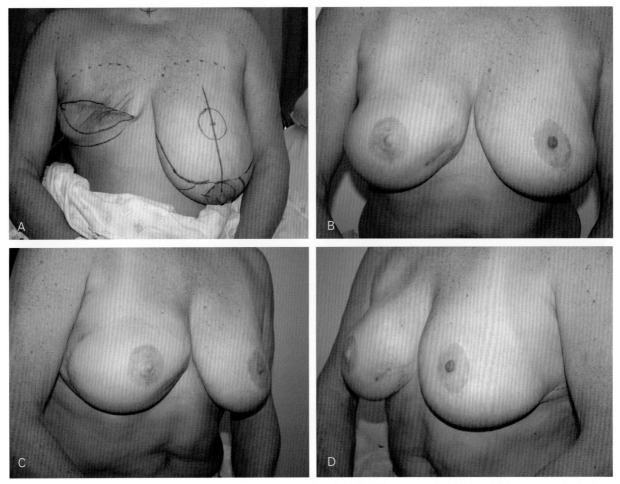

图99.22 对侧自体乳房重建后,非垂直切口乳房缩小术可获得完美的对称。A. 49岁女性患者术前。B～D. 术后2年。

愈合问题。与任何双侧组织手术一样,存在术后不对称的风险,且患者有对乳房大小,瘢痕和瘢痕疙瘩不满意的风险。

总的来说,非垂直切口乳房缩小手术能够对降低其他乳房缩小手术的风险。因为使用锥形皮瓣不破坏胸肌筋膜和神经血管结构,因此对乳头–乳晕复合体的血运和神经的损伤十分罕见。由于没有垂直切口使得乳房组织收缩,伤口裂开(这在 Wise 模式的乳房缩小术中的 T 形交叉处是很常见的)是很少见的。此外,由于瘢痕的位置隐蔽,因此不那么明显和突兀。

结果数据

虽然结果数据是非随机化设计的研究,但我们发现常规的并发症发生率更低,包括血肿形成显著减少,以及伤口开裂减少和瘢痕增生下降。尽管有患者选择偏倚,但这一技术更受肥胖患者的欢迎,而且更有利于更大乳房塑形[5]。

假性下垂或乳房"触底"常在倒 T 形切口乳房缩小术中出现,在无垂直切口的术式中少见,即使是在延长随访时间后也少见[36]。此外,位于乳房下皱襞之上的钟形切口优于内框式的切口,可保留其功能和维持良好的乳头凸度,并通过保持乳房下褶皱的完整性来减少假性下垂的发生。我们的长期结果显示其长期结构的稳定性。然而,尽管进行了乳房缩小术,乳房仍会继续老化,乳房下垂进程仍将继续。

一篇重要的文献直接比较了 29 例患者接受了无垂直切口缩乳术的治疗与 2 例进行了倒 T 形切口缩乳术治疗患者的满意度。在无垂直切口组中,她们对术后瘢痕和术后功能的满意度更高。然而,倒 T 形切口患者对乳头位置的评价更好。他们对整体的审美满意度相似[14]。

一些学者提出横向瘢痕也可以防止太靠近侧胸壁[6],尤其在很多脂肪隆起的肥胖患者脂肪可扩展到背部[5]。Lalonde 通过标记可见的乳沟折痕下方的内侧切口边缘,做一个长约 17 cm 类似于无钢圈胸罩的钢圈切口来使横向瘢痕最小化。我们可以通过在外侧组织中进行抽脂来提升外侧组织而避免横向组织形成瘢痕。

其他学者则批评无垂直切口技术导致了"四四方方"的盒状外观。尤其是当内侧和外侧的部分不足以缩小乳房的底部时。充分切除内侧和外侧组织,抽脂,使外侧组织变窄,缩小乳房的直径,从而最大限度地避免了这个问题。

内侧和外侧的"猫耳"是一个难题[6],最好通过将横向切口中的垂直褶皱朝向切口中心进行处理[5,7]。这一问题的独特之处在于将胸壁上的水平切口的位置置于较低的水平,保留上下切口长度的差异。我们发现,这些褶状切口在愈合过程中"平整","猫耳"和褶状切口很少成为重要问题。此外,必要时可以在局麻下方便地修剪"猫耳"。

通过将切口置于乳房下皱襞以上,避免了衣服和胸罩的刺激,从而降低了水平瘢痕的增生肥大。

一篇文献报道了两例乳晕下皮肤坏死的情况。作者将其归因于过于薄的皮肤裙状瓣,并且在她们经历了第一年之后就没有报告这种情况[6]。我们通过避免破坏,确保皮瓣厚实并根据整个乳房下的褶皱使用中央和下部的锥形蒂来最大化保护对乳头–乳晕复合体和皮肤的灌注。

结论

在过去的 90 年里,已经开发和改良了各种乳房缩小术以消除垂直瘢痕。我们发现,在巨大的下垂的乳房中,非垂直切口的乳房缩小术特别有用,可以用最小的瘢痕得到最适合的大小和形状、正常的乳头血运和感觉、良好的凸度、稳定的乳房下皱襞、分泌乳汁的能力,以及随时间推移的结构稳定性。此种术式容易进行,可重复,易于教学,并且操作快速,具有可接受的并发症发生率。

致谢

我们感谢 Anne Fladger 和 Meaghan Muir 在文献检索方面的帮助。

编者评论

这篇文章的最引人注目的就是无垂直切口乳房缩小术。在过去的几十年里，正如作者所描述的那样，几位外科医生分别报道了类似的理念，主要是通过一个乳房下切口来缩小乳房，将乳头-乳晕从原有位置放至重新定位的皮瓣上。我认为，公平地说这些不同的技术从未获得过广泛的关注或接受。Talbot和Pribaz在这一章中提出的令人信服的论点，这十分令人惊讶。

这里描述的技术适用于特别巨大的乳房，这种乳房有足够的皮肤可以在新的乳头下方和旧的乳头上方可提供至少5 cm，最好7～8 cm的无色素皮肤。这种设计固有的特点是倾向于创造一种短小的、宽的、有点像盒状的乳房。因此，作者强调这项技术的核心是标记出轮廓线和下极/中央侧皮瓣的塑形。

具有讽刺意味的是，它与当前的趋势有很大的不同。这些趋势包括上、内和中央皮瓣。此外，朝着垂直瘢痕的方向发展，以代替乳房下的瘢痕，最后重点是使用腺体和组织缝合线来使乳房变窄，塑形甚至锥形化。

最适合这种方法的群体是那些乳房很大体型肥胖的女性。这种方法可以替代乳头游离移植，或者是一个危险的长的带蒂皮瓣的设计。使用这种方法的权衡似乎是在创造一种宽、短、有点扁平的乳房，避免了乳头-乳晕色素减退或可能的缺失。

关于瘢痕与形状的争论仍在继续。有些人试图避免褶皱上的瘢痕，显然那些人只是想避免垂直的瘢痕。从我的角度来看，在进行了多年的讨论之后，我将论证以下几点。首先，形状、一致性和可预见性还有安全胜过所有其他的考虑点。其次，最重要的瘢痕是在乳晕周围。乳晕周围的瘢痕是最明显也是最重要的。第三，外科医生将乳房下瘢痕做得过多或不必要的过长。垂直技术的支持者已经向我们表明，不需要这么长的乳房下皱襞瘢痕，就可以缩小乳房。第四，在绝大多数情况下，垂直瘢痕并不令人讨厌，甚至不明显。第五，许多乳房缩小术因乳房过于宽短继而产生不令人满意的结果。

因此，无垂直切口乳房缩小技术的最佳论据不是避免垂直瘢痕，而是创造一个更好的环乳晕切口，降低高风险患者乳头坏死或色素减退的风险，否则患者可能需要行乳头游离移植。

（S.L.S.）

参考文献

[1] National Clearinghouse of Plastic Surgery Statistics. *2008 Report of the 2007 Statistics*. Arlington Heights, IL: American Society of Plastic Surgeons; 2008.

[2] Thoma A, Sprague S, Veltri K, et al. A prospective study of patients undergoing breast reduction surgery: health-related quality of life and clinical outcomes. *Plast Reconstr Surg* 2007;120:13-26.

[3] Celebiler O, Sonmez A, Erdim M, et al. Patients" and surgeons" perspectives on the scar components after inferior pedicle breast reduction surgery. *Plast Reconstr Surg* 2005;116:459-464.

[4] Spear SL, ed. *Surgery of the Breast: Principles and Art*. 2nd ed. Philadelphia: Lippincott Williams & Wilkins; 2006.

[5] Movassaghi K, Liao EC, Ting V, et al. Eliminating the vertical scar in breast reduction: Boston modification of the Robertson technique. *Aesthet Surg J* 2006;26:687-696.

[6] Lalonde DH, Lalonde J, French R. The no vertical scar breast reduction: a minor variation that allows to remove vertical scar portion of the inferior pedicle Wise pattern T scar. *Aesthet Plast Surg* 2003;27:335-344.

[7] Thomas WO, Moline S, Harris CN. Design-enhanced breast reduction: an approach for very large, very ptotic breasts without a vertical incision. *Ann Plast Surg* 1998;40:229-234.

[8] Giovanoli P, Meuli-Simmen C, Meyer VE, et al. Which technique for which breast? A prospective study of different techniques of reduction mammaplasty. *Br J Plast Surg* 1999;52:52-59.

[9] Yousif NJ, Larson DL, Sanger JR, et al. Elimination of the vertical scar in reduction mammaplasty. *Plast Reconstr Surg* 1992;89:459-467.

[10] Thorne C, Grabb WC, Smith JW. *Grabb and Smith's Plastic Surgery*. 6th ed. Philadelphia: Wolters Kluwer Health/Lippincott Williams & Wilkins; 2007.

［11］ Schwarzman E, Goldan S, Wilflingseder P. The classic reprint. Die Technik der Mammaplastik (the technique of mammaplasty). *Plast Reconstr Surg* 1977;59:107-112.

［12］ Wise RJ. A preliminary report on a method of planning the mammaplasty. *Plast Reconstr Surg* 1956;17:367-375.

［13］ Lassus C. A 30-year experience with vertical mammaplasty. *Plast Reconstr Surg* 1996;97:373-380.

［14］ Hosnuter M, Tosun Z, Kargi E, et al. No vertical scar technique versus inverted T-scar technique in reduction mammoplasty: a two-centre comparative study. *Aesthet Surg J* 2005;29:496-502.

［15］ Greer SE. *Handbook of Plastic Surgery.* New York: Marcel Dekker; 2004.

［16］ Benelli L. A new periareolar mammaplasty: the "round block" technique. *Aesthet Surg J* 1990;14:93-100.

［17］ Lejour M, Abboud M, Declety A, et al. Reduction of mammaplasty scars: from a short inframammary scar to a vertical scar. *Ann Chir Plast Esthet* 1990;35:369-379.

［18］ Lejour M. Pedicle modification of the Lejour vertical scar reduction mammaplasty. *Plast Reconstr Surg* 1998;101:1149-1150.

［19］ Hall-Findlay EJ. A simplified vertical reduction mammaplasty: shortening the learning curve. *Plast Reconstr Surg* 1999;104:748-759.

［20］ Ramirez OM. Reduction mammaplasty with the "owl" incision and no undermining. *Plast Reconstr Surg* 2002;109:512-522.

［21］ Passot R. La correction esthetique du prolapsus mammarie par le procede de la transposition du mamelon. *Presse Med* 1925;33:317.

［22］ Ribeiro L. A new technique for reduction mammaplasty. *Plast Reconstr Surg* 1975;55:330-334.

［23］ Robertson DC. The technique of inferior flap mammaplasty. *Plast Reconstr Surg* 1967;40:372-377.

［24］ Smith GA, Schmidt GH. Experience with the Ribeiro reduction mammaplasty technique. *Ann Plast Surg* 1979;3:260-263.

［25］ Maliniac J. Evaluation of principal mamma-plastic procedures. *Plast Reconstr Surg* (1946) 1949;4:359-373.

［26］ Conway H. Mammaplasty; analysis of 110 consecutive cases with end-results. *Plast Reconstr Surg* (1946) 1952;10:303-315.

［27］ Ribeiro L, Accorsi A Jr, Buss A, et al. Creation and evolution of 30 years of the inferior pedicle in reduction mammaplasties. *Plast Reconstr Surg* 2002;110:960-970.

［28］ Hurst LN, Evans HB, Murray KA. Inferior flap reduction mammaplasty with pedicled nipple. *Ann Plast Surg* 1983;10:483-485.

［29］ Yousif NJ, Larson DL. The apron technique of reduction mammaplasty: elimination of the vertical scar. *Perspect Plast Surg* 1994;8:137-144.

［30］ Keskin M, Tosun Z, Savaci N. Seventeen years of experience with reduction mammaplasty avoiding a vertical scar. *Aesthet Plast Surg* 2008;32:653-659.

［31］ Jackson IT, Bayramicli M, Gupta M, et al. Importance of the pedicle length measurement in reduction mammaplasty. *Plast Reconstr Surg* 1999;104:398-400.

［32］ Savaci N. Reduction mammaplasty by the central pedicle, avoiding the vertical scar. *Aesthet Plast Surg* 1996;20:171-175.

［33］ Nahai F. Breast reduction with no vertical scar. *Aesthet Plast Surg* 2004;28:354.

［34］ Manstein ME, Manstein CH, Manstein G. Obtaining projection in the amputation free nipple/areolar graft breast reduction without a vertical scar: using breast parenchyma to create a new mound. *Ann Plast Surg* 1997;38:421-424.

［35］ Aydin H, Bilgin-Karabulut A, Tumerdem B. Free nipple reduction mammaplasty with a horizontal scar in high-risk patients. *Aesthet Plast Surg* 2002;26:457-460.

［36］ Chalekson CP, Neumeister MW, Zook EG, et al. Outcome analysis of reduction mammaplasty using the modified Robertson technique. *Plast Reconstr Surg* 2002;110:71-79.

Scott L. Spear
M. Renee Jespersen

第 100 章

乳头游离移植乳房缩小术

Breast Reduction With the Free Nipple Graft Technique

历史

乳头游离移植乳房缩小术是一种有效的、适合特定患者群体的手术技术。需要切除较大体积乳腺组织的患者，带蒂缩乳术后很大可能出现并发症的患者，以及有巨乳症相关生理改变的患者，都能从这项手术中获益。

Adams 于 1944 年首次提出将乳头游离移植乳房缩小术用于巨乳症患者的治疗[1]。这项技术存在一些问题，例如：无法哺乳，短期内乳头敏感性、勃起的丧失或改变，普遍存在色素减退，以及移植失败的可能[2-7]。因此，因为可能出现乳头坏死而无法接受带蒂乳房缩小术的患者，必须面对接受这项手术后出现的乳头丧失敏感性和勃起的风险，同时还得放弃哺乳。事实上，巨乳症患者本身常存在乳头敏感性和勃起差的问题，这项手术反而可能提高乳头的敏感性和勃起功能[5-7]。

接受带蒂缩乳术的巨乳症患者同样会面临一定的风险。通常，乳头坏死更常见于需要切除1 000 g 及以上乳腺组织的患者，或是术前测量发现胸骨上窝至乳头距离较长的患者，以及具有肥胖、吸烟等不健康因素的患者[6,8-11]。对于巨乳症患者，过长蒂的折叠会影响血供，导致乳头坏死[11]。术中乳头－乳晕复合体移位的距离以及切除乳腺的体积对术后并发症发生率有很大的影响[12]。乳头游离移植技术能够有效降低乳头缺血和坏死的发生率。研究证实，接受带蒂乳房缩小术后 2 周的患者，乳晕周边血流下降；而接受乳头游离缩乳术后 2 周的患者，乳晕周边血流反而增加[13]。

乳头游离移植缩乳术的反对者认为，无论巨乳症病情严重程度如何，乳头带蒂皮瓣下极的血供都是可靠的，乳头到乳房下皱襞（IMF）距离也

是一致的[14]。这种说法没有考虑到随着巨乳症患者病情加重，无法保留乳头的风险也随着增加；并且，随着胸骨上窝至乳头距离的增加，乳头下垂和皮肤伸展也随着增大。实际上，随着乳头下降，乳头到乳房下皱襞的距离也随之增加。反对者还认为，由于中央区大量乳腺组织切除，乳房的形态会变得扁平、方正，重建后无法获得更自然的圆锥形状。对巨大且严重下垂的巨乳症患者来说，切除下极乳腺组织，保留内侧和外侧含脂肪的薄层皮瓣就足够了[11]。考虑到这个问题，需要对乳头游离乳房缩小术进行调整，以保留足够的乳腺组织便于乳房塑形。Gradiner 保留乳房下极组织，避免术后乳房的扁平、方正（图 100.1）。乳腺组织余量充裕时，通过缝合内侧和外侧皮瓣对乳房塑形，当组织余量较少时，保留内侧和外侧皮瓣之间的乳腺组织并交叉缝合对乳房进行塑形[15,16]。Casas 等通过增加垂直切口的长度，并将这部分去表皮化后在下极折叠，并且垂直切口在乳头下方缝合时形成圆锥形，这样有助于乳头塑性，并且切除外侧乳腺组织，修正乳房形态[17]。

我们希望通过保留两侧垂直切口之间的真皮及乳腺组织，实现中心部分的重建（图 100.2）。乳头游离乳房缩小术的支持者认为，从长远来看，相较于带蒂缩乳术，乳房触底少见，形态保持更好，这是因为没有蒂，乳房的外观更不容易随着时间的推移而改变[15,16]。

适应证

乳头游离乳房缩小术非常适用于下垂乳房，拟切除组织超过 1 000 g，乳头不敏感的绝经后巨乳症患者（图 100.3）。手术治疗有肥胖、亚健康、吸烟的巨乳症患者时，会增加如乳头－乳晕复合

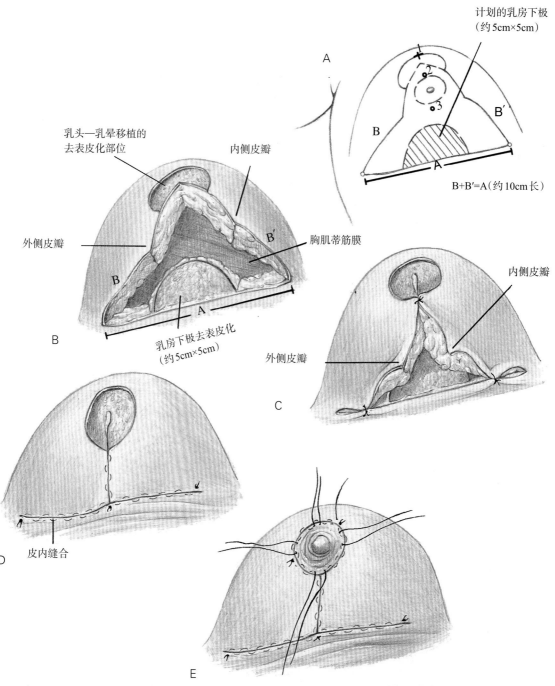

图100.1 保留下蒂技术。A. 标记底面观。点1、2和3分别对应乳晕顶部、乳晕底部和垂直切口缝合下点。请注意，B和B′的长度取决于两侧垂直切口的距离，它们的和等于A的长度。另外要注意乳房下极的标记，它是重建结构的重点。B. 两侧皮瓣切除区域及乳晕去表皮化区域。C. 开始几针的位置，水平切口从内外侧皮瓣两端向中间缝合，这样可以在不延长切口的情况下边调整边缝合。D、E. 乳头－乳晕移植物缝合前后。

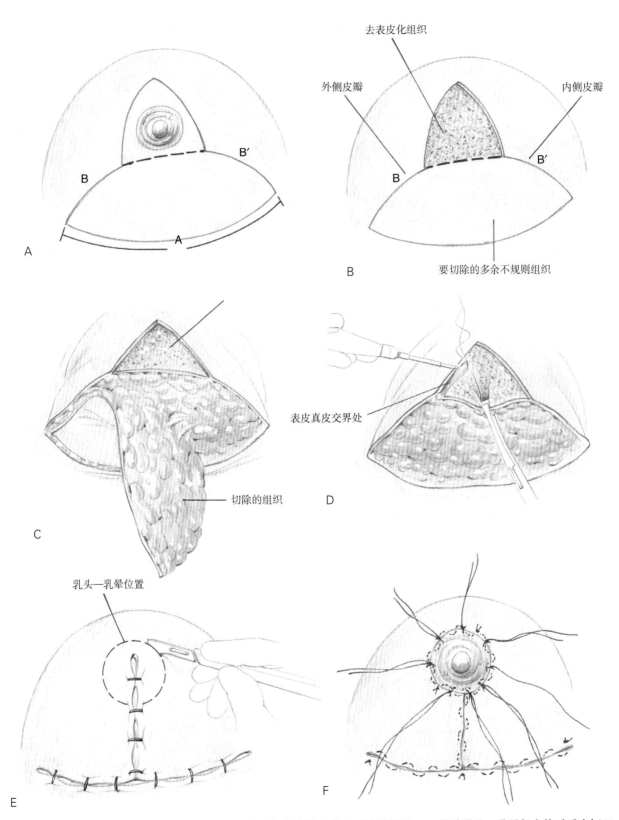

图 100.2　折叠垂直切口之间的组织。A. 水平切口长度应等于乳房下皱襞长度。B. 移除乳头－乳晕复合体后垂直切口之间的区域进行去表皮化。C. 切除水平切口下方以下多余的组织，保留垂直切口间足够的组织。D. 用电刀沿着垂直切口的方向在表皮真皮交界处做标记。E. 患者直立时，用手术刀做一个直径为 42 mm 切口，去表皮后，用作乳头－乳晕复合体受区，缝合关闭双侧皮瓣，临时重建乳房。F. 4-0 丝线将移植物和乳房皮肤边缘缝合，垂直和水平切口皮肤边用 3-0 线间断缝合及皮内连续缝合。

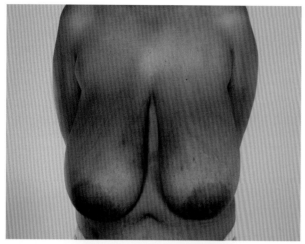
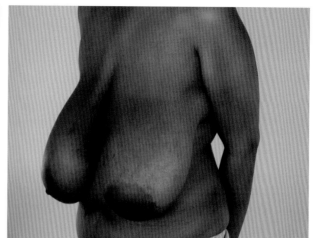
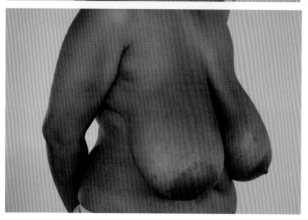

图 100.3 患者是一名胸罩尺寸 42F、肥胖的 34 岁女性,适合接受乳头游离移植乳房缩小术。

体坏死等的风险。全身性疾病如糖尿病、胶原血管病、周围血管病、类风湿性关节炎可能也会影响血供和增加乳头坏死风险[9]。乳头游离移植乳房缩小术的手术时间比带蒂乳房缩小术短,对高麻醉风险的患者来说更合适。乳头游离移植乳房缩小术在一些特殊情况下也可适用,如既往带蒂起源不明患者的二次手术[18]或在蒂附近的乳腺活检术。

除了那些符合适应证的患者需要进行乳头游离移植乳房缩小术外,还有一部分患者同样愿意选择这项技术。如前所述,巨乳症患者可能只有微弱的乳头敏感性。对于这些过了育龄期并且想要减少乳腺体积的患者来说,乳头游离移植移乳术具有明显的优势。带蒂乳房缩小术除了血管蒂的组织外还需要保留乳房的结构要素。乳头游离移乳术则允许外科医生切除所有对最终乳房形态和大小没有影响的组织,这样切除范围比带蒂缩乳术大得多。外科医生将无须为兼顾乳头位置及

保护血管蒂妥协,从而可以更好地重塑乳房最终形状和大小,使重建的乳房更加美观、自然。

选择乳头游离移植乳房缩小术的患者必须明白,这一手术方式不能保证乳头敏感性和勃起能力的恢复,并且将失去母乳喂养的机会。此外,存在移植失败的风险,即使成功,仍然会存在乳头 - 乳晕颜色和纹理的变化。

禁忌证

对于希望母乳喂养的育龄女性和想要保持乳头的敏感性及勃起功能的女性,并不适合接受乳头游离移植乳房缩小术。皮肤较深的女性尽管局部微量注射颜料(文身)可能会改善乳头色素减退的问题,还是应告知乳头移植后可能出现的这种情况。当然,乳晕文身也能有效纠正色素减退的问题。

术前规划

术前准备包括病史,特别是患者乳房缩小的愿望和目标。体格检查包括身高、体重、乳房大小、下垂程度、乳头到乳房下皱襞距离、对称性、上极体积、乳房下褶襞高度、体型、皮肤质量、乳头勃起情况和感觉。患者的手术预期和手术风险应再次强调,作为知情同意的一部分。患者应该知道乳房会变小,有瘢痕,以及乳头-乳晕的变化。失去哺乳的能力,乳头感觉改变、乳头勃起能力丧失、潜在的色素减退,以及可能出现乳头坏死。

在完成手术标记过程中,患者应保持直立。标记必须明显,包括胸骨上窝到脐的连线,两侧乳房下皱襞的连线,锁骨到双侧乳房下皱襞的连线,以及指向上腹部的延长线。

乳头位置的确定不是基于胸骨上窝或锁骨上窝的距离。相反,新乳头的位置需要根据新的乳头-乳房下皱襞连线与前正中线交点决定。乳房下皱襞和乳房正中线的交点位于新乳头上方 2 cm 处,接近乳晕顶部区域。为了更准确定位新乳头的位置,考虑乳腺组织移除后的皮肤回缩,外科医生可能需要略低于常规位置标记乳头-乳晕复合体。位置太高且突出的乳头是不自然的。最终乳头位置应该位于乳房最突出的部分。完美的手术应该是,乳头位于乳房顶端,乳房形态坚挺无下垂。乳房形态以圆锥形为宜,这主要靠缝合内侧及外侧乳腺组织完成,注意深层组织缝合时,应考虑尽量减少皮肤缝合时张力。

最好的模式是在新乳头的中心做一个钥匙孔样标记,垂直切口长度约 5~7 cm[19,20]。作为一种替代方法,还可以从乳房内侧及外侧切口向锁骨乳头连线延长,形成一个倒 V 形(图 100.4)。

这种方法能够在手术时调整最终乳头的位置。然而,乳晕的顶部不能低于倒 V 形的顶部,这样避免产生乳晕上方的可见瘢痕。另外,取延长垂直方向切口,可以获得完美的乳头-乳晕复合体。

倒 V 的宽度取决于术前乳晕的大小、乳房的宽度、体积分布、皮肤质量以及理想的乳房大小及形态。V 的两条边的距离必须足够长,以避免将

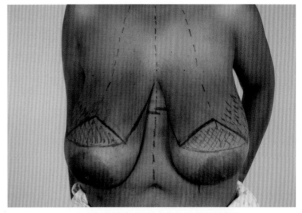

图 100.4 使用以新乳头位置为中心,通过两侧连接垂直切口绘制倒 V 形。蓝色短线表示侧面拟削薄的区域,红色和黑色区域表示中心去表皮化部分。

色素沉着的乳晕皮肤混入重建乳房的下缘。良好的术前设计有助于获得更加挺拔的乳房和更加紧致的皮肤。如果患者的乳房不对称,体积更大的那边更应该做更大的倒 V 形设计。一般来说,对乳房扁平且下垂的巨乳症患者而言,手术切除范围越广,术后重建的效果越好。缝合乳腺内侧和外侧组织时所产生的张力越大,重建后的乳房就越挺拔。绘制标记线时,沿双侧锁骨中线垂直向下,并沿内乳头到乳房下皱襞向内侧和外侧的延伸。内侧将双侧乳头到乳房下皱襞下缘连线与正中线连接起来。适当调整后横向线相当于乳头到乳房下皱襞的交界处,使外侧线大致相当于乳头到乳房下皱襞至乳房正中线的距离。上述交叉点如果上移,则当前乳头到乳房下皱襞部分延长。如果连接点向下移,则相反。要注意侧切口应不超过乳房外侧缘,沿乳房下缘的切口尽可能短,注意避免延长切口进入侧胸组织的后面。这样做的好处是,当患者站立时,除非手臂抬过头顶,否则水平位的手术瘢痕是不可见的。脂肪抽吸应使乳腺保持平滑、避免"猫耳"畸形。外科医生尽可能缩短水平方向的切口,切除褶皱的皮肤,否则需要重新设计切口。

术中技术

以乳头为中心,做一个直径 42 mm 的圆形切

口（图100.5A）。注意要全层切除拟移植部分。事实上这是一种复合移植，因为它含有乳头深面的平滑肌纤维。肌肉的血运重建可以使重建后的乳头在没有神经系统支配的情况下勃起（图100.5B）。由于移植的乳头部分比较厚，表面部分可能会发生坏死和延迟愈合，这就是乳头可能会出现色素减退的原因。较薄的乳晕及乳头深部组织对移植后的存活至关重要，根据我们的经验，它可以缩短愈合时间（图100.5A、B）。

先将垂直切口之间的组织去表皮化，而后做水平切口，完整切除乳房下部组织（图100.5C）。沿双侧垂直切口，将内侧和外侧皮瓣下方的部分组织切除，以实现双侧皮瓣向中央区的旋转、缝合。内侧皮瓣组织保留较多，以形成重建乳房的乳沟。外侧皮瓣相对削薄，以减少侧面乳房体积，使重建的乳房形态更加自然。用电刀将两垂直切口间的乳房中央区域切除表皮。在对侧乳房重复这一过程。随后简单缝合双侧乳房，检查对称性。大多数乳房并不对称，导致两侧切除组织量有所不同。当双侧重建乳房形态对称满意后，拆除缝合线，对术区确切止血，经腋下或经乳房下皱襞做小切口，置入一个7 mm Jackson-Pratt引流管。

用2-0 PDS将内侧和外侧皮瓣在乳房中心逐层缝合，重建乳房形态（图100.5D）。这是手术过程最重要的一步。没有这一"重建"过程，手术就只是简单切除乳腺组织，并留下一个扁平的乳丘。通过将两侧皮瓣缝合固定，外科医生可以使乳房形态立体（图100.5E）。由于这一步骤是决定乳房形状的关键，因此缝合完成后必须再次评估双侧乳房对称性。另外，新乳头的位置应在重建乳房的顶部，因此，必须在这一步骤完成再确定乳头的位置。

一旦新乳房重建成形，乳头位置也就确定了。重建的乳房常常呈近圆锥形，这是最理想的结果。当水肿消退后，乳房的形态也变得不那么"坚挺"；然而，圆锥形是重建乳房形态美观的关键（图100.6）。任何原因引起的"猫耳"畸形，都可以通过切除乳房侧方组织来进行塑形。缝合皮肤

时，3-0单线间断缝合真皮深层组织，连续缝合皮下组织。去除乳头－乳晕复合体移植区域的表皮后，用可吸收缝合线将乳头移植物间断缝合（图100.5F）。用凡士林纱布制作的软垫通过4-0丝线固定在重建的乳头－乳晕复合体皮肤边缘（图100.5G、H）。剩余切口使用多抹棒黏合，并佩戴外科胸罩保护。

保留下极乳房塑形技术

或者可以将乳头游离移植乳房缩小术用于重建乳房时保留下极乳房塑形维持凸度（图100.1）。最好是用钥匙孔式设计。下极乳房的定义是下极蒂附近5 cm×5 cm区域。切除乳头－乳晕复合体移植物后，将乳头－乳晕受体区域进行去表皮化，并切除乳房下极皮肤。内侧和外侧皮瓣的前边缘包括全层乳腺组织。切除标记区域以外的全层皮肤和乳腺组织，注意不要使侧胸壁骨骼化。外侧皮瓣通常后面处理。除皮肤切口外，所有组织的切除均使用电刀。生理盐水冲洗并留置引流管后，将内侧和外侧皮瓣用3-0线缝合。皮肤分层闭合，将乳头－乳晕复合体移植物缝合到受体区域，并覆盖凡士林软垫固定。

术后护理

术后第5～7天移除乳头移植物上覆盖的软垫。通常，乳晕会显示出新生血管形成的迹象，而乳头则有部分坏死。痂皮可能会持续4～6周。注意告知患者这一情况，避免不必要的纠纷。如果没有出现乳头部分坏死，反而意味着移植皮瓣太过菲薄，这样乳头的外突和挺立会受到影响。术后，乳头凸起高度将较术前降低，而乳头内陷的情况将得到部分改善。乳头－乳晕复合体应当使用抗生素软膏、凡士林纱布、中间有孔的纱布（可防止乳头受压）和外科胸罩仔细包扎，直到完全重新上皮化。引流管可根据恢复情况拔除。

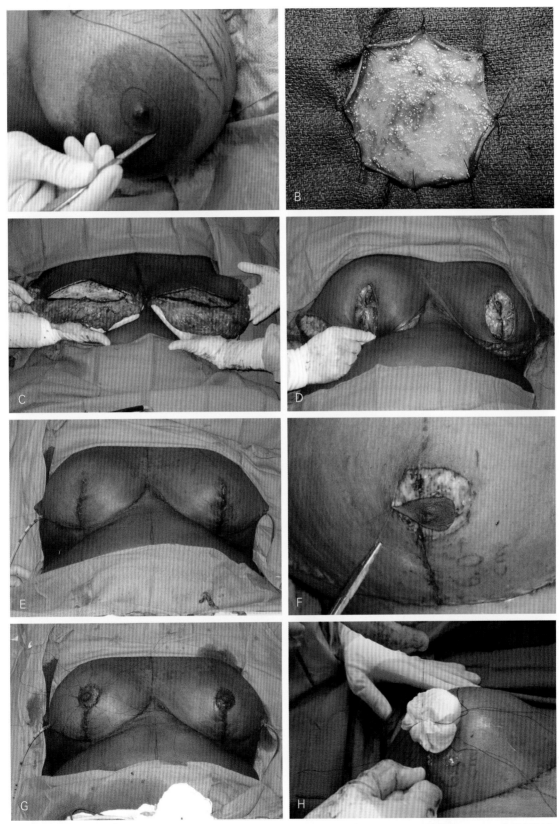

图 100.5 乳头游离移植乳房缩小术中照片。A. 以乳头为中心做一个直径 42 mm 圆形切口。B. 乳腺组织和脂肪组织已经从乳头－乳晕复合体深表面切除。C. 垂直切口之间区域去表皮化，切除下极乳房组织。D. 乳房中心区域保留的组织做叠瓦状切口，减少乳房外突。E. 缝合切口，嘱患者站立，定位乳头位置。F. 将乳头移植物缝合至去表皮化区域。G. 移植物缝合完成，待覆盖支撑物。H. 缝合固定凡士林纱布的支撑物。

手术结果

色素减退是术后常见并发症,在非裔美国患者中尤为显著。图100.6中的患者重建乳房的形态十分美观,但在术后2个月出现明显的色素减退。这一情况可能会随着时间推移得到改善,或者可以通过文身染色。一例26岁,肥胖,并且长期抽烟的非裔美国患者,乳房尺寸40DD,乳头到乳房下皱襞的距离超过 15 cm(图100.7)。她的手术顺利,术后没有出现任何并发症。一例63岁,乳房尺寸40DD,同时患有肥胖、高血压和血管性血友病的患者,她的手术同样获得成功(图100.8)。图100.9中这例患者同时接受了乳头游离移植乳房缩小术和腹壁整形术,术后形象得到明显改善。作者从2002—2009年进行了20例此类手术。建议是,除非患者符合上述的适应证,否则不建议采

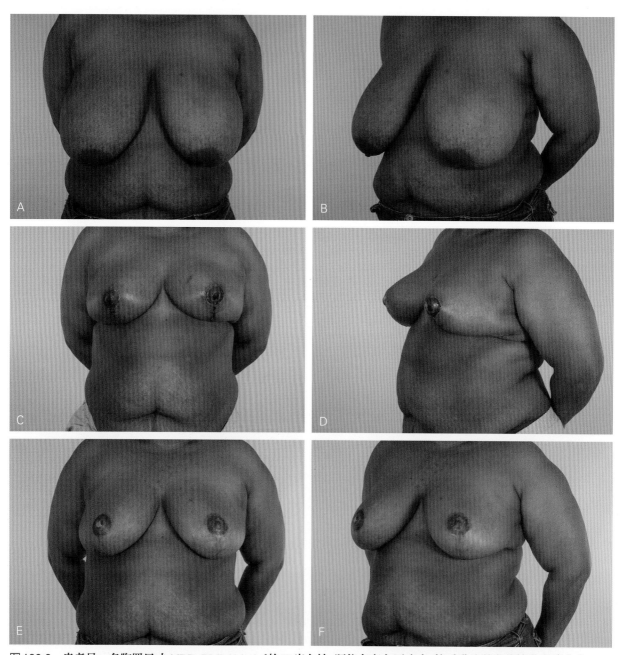

图100.6　患者是一名胸罩尺寸46DD、BMI 41 kg/m²的39岁女性,既往有高血压病史,接受乳头游离移植乳房缩小术。A、B. 术前。C、D. 术后2周(请注意:从侧面看,乳房形态呈明显圆锥形)。E、F. 术后6个月。请注意圆锥形的乳房已经消失,但立体形态良好。还应注意到患者有轻度色素减退。

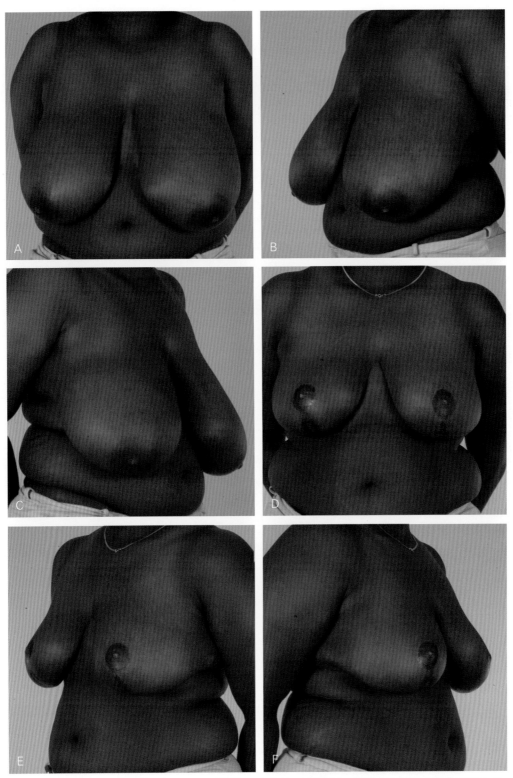

图 100.7　患者是一名胸罩尺寸 46DD、肥胖的 26 岁女性,有吸烟史,接受乳头游离移植乳房缩小术。A~C. 术前。D~F. 术后 9 个月。手术获得极好的效果,保留了乳头－乳晕复合体的颜色。

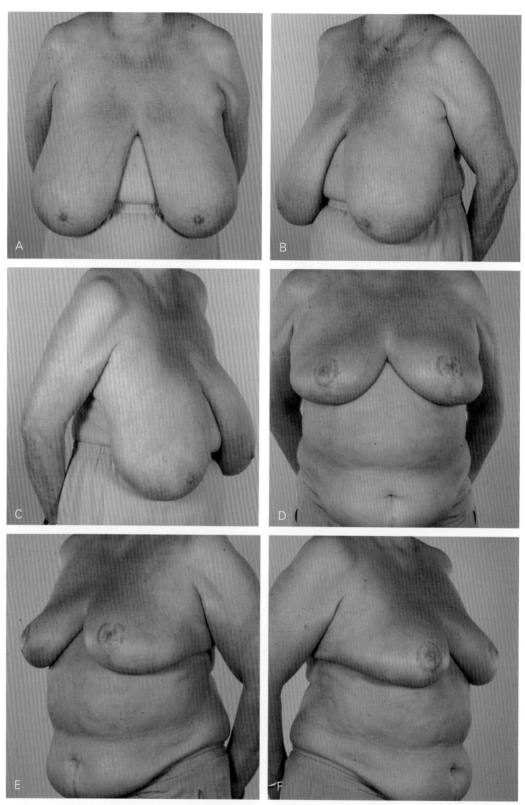

图100.8　患者是一名胸罩尺寸42DD、肥胖的63岁女性，既往有高血压和血管性血友病史，接受乳头游离缩乳术。A～C. 术前；右乳切除2 290 g乳腺组织，左乳切除2 235 g乳腺组织。D～F. 术后1年，手术结果满意。

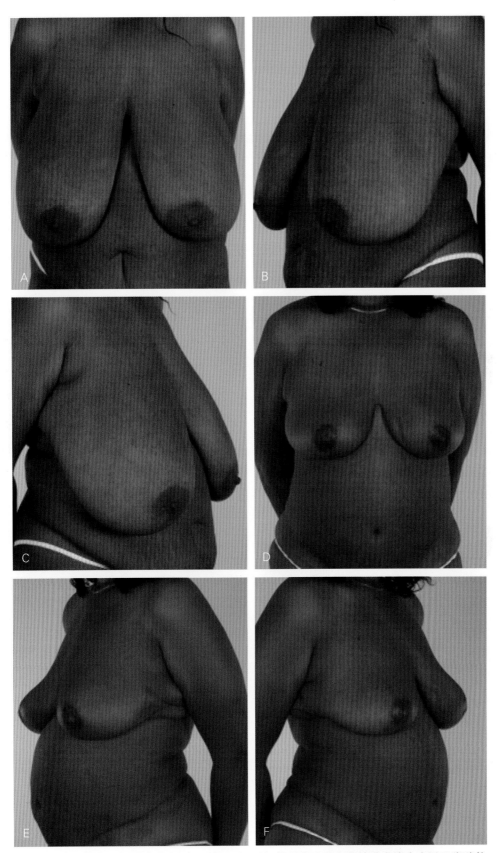

图 100.9 患者是一名胸罩尺寸 40DD 的 40 岁女性,接受乳头游离移植乳房缩小术以及腹壁整形术,减轻 80 磅(约 36 kg),术后 2 个月得到明显改善。A～C. 术前;右乳切除 1 710 g 乳腺组织,左乳切除 1 940 g 乳腺组织。D～F. 术后 3 个月,患者形象有明显改变。

用该术式。严格遵守适应证,可以获得满意的效果,没有乳头–乳晕坏死,也没有严重的,需要二次手术的并发症。Gradinger 从 1979—1982 年进行了 156 例乳头游离移植乳房缩小术,只有 1 例未能成功[15]。他发现,这一术式有时反而会增强乳头的坚挺程度(图 100.10),并且更长久地保持其形状和位置(图 100.11)。

风险

乳头游离缩乳术的不良反应包括瘢痕、乳头位置不正、色素减退、乳头脱落、感觉丧失、勃起功能丧失、脂肪坏死等并发症。术后瘢痕形成情况主要是受到者自身的影响,手术技术影响相对较小。环形及垂直切口缝合后的瘢痕常较为美观,而水平切口缝合后有时会出现瘢痕增生。乳头游

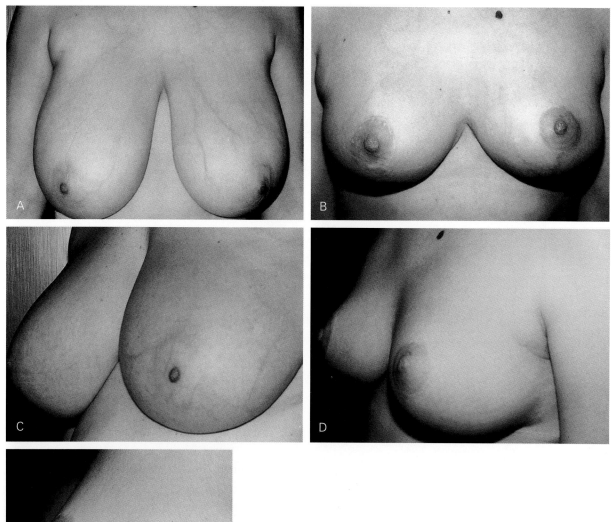

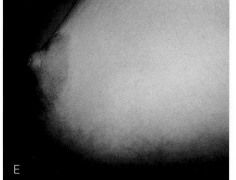

图 100.10　患者是一名 22 岁女性,接受乳头游离缩乳术,切除了 2 100 g 乳腺组织。这使她的乳头失去敏感性,并且无法哺乳。A、C. 术前。B、D. 术后。E. 手术使她的乳头突起情况得到改善。

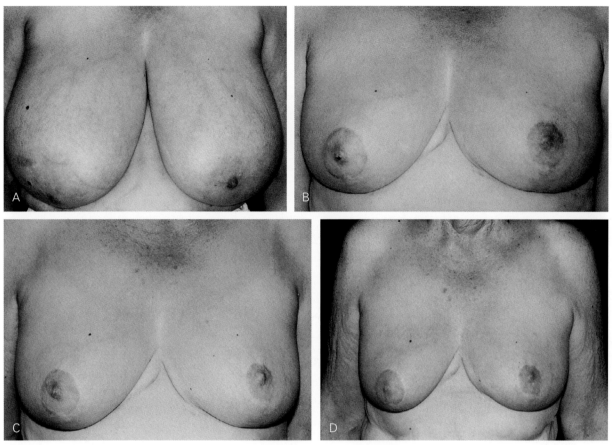

图100.11　患者是一名60岁女性,接受乳头游离缩乳术,切除了1 900 g乳腺组织。请注意,她乳头的位置是这几名患者中最低的。A. 术前形态。B. 术后1年。C. 术后7年。D. 术后12年。可以看到,除轻度乳房下垂外,12年来变化不大。

离移植乳房缩小术能通过适当的组织缝合,减少术后乳腺组织堆积引起乳头过高。色素减退在皮肤移植中很常见,在肤色较深的患者中更明显。这一问题可以通过文身或乳晕移植修复。乳头移植物脱落是一种罕见的并发症,可通过从腹股沟区取全层皮瓣原位重建或文身进行治疗。轻微血肿、炎症或脂肪坏死等并发症通常不需要二次手术或静脉使用抗生素。

结论

乳头游离移植乳房缩小术适合某些巨乳症患者,没有长蒂折叠带来的并发症,能够重建外形美观的乳房。术前可以精准规划,术中临时调整少,手术过程简单。这项手术可以长期保持乳房的形状,并且因为没有长蒂引起的不规则外形,有利于术后乳房检查。对某些巨乳症患者而言,这是理想的手术方式。

编者评论

通常认为,在乳房缩小术中将乳头-乳晕复合体作为全层移植物似乎是一种高风险的手术方式。因为如果移植过程中发生损伤,将导致不良的后果。这种损伤表现为移植物部分或完全脱落,乳头无法突起,或乳晕色素减退。并且,即使在最好的条件下,乳头-乳晕复合体的神经损伤也是不可避免的。由于这些原因,这项术式的适用范围很小,只能在带蒂乳房缩小术可能损伤乳头乳晕复合体血供的情况下使用。正如作者指出的,有肥胖、重度巨乳症、有高血压等基础疾病、吸烟等情况的患者在接受带蒂乳房缩小术后可能出现乳头乳晕复合体血供的问题。这类患者术式的选择需要整形外科医师对术后乳头-乳晕复合体血供风险进行评估。

在所有乳房缩小手术中,最理想的情况是能够以带蒂的方式成功地完成手术。这样,神经和血管能得到很好的保留,不需要离断乳头-乳晕复合体,仍然和乳腺腺体相连,这样理论上保留了母乳喂养的能力,同时保留乳头下的腺体组织,对乳房外形有很大帮助。当上文提到的危险因素存在时,我采用"阶梯重建法"来保持乳头-乳晕复合体的存活。最简单的策略是不要过多的切除组织,增加蒂的宽度,避免大范围的破坏。另外可以把单蒂变成双蒂,给乳头-乳晕复合体提供额外的血供。例如

McKissock 提出的,使用上/下蒂组合取代下极蒂的方法。当评估乳头-乳晕复合体移植的可能性时,我倾向于先行带蒂乳房缩小术,在决定最后手术方式之前评估乳头-乳晕复合体的血供情况。如果乳头-乳晕复合体的血供存在问题,那么按照作者的方法进行切除,将复合体移植在修整后血供良好的真皮区。应该强调的是,对于重度巨乳症的患者,即使蒂的血供很好,在手术过程中也可能因为带蒂的乳房皮瓣折叠导致血供受损。在这种情况下,乳头游离移植技术就更有优势,因为乳房的塑形可以用皮瓣来完成,不需要考虑蒂的血供问题。

最后,当采用乳头游离移植技术时,外科医生必须准备好详细的知情同意书,这非常重要。根据我的经验,该手术的医疗纠纷风险很高,必须做好相关术前文书工作,以保护医生和患者的利益,避免不必要的麻烦。

(*M.Y.N.*)

参考文献

[1] Adams WM. Free transplantation of the nipples and areolae. *Surgery* 1944;5:186.

[2] Courtiss EH, Goldwyn RM. Breast sensation before and after plastic surgery. *Plast Reconstr Surg* 1976;58:1.

[3] O'Conor CM. Glandular excision with immediate mammary reconstruction. *Plast Reconstr Surg* 1964;33:57.

[4] Craig DP, Sykes PA. Nipple sensitivity following reduction mammaplasty. *Br J Plast Surg* 1970;23:165-172.

[5] Townsend PLG. Nipple sensation following breast reduction and free nipple transplantation. *Br J Plast Surg* 1974;27:308.

[6] Ahmed OA, Kolhe PS. Comparison of nipple and areolar sensation after breast reduction by free nipple graft and inferior pedicle techniques. *Br J Plast Surg* 2000;53:126.

[7] Slezak S, Dellon AL. Quantitation of sensibility in gigantomastia and alteration following reduction mammaplasty. *Plast Reconstr Surg* 1993;91:1265.

[8] Hawtof DB, Levine M, Kapetansky DI, et al. Complications of reduction mammaplasty: comparison of nipple-areolar graft and pedicle. *Ann Plast Surg* 1989;23:3.

[9] Oneal RM, Goldstein JA, Rohrich R, et al. Reduction mammoplasty with free-nipple transplantation: indications and technical refinements. *Ann Plast Surg* 1991;26:117.

[10] Romano JJ, Francel TJ, Hoopes JE. Free nipple graft reduction mammoplasty. *Ann Plast Surg* 1992;28:271.

[11] Koger KE, Sunde D, Press BHJ, et al. Reduction mammaplasty for gigantomastia using inferiorly based pedicle and free nipple transplantation. *Ann Plast Surg* 1994;33:561.

[12] Wray RC, Luce EA. Treatment of impending nipple necrosis following reduction mammaplasty. *Plast Reconstr Surg* 1981;65:242.

[13] Tracy CA, Pool R, Gellis M, et al. Blood flow of the areola and breast skin flaps during reduction mammaplasty as measured by laser Doppler flowmetry. *Ann Plast Surg* 1992;28:160.

[14] Jackson IT. Importance of the pedicle length measurement in reduction mammaplasty. *Plast Reconstr Surg* 1999;104:398.

[15] Gradinger GP. Reduction mammoplasty utilizing nipple-areola transplantation. *Clin Plast Surg* 1988;15:641.

[16] Gradinger GP. Breast reduction with the free nipple graft technique. In: Spear SL, ed. *Surgery of the Breast: Principles and Art*. Philadelphia: Lippincott-Raven, 1998;807-821.

[17] Casas LA, Byun MY, Depoli PA. Maximizing breast projection after free-nipple-graft reduction mammaplasty. *Plast Reconstr Surg* 2001;107:955.

[18] Hudson DA, Skoll PJ. Repeat reduction mammaplasty. *Plast Reconstr Surg* 1999;104:401.

[19] Wise RJ. Preliminary report on a method of planning the mammaplasty. *Plast Reconstr Surg* 1956;17:367.

[20] Wise RJ, Gannon JP, Hill JR. Further experience with reduction mammaplasty. *Plast Reconstr Surg* 1963;32:12.

Scott L. Spear
Amer Saba

第 101 章

放疗后乳房缩小成形术
Reduction Mammoplasty in the Irradiated Breast

引言

与乳腺切除术相比,更多的乳腺癌患者接受了保守治疗(肿块切除术、腋窝淋巴结清扫术和全乳照射)。从历史上看,乳房很大的患者被认为不适合接受这种保守治疗,因为从美观角度来看通常难以获得令人满意的结果。然而,随着近代放疗技术的发展,越来越多的患有巨乳症和乳腺癌的女性愿意接受放疗[1,2]。因此,我们将后续看到越来越多接受过乳腺癌肿瘤切除术、腋窝清扫术和放疗的乳房肥大患者。

背景

许多研究支持在接受过辐射的组织中,成纤维细胞抑制和微血管损害导致伤口难以愈合[3]。在接受过辐射的患者中,感染、脂肪坏死和血清肿的发生率增加。超重的妇女或有明显下垂乳房的妇女更易出现乳房纤维化,使得保乳手术的美容效果更差。然而,巨大乳房中脂肪含量的增加,或者由于组织间隔增多导致组织不均匀性增加,也可以解释这些女性出现较差结果的原因[1]。

尽管文献很少报道有关于接受过辐射患者乳房缩小的数据,但从接受过乳房辐射后患者乳房重建的数据中可以清楚地看到,对于接受过辐射的乳房进行重建手术更容易出现并发症,并且美容效果欠佳[3,4]。

本章介绍了之前接受过辐射的患者乳房缩小手术的本质以及该操作的安全性。并提出了优选的方法以及评估美容效果。最后,讨论了乳房体积减小对癌症监测效果影响的问题。

手术方法

使用多种方法均可以安全地完成放疗后乳房缩小。只要组织蒂比正常的更宽更短能够避免乳头坏死或脱落,具体缩小的方法似乎并不重要。皮瓣的设计必须避免发生诸如血肿或皮瓣坏死等并发症[5]。这包括尽量少或不剥离或提拉皮瓣。由于这个原因,Lejour法以及其他需要广泛皮瓣剥离和对保留的乳房皮肤明显牵拉的乳房缩小成形术,对放疗后乳房则并非很安全。

手术时机

放疗后乳房的缩小成形术应该延迟至急性放疗反应结束后进行。治疗后1年,乳房水肿明显消退,很少有患者会再次出现水肿。毛细血管扩张在1年后基本不存在,巨乳症患者皮肤在1年后与普通患者皮肤相比增厚程度无差异。将乳房缩小术推迟一年的一个好处是,可以更准确地估计需要切除多少组织来获得对称性。将手术时间推迟至更长时间有何利弊仍不清楚。从心理学的角度来看,大多数患者在放疗后不可能立即追求乳房缩小成形术,因为她们仍然专注于是否需要进行乳腺癌的辅助化疗等问题。为了避免乳腺癌治疗的延误,乳房缩小术应在乳腺癌治疗完成后进行。

尽管本书另一章节介绍了乳房肿瘤切除术后立刻进行乳房缩小术并后续放疗,但仍有一些相关的问题需要提出。患者术中同时行乳房肿瘤切除术和乳房缩小术可能会出现肿瘤边缘难以定位的尴尬局面,如已经行乳房缩小术,则很难判断这些切缘组织在什么位置。乳房肿瘤切除术后即刻行乳房缩小术会使放疗变得更复杂吗? 进行乳房缩小术时,是否应该将乳房肿瘤切除的位置用标记夹记录,使得这个标记部位在后续制订放疗计划和长期随访中便于识别呢?在乳房肿瘤切除术后切缘阴性的患者中,理论上来说在放疗前进行乳房缩小术并无任何负面效果。而且,因乳房缩小术切除更多的组织,手术阴性切缘将会更大,需要对乳房组织进行更少的复查和随访,患者也将能从乳房肥大的负担中解脱。此外,患者如果在放疗前行乳房缩小术,则能避免放疗后开展乳房手术的风险[5]。

塑形效果

尽管接受过放疗患者的美容效果是可以接受的,但放疗后的乳房通常不太美观。随着硬结和肿胀的增加,愈合过程也将会被延迟[6]。

肿瘤监测

乳房的结构因保乳手术而发生改变,在乳房X线片上可出现瘢痕组织。这些术后的改变将成为乳房X线检查诊断的新标准。这和乳房肿瘤活检和切除术等其他方法造成的瘢痕没有差别,更不用说未放疗的患者乳房缩小术后的变化了。

病例报道

病例1

一例45岁女性患者咨询乳房缩小成形术时,8个月前被诊断为左乳腺癌。患者接受了乳房肿瘤切除术和腋下淋巴结清扫,由于38枚淋巴结中有1枚淋巴结转移,后续进行了化疗。化疗后进行了6 100 cGy剂量的放疗。在整形手术评估时,她的乳房大小为34DD,有中度下垂,乳头至乳房下皱襞距离为8 cm。虽然没有复发的迹象,但她的乳房不对称,而且在左侧乳房肿瘤切除部位出现持续增厚(图101.1)。

放疗结束3个月后,她使用McKissock双蒂技术进行了双侧乳房缩小术。患者康复很顺利,但在9个月后对炎症瘢痕做了小修复。该缩小术从正常(右侧)乳房取出505 g组织,从患侧乳房取出510 g。每侧乳房进行了约100 mL的吸脂。

这例患者手术中使用的McKissock法是我们常用技术的改良。其下蒂部设计为8 cm,而不是通常的6 cm,组织瓣解剖游离接近胸壁时逐步变宽,以扩大蒂部基底。内侧和外侧乳腺皮瓣尽可能保留更厚,必要时用吸脂而非切除削薄皮瓣。上蒂保留3 cm厚度代替通常的2 cm厚度。两侧乳房切除组织的病理结果显示为纤维性乳腺病。术后3个月及18个月的乳房X线检查显示只有轻微的术后变化。

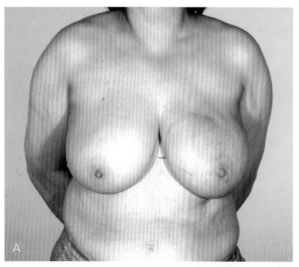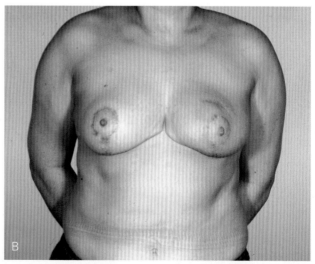

图101.1 A. 45岁女性左乳房肿瘤切除和术后放疗后,乳房缩小术前照片(病例1)。B. McKissock法双侧乳房缩小成形术后照片,右乳房切除505 g,左乳房切除510 g(引自Spear SL, Burke JB, Forman D, et al. Experience with reduction mammoplasty following breast conservation surgery and radiation therapy. *Plast Reconstr Surg* 1998; 102: 1913, 已获允许)。

病例2

一例46岁女性患者咨询双侧乳房缩小术,以矫正她的乳房肥大和乳腺癌保乳术后的乳房变形。患者于6个月前被诊断为左乳腺导管原位癌,并接受乳房肿块切除术和术后5 000 cGy剂量的放疗,并对瘤床区增加了1 000 cGy剂量的放疗。体检发现,她的乳房大小是38DDD,在右侧有10 cm的乳头下垂,但在接受放疗的左侧只有1 cm的乳头下垂。左侧乳房上半部分的手术部位处于硬化状态(图101.2)。

在完成放疗大约8个月后,她进行了双侧乳房缩小成形术。未放疗的右侧乳房予以行标准的McKissock垂直双蒂法乳房缩小术;而左侧则予以行上蒂法乳房缩小术,术中仅将乳头提升了几厘米。右乳房切除组织量为905 g,左乳房切除量为450 g。患者术后恢复顺利,最终双侧乳房大小和对称性效果良好。双乳房切除组织病理结果显示为纤维囊性变和大汗腺化生。

病例3

一例48岁女性患者咨询双侧乳房缩小成形术,16个月前她因乳腺导管癌接受了右侧乳房肿瘤切除术和放疗。她的放疗包括右乳房5 040 cGy的剂量,以及瘤床区追加的1 000 cGy的剂

量。体检时,她的乳房大小是38DD,有严重的乳房下垂,下垂的乳头超过乳房下皱襞水平11 cm。未手术的左乳房比放疗后的右侧乳房更大,下垂更严重。右侧乳房肿瘤切除术的瘢痕在右乳晕的上方。在乳房肿瘤切除术后24个月,她接受了双侧下蒂法乳房缩小术,术中我们特别避免了剥离皮瓣,特别是右乳房部位(图101.3)。

最后,左乳房切除组织量为1 070 g,右乳房切除量为830 g。尽管右乳房在术后数月都呈水肿状态,但患者整个愈合过程顺利。左侧乳房切除组织病理检查显示纤维囊性变,有间质纤维化和大汗腺上皮化,而放疗后的右乳房组织显示为间质纤维化。

结论

多种方式可以安全地实现放疗后的乳房缩小,包括使用McKissock法、下蒂法及上蒂法[5]。在设计蒂瓣时,建议特别小心,推荐其比正常的蒂更宽、更短。广泛的乳房皮瓣提拉和剥离多半有风险。美容效果虽然不如未经过放疗的乳房,但仍可以接受。这些患者的随访和乳房X线检查表明:乳腺癌的复发似乎并未受到乳房缩小成形术的影响。

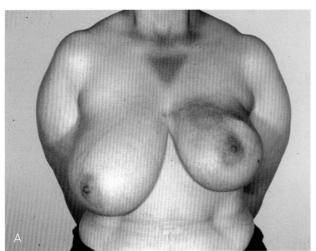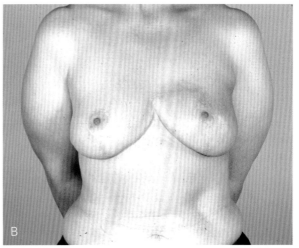

图101.2　A. 46岁女性左乳房肿瘤切除和术后放疗后,乳房缩小术前照片(病例2)。B. 右侧乳房McKissock乳房缩小术和左侧上蒂法乳房缩小成形术后照,右乳房切除组织量为905 g,左乳房切除量为450 g(引自 Spear SL, Burke JB, Forman D, et al. Experience with reduction mammoplasty following breast conservation surgery and radiation therapy. *Plast Reconstr Surg* 1998; 102: 1913, 已获允许)。

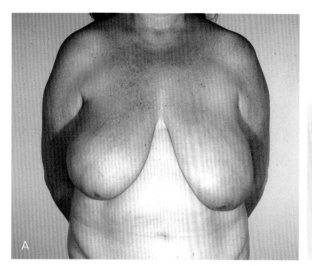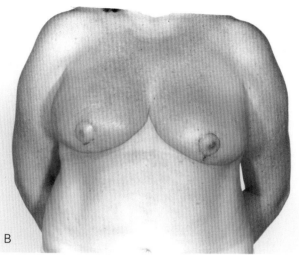

图101.3　A. 48岁女性右乳房肿瘤切除和术后放疗后，乳房缩小术前照片（病例3）。B. 双侧下蒂法乳房缩小成形术后照，左乳房切除组织量为1 070 g，右乳房切除量为830 g（引自 Spear SL, Burke JB, Forman D, et al. Experience with reduction mammoplasty following breast conservation surgery and radiation therapy. *Plast Reconstr Surg* 1998; 102: 1913，已获允许）。

编者评论

　　自20世纪90年代中期以来，放疗作为乳腺癌常用的辅助治疗手段之一越来越被广泛使用。因此，整形外科医生意识到越来越多的接受过放疗的患者需要进行乳房整形手术。正如作者所述，为这些患者放疗后设计乳房手术方案时，必须极其精细。必须足够重视，放疗后的乳房组织对手术引起的局部缺血的承受能力显著降低。因此，伤口延迟愈合、长期水肿和潜在的组织坏死都是这些患者所面临的重要问题，尤其对于已手术过的乳房更是如此。正如作者强调的，为这些患者设计手术方案时，最好是保守的。谨慎的改良方法，包括更宽的蒂、短切口和避免广泛的皮瓣剥离，都可以防止潜在的并发症。通过采纳这些建议，采取安全和无并发症的乳房缩小术能使放疗后患者更快地从乳腺癌中康复。

（*D.C.H.*）

参考文献

［1］Gray JR, McCormick B, Cox L, et al. Primary breast irradiation in large-breasted or heavy women: analysis of cosmetic outcome. *Int J Radiat Oncol Biol Phys* 1991;21:347.

［2］Cross MA, Elson HR, Aron RS. Breast conservation radiation therapy technique for women with large breasts. *Int J Radiat Oncol Biol Phys* 1989;17:199.

［3］Williams JK, Bostwick J III, Bried JT, et al. TRAM flap breast reconstruction after radiation treatment. *Ann Surg* 1995;21:756.

［4］Kroll SS, Schusterman MA, Reece GP, et al. Breast reconstruction with myocutaneous flaps in previously irradiated patients. *Plast Reconstr Surg* 1994;93:460.

［5］Spear SL, Burke JB, Forman D, et al. Experience with reduction mammoplasty following breast conservation surgery and radiation therapy. *Plast Reconstr Surg* 1998;102:1913.

［6］Handel N, Lewinsky B, Waisman JR. Reduction mammoplasty following radiation therapy for breast cancer. *Plast Reconstr Surg* 1992;89:953.

J. Peter Rubin

Joseph Michaels V

第 102 章

大幅体重减轻后的乳房重塑术和悬吊术

Breast Reduction and Mastopexy After Massive Weight Loss

引言

病态肥胖的患病率以惊人的速度持续增长,许多文献都对病态肥胖的影响有所记载。许多患者为了降低肥胖相关并发症的发生率,试图通过减脂手术、调节饮食和运动的方法来帮助减重。在减重成功之后,众多患者都会留下多余的皮肤和过多的皮下组织,但是其身体仍有大量的脂肪沉积。我们经常见到患者在大幅体重减轻(体重减轻超过50磅,约22.68 kg)后进行身体轮廓重塑。

乳房畸形的矫正仍然是女性身体轮廓重塑的重中之重,但是这些畸形的表现却风格迥异。尽管许多女性在减重之前都拥有丰满的乳房,但在减重之后其中大多数女性的乳房变得干瘪且不对称。常见的问题包括乳房下垂、乳头-乳晕复合体模糊化、肤色不佳以及与乳房外表面皮肤褶皱[1]。

适应证

由于大幅体重减轻的患者乳房畸形表现种类繁多,因此每一种重塑方案都必须个体化制订[2-9]。有许多关于的乳房轮廓重塑的具体描述。以下几个因素将决定患者采取哪种重塑方式:①大幅体重减轻患者乳房畸形的严重程度;②患者所期望的重塑乳房尺寸;③外科医生的经验水平。但无论选择哪种重塑方式,都必须符合患者所期望的尺寸和外形。

乳房体积过大

约有20%的患者因乳房体积过大而需要进行乳房缩小重塑手术。我们的首选技术是使用内侧或下侧蒂进行W形的乳房成形术。使用哪种蒂的

手术方式取决于乳头到乳房下皱襞的距离以及外科医生的经验。这些技术将在乳房缩小形成术和乳房悬吊术一章中进行详细描述。尽管这种乳房缩小形成术的方法与非大幅减重患者类似,但在仍有一些术前注意事项,如可能需要对标记画线方式进行修改。一些患者的乳头-乳晕复合体明显模糊化。对于这些患者,要将蒂完全放置在中轴线的位置上是非常困难的。如果我们认为无法实现,那么可以选择下蒂瓣。由于这些患者也可能具有明显的外侧皮肤褶皱,因此后方的延伸区域和外侧切除的宽度会比非大幅减重患者要多。重要的是,在进行画线标记时,在乳房的侧面横向做出皱褶,以防止术后乳房出现"四方形"的外观。可以用掐捏的方式判断外侧切除的范围,外侧皮肤褶皱抽脂术有助于对外侧进一步塑性,但最好在执行了皮肤切除术并用吻合钉暂时闭合皮肤后再进行此操作。

由于过多的皮肤多余和肤色差,导致大幅减重患者为缩短瘢痕可能会出现较大的"猫耳"。这种"猫耳"需要采用水平切除来去除。短瘢痕技术的隐患在于一味追求消除"猫耳"会在乳房下皱襞下方留下难看的瘢痕。除此之外,短瘢痕技术对大多数大幅减重患者的外侧皮肤皱褶作用很小。

虽然多数女性在大幅减重后认为她们需要缩小乳房,但是这些女性中的大多数的乳房容量足以让她们获得理想的乳房尺寸和外形。仔细检查乳房腺体,以判断腺体体积是否充足。还需评估外侧赘肉,以判断在自体隆乳中有多少组织可以被利用。对于乳房腺体体积足够、下垂严重、外侧赘肉充足的患者,我们推荐的方案是:皮肤悬吊的同时从外侧胸壁进行全腺体重塑和自体组织隆乳[2-4]。这种方法效果可靠,并且在手术进行中也可以对乳房的形状和大小进行个体化调整。在这

种自体组织隆乳中,由于每个乳房的腺体重塑和组织再利用都是可以根据情况定制的,因此适用于双侧乳房严重不对称的患者。

对于所有在大幅减重后寻求躯体轮廓重塑的患者,我们需要进行彻底的病史询问和体格检查[10]。具体的问题包括个人和家族乳腺癌病史,并且按照美国癌症协会指南规定,所有的患者都必须进行乳腺钼靶检查[11]。还需要进行营养评估,以确保患者术前处于最佳状态。

这种手术的禁忌情况相对来说不多。唯一真正意义上的禁忌证是之前进行的乳腺手术可能会造成组织损害。

由于手术创伤,我们推迟所有吸烟患者的手术。有吸烟史的患者在手术前接受尿液检查。我们也推迟患有活动性严重外伤和皮肤病患者的手术。

手术技术

标记画线

这是以 W 形为基础保留一个中央蒂和一个下侧蒂的扩大乳房成形术(图 102.1)。在乳房中央位置标记出新的乳房中轴线。根据乳房中轴线和乳房下皱襞的位置,在乳头 - 乳晕复合体的上 2 cm 处标记出新的乳头位置。绘制 5 cm 长的直角钥匙孔图案。W 形图案外侧延伸区域向后包绕外侧的皮肤褶皱。这样可以使外侧的胸壁穿支动脉为其提供了充沛的血流供应,以增强自体成活。根据所需的尺寸和对称性,可以整体使用横向延伸的方法对其进行修剪。

手术技术

使用 42 mm 的乳晕模具标记出新的乳晕。将 W 形范围内的所有皮肤去表皮化。除了沿乳房下皱襞宽度约 10 cm 的带蒂组织外,将其余真皮组织全部切除。带蒂组织的内外侧与皮瓣内外侧的大致轴心点相对应。将皮瓣掀起 1～1.5 cm,松解整个乳房。以此操作游离向下达胸肌筋膜然后向头侧方向达锁骨下缘。确保带蒂组织血运良好,中央位置的乳头可存活。在乳房内侧进行操作时,保留乳房与胸骨间的连接组织非常重要的,否则会导致乳房移位。然后将内外侧皮瓣提至胸壁筋膜的水平,要注意保护所有皮瓣中的穿支动脉(图 102.2)。尽可能减少切除组织的体积量,以便旋转

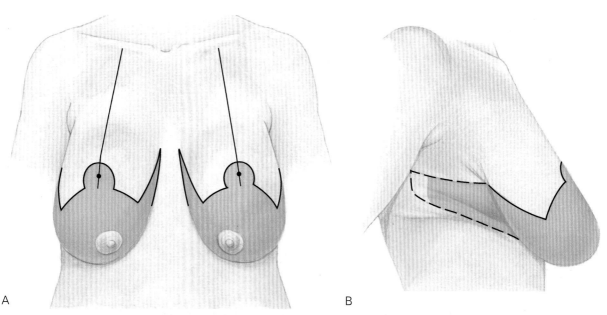

图102.1　A. W 形扩大乳房形成术图示。画出新的乳房中轴线以纠正偏向正中线的乳头位置。W 形的整个区域去表皮化。B. 外侧延伸区域的应包括外侧的皮肤褶皱。外侧皮肤去表皮化的面积取决于重塑乳房所需的组织体积。去除所有多余的表皮组织。

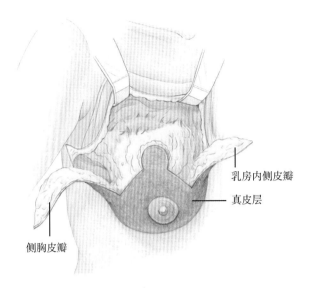

图102.2 游离掀起1 cm厚的皮瓣，将乳房松解至锁骨水平。将乳房的内外侧皮瓣提起，脱离胸壁。

乳房内侧皮瓣

真皮层

侧胸皮瓣

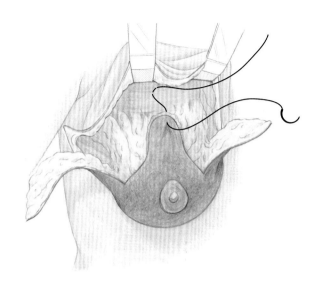

图102.3 使用尼龙线将中间的真皮延伸区域牵引固定在第2肋或第3肋与新的乳房中轴线交汇处。根据预期的乳头最终位置来判断固定的具体位置。

皮瓣后可获得理想的乳房外形。外侧皮瓣延伸的程度取决于想获得预期的乳房大小所需的组织量，以及需要矫正乳房的不对称程度。当处理较大的外侧延伸皮瓣时，需要在旋转之前检查皮瓣边缘血运是否良好。

乳房松解后，下一步是将乳房悬挂在胸壁上。将中间的真皮延伸区域悬挂至新的乳房中轴线与第2肋或第3肋骨交汇处。为了操作安全，用非惯用手的手指找出肋骨位置并引导缝合。根据预期的乳房最终位置、乳头与肋骨的位置关系来决定悬挂的位置。使用1-0尼龙线缝合固定（图102.3）。

之后旋转外侧组织瓣并固定，一般固定在第3肋骨处。固定后的位置应为悬挂后的乳房提供良好的外侧曲线。在固定之前，可以对外侧组织瓣的尺寸进行调整，以使重塑乳房获得更好的外观。然后将内侧的组织瓣向上旋转，通常到达第4肋处，然后用相似的方式固定在筋膜层（图102.4）。在悬挂乳房腺体组织瓣的过程中，反复覆盖皮瓣来帮助评估乳房的形状和体积。如果悬挂后没有获得理想的乳头位置或乳房形状，则应该拆除固定缝线重新塑形。

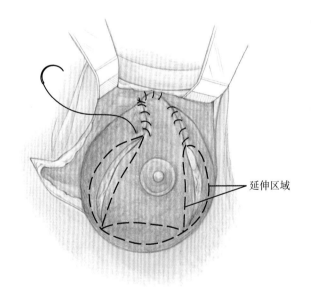

延伸区域

图102.4 向内侧旋转外侧乳房组织瓣做出新的乳房外侧曲线。该组织瓣的大小取决于完成重塑乳房所需的组织量。通常将此皮瓣缝合至第一固定点毗邻处。用缝线将内侧的真皮层固定至胸壁，常固定于第4肋骨筋膜。使用连续缝合将内外侧组织瓣的真皮与中间的真皮延伸区缝合在一起。

在组织瓣完成塑形之后，折叠乳房而形成最终的形状。使用2-0可吸收缝线将外侧真皮层和中间的带蒂真皮层缝合起来。内侧采用相似的方

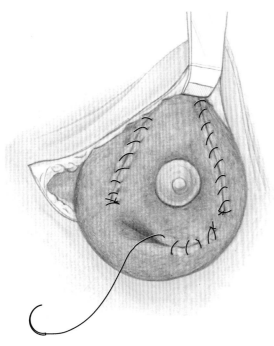

图102.5 将乳房下极的真皮层进行折叠缝合,以缩短乳头到乳房下皱襞的距离。还可使用额外的折叠缝合以优化乳房的外形。

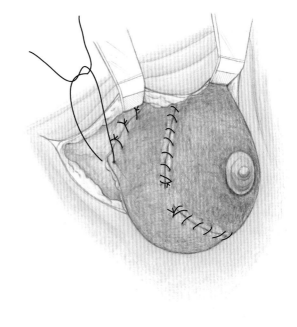

图102.6 外侧皮瓣的外侧边缘与胸壁缝合,以防止边缘出现疝。这个措施也可以提高乳头突起效果。

式缝合(图102.5)。如果内侧和中央瓣的皮肤缝合会扭曲乳房内侧轮廓,我们就简单地对两个组织瓣的深层进行缝合。最后在下缘进行折叠缝合。从乳房下皱襞到乳头-乳晕复合体的理想距离是5 cm,下缘的折叠缝合就是为了满足这个距离,也有助于使乳头更加突起。

优选在患者处于坐姿的情况下,同时对双侧乳房进行真皮层悬挂和体积塑形的步骤进行模拟。由于无法在术前预知悬挂和折叠缝合的效果,所以如果两边同时进行,就更容易达到对称的效果。除了上述三个主要的真皮层折叠缝合外,还可进行个体化的多处或多排折叠缝合,以达成最后的塑形。反复多次上提皮瓣有助于进行各种微小调整。为了进一步增加乳头的突起效果和乳房外侧的立体感,可将外侧组织瓣的边缘缝合至胸壁筋膜(图102.6)。这也可以防止乳房外侧形成疝。为了尽可能降低胸长神经、胸背神经和组织蒂受损的风险,在这个位置不能把外侧皮瓣缝合至骨筋膜。

在关闭之前,最后再将皮肤瓣重新上提一次,

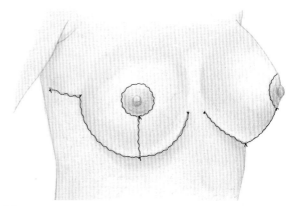

图102.7 再次上提和调整皮肤瓣。松解乳头-乳晕复合体1/2周长范围的真皮,以防止出现乳头凹陷。

以确保乳房外形达到理想状态,并且进行对称性评估。关闭时使用0号缝线进行半包埋缝合法将纱布固定于皮肤,范围上要从内外侧皮肤瓣覆盖至乳房下皱襞。外侧放置引流管一根,引流管应环绕组织蒂。垂直及水平的皮肤切口使用可吸收线进行缝合,缝合方式为填埋式间断缝合或连续缝合。

有必要将乳头-乳晕复合体周围的真皮松解

一下,使其位于最终的理想位置(图 102.7)。由于中央蒂有着充沛的血液供应,因此松解乳头－乳晕复合体 1/2 周长范围的真皮是安全的。在这种情况下如果没有松解真皮的话,术后可能会出现乳头的凹陷。对乳头－乳晕复合体与皮肤瓣进行

皮内缝合。将所有切口涂抹氰基丙烯酸盐类医用胶。

术前及术后对比照片详见图 102.8~图 102.12。

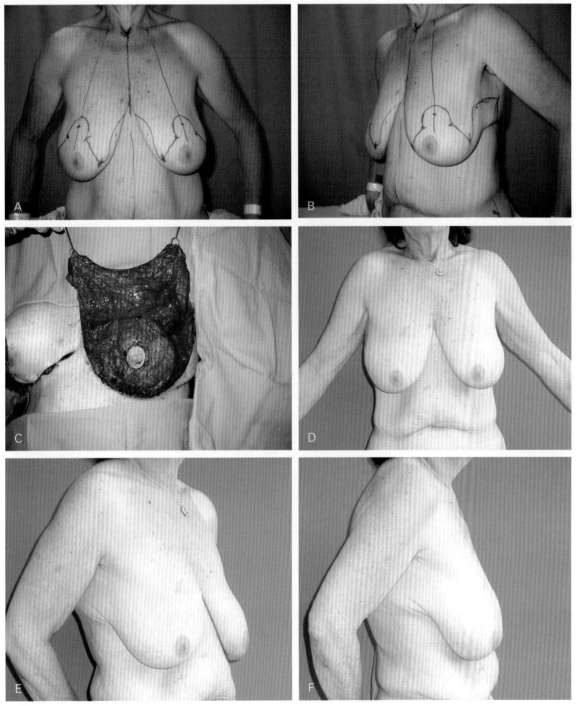

图 102.8　A、B. 57 岁女性大幅减重 130 磅(约 59 kg)后。画线标记展示了扩大的 W 形乳房形成术,覆盖了外侧的皮肤皱襞,沿着新的乳房中轴线将乳头移动到更靠中间的位置。C. 术中的照片显示了悬挂和使用乳房塑形所形成新的乳房形状。D~F. 术前照片。

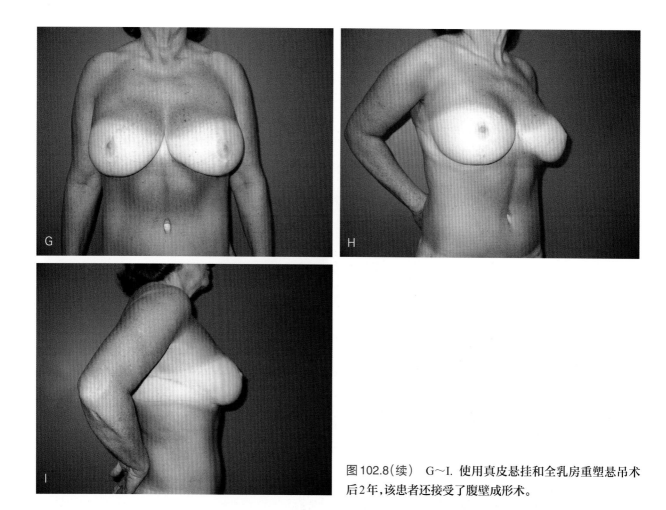

图102.8(续) G～I. 使用真皮悬挂和全乳房重塑悬吊术后2年,该患者还接受了腹壁成形术。

图102.9 A、B. 40岁女性减掉135磅(约61.23 kg)后。外侧标记线展示如何将不同组织量的外侧皮肤褶皱用于乳房重塑,并将多余的皮肤褶皱组织去除。

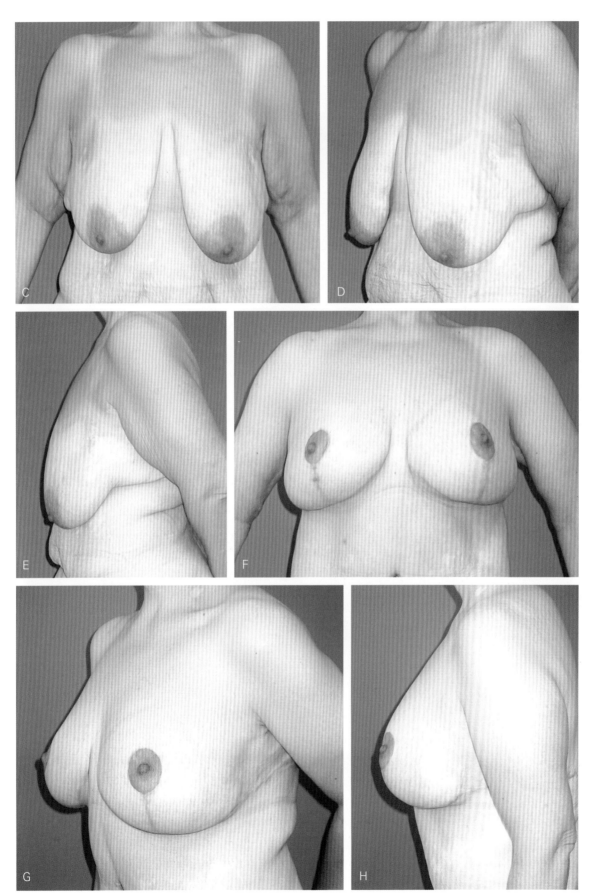

图102.9(续) C～E. 术前照片。F～H. 术后6个月照片,该患者也接受了腹壁成形术。

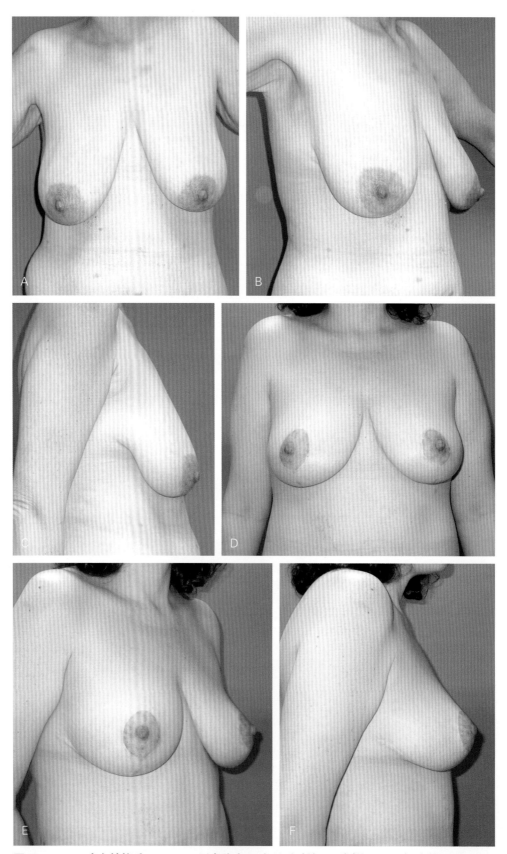

图 102.10 43岁女性接受 Roux-en-Y 胃旁路术 18 个月后减掉 110磅(约 49.9 kg),术前 BMI 26 kg/m²。A～C. 术前照片。D～F. 使用真皮悬挂和全乳房重塑悬吊术后 2 年。该患者的外侧有一小褶皱,可以缩短瘢痕。患者也同时接受了腹壁成形术。

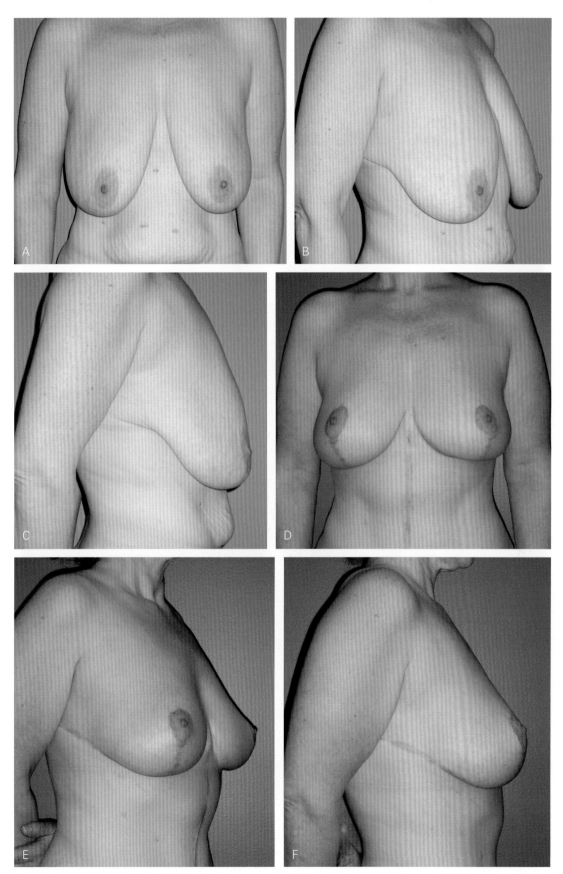

图 102.11 A～C. 46岁女性接受整形手术前减掉150磅(约68 kg)。D～F. 使用真皮悬挂和全乳房重塑悬吊术后21个月。该患者也接受了垂直切口腹壁成形术。

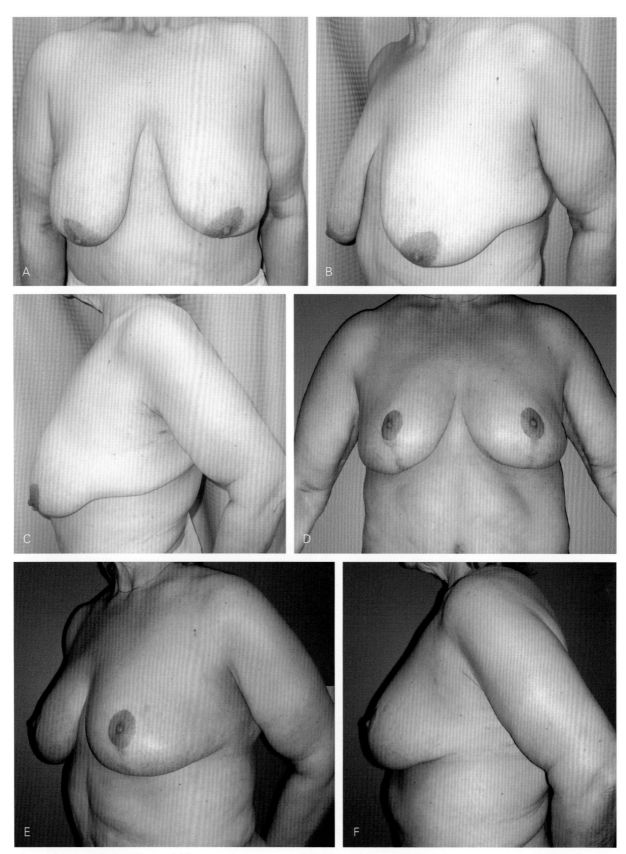

图102.12　51岁女性减掉151磅(约68.5 kg)后。A～C. 术前照片。D～F. 乳房重塑悬吊术18个月后。这个患者还做了腹壁成形和上臂成形术。

术后护理

在切口表面覆盖纱布,弹力绷带包裹胸部。术后4～5天进行换药,并且患者穿戴运动型胸罩4～6周。1周后拆除固定纱布的缝线。每日引流量少于30 ml时拔除引流管。3周内患者不得搬抬超过10磅(约4.5 kg)的重物,之后可以慢慢增加活动量。6周内不得穿带有铁丝的胸罩。如果患者接受的是单纯乳房悬吊术,手术后当天即可出院。

并发症

经证明该术式既安全又持久。患者的手术满意度非常高。并发症包括血肿(1%)、血清肿(3%)、三角瓣处切口裂开(5%)。伤口类的问题一般都可以进行局部处理。目前还未发现部分或完全的乳头－乳晕复合体坏死、乳房瓣缺失或脂肪坏死。

编者评论

本章对女性减重后的乳房管理做了详尽的介绍。不论对这些患者进行隆胸术、乳房悬吊术、重塑＋乳房悬吊术、自体组织重塑术、还是乳房缩小成形术,都具有独特性和挑战性。面对各种各样的复杂情况如乳房腺体缺损、皮肤松弛、体表标记线移位、邻近部位畸形扭曲,以及患者对手术的期望值往往过高,这些患者的需求是绝大多数乳房手术所不能解决的。

Rubin和Michael对于帮助患者分类选择乳房悬吊术、自体组织重塑和乳房缩小成形方面做了很好的工作。他们向患者描述的这种使用身体组织的W形法,对于这些患者来说是独特的治疗方法,并且她们认为利用这些身体组织来创造一个优美的乳房是一个很好的办法。

同样富有挑战性的是对于那些接受了假体隆胸的患者,怎样控制乳房下皱襞和皮肤伸展这些问题。对于这些患者来说,使用异体材料来支撑假体以及减轻假体表面皮肤以及腺体的重量是非常重要的。

本章旨在为大幅减重患者的乳房管理问题点亮一盏明灯。毫无疑问,今后人们对此问题将有更好的理解,也会有更多的技术出现。

参考文献

[1] Song AY, Jean RD, Hurwitz DJ, et al. A classification of contour deformities after bariatric weight loss: the Pittsburgh Rating Scale. *Plast Reconstr Surg* 2005;116:1535-1544; discussion, 1545-1546.

[2] Rubin JP. Mastopexy in the massive weight loss patient: dermal suspension and total parenchymal reshaping. *Aesthet Surg J* 2006; 26:214-222.

[3] Rubin JP, Khachi G. Mastopexy after massive weight loss: dermal suspension and selective auto-augmentation. *Clin Plast Surg* 2008; 35:123-129.

[4] Rubin JP, Gusenoff JA, Coon D. Dermal suspension and parenchymal reshaping mastopexy after massive weight loss: statistical analysis with concomitant procedures from a prospective registry. *Plast Reconstr Surg* 2009;123:782-789.

[5] Hurwitz DJ, Agha-Mohammadi S. Postbariatric surgery breast reshaping: the spiral flap. *Ann Plast Surg* 2006;56:481-486.

[6] Graf RM, Mansur AE, Tenius FP, et al. Mastopexy after massive weight loss: extended chest wall-based flap associated with a loop of pectoralis muscle. *Aesthet Plast Surg* 2008;32(2):371-374.

[7] Losken A, Holtz DJ. Versatility of the superomedial pedicle in managing the massive weight loss breast: the rotation- advancement technique. *Plast Reconstr Surg* 2007;120:1060-1068.

[8] Hamdi M, Van Landuyt K, Blondeel P, et al. Autologous breast augmentation with the lateral intercostal artery perforator flap in massive weight loss patients. *J Plast Reconstr Aesthet Surg* 2009;62:65-70.

[9] Kwei S, Borud LJ, Lee BT. Mastopexy with autologous augmentation after massive weight loss: the intercostal artery perforator (ICAP) flap. *Ann Plast Surg* 2006;57:361-365.

[10] Rubin JP, Nguyen V, Schentker A. Perioperative management of the post-gastric bypass patient presenting for body contour surgery. *Clin Plast Surg* 2004;31:601-610.

[11] American Cancer Society. Detailed guide: breast cancer. Available at: http://www.cancer. org/docroot/CRI/CRI_2_3x.asp?dt_5. Accessed July 12, 2009.

第 103 章

Dennis J. Hurwitz

大幅度减重后缩乳术和乳房悬吊术的治疗策略

Strategies in Breast Reduction and Mastopexy After Massive Weight Loss

引言

通常经过大幅度减重后的患者乳房会变得下垂且扁平。乳房组织松弛不堪,外形似煎饼(图103.1)。根据剩余的乳房体积的不同,乳房塑形手术分为缩乳术、乳房悬吊术或隆胸术联合乳房悬吊术。

松弛的乳房组织以及严重的畸形不仅使乳房外形的重塑更加困难,而且有可能在术后出现再次畸形的情况。而上肢、腋窝和躯干的皮肤松弛是导致大幅度减重后乳房畸形的原因。因此,在大幅度减重后乳房变形的治疗策略中不仅要针对各种乳房畸形进行长期而有效地改善,而且还要对周围的躯干和上肢的软组织进行整形重塑。

随着减重手术越来越普及以及大众对整形手术的接受度越来越高,临床上大幅减重术后的整形手术也越来越普遍。通过近10年的临床实践,我发现了一种全面、有效、安全的方法来对乳房和上部躯干进行美学整形。下面将介绍我对大幅度减重后乳房变形的治疗策略,并简单讨论肥胖、减重手术,以及随后的乳房外观畸形及相应的治疗策略。

肥胖和减重

在美国,肥胖人口比例飞速增长,每年与肥胖相关的死亡人数约30万人[1]。2003—2004年间,美国成年人中超重或肥胖者占66.3%,其中肥胖者占32.2%,病态肥胖占4.8%[2]。使用体重指数(BMI)来衡量肥胖的程度,25.0~29.9 kg/m² 为超重,30.0~39.9 kg/m² 为肥胖,大于40.0 kg/m² 为病态肥胖[3]。肥胖不仅导致身体畸形,而且伴随着产生多种与肥胖相关的并发症,从而降低生活质量

甚至降低患者的生存期[4]。尽管有许多通过改变生活方式实现大幅度减重的成功案例,但减重手术(WLS)仍被认为是治疗肥胖及其相关并发症的长期且有效的方法[5]。

减重手术是通过限制食物摄入或减少食物吸收,或两种方式并行来达到大幅度减重的效果。最常见的减重手术方式为腹腔镜下可调节胃束带减容手术(LAGB)和Roux-en-Y胃旁路术(RYG-BP)。LAGB是一种限制食物摄入的术式,其原理是制造一个出口较小的胃囊,使患者较早产生可以长时间维持的饱腹感[6]。由于胃肠道正常的吸收面是完整的,除非手术引起的呕吐或者患者偏食,否则很少发生特定的营养素缺乏。RYGBP既限制了食物的摄入又减少了食物的吸收。利用大约100 cm的空肠袢将胃容量减少至30 ml以下。减重手术后1年内患者体重减少量是非手术患者减重量的3~4倍[7]。手术后的患者体重通常在12~18个月期间减重原体重的25%~40%,并可以保持多年[7]。这些数据表明,与其他减重方法相比,手术减重拥有更明显、更持久的减重效果。因此,减重手术的例数逐年攀升,仅2007年完成的减重手术就超过20万台[8]。然而影响食物的摄取和吸收会导致各种蛋白质、维生素和矿物质的缺乏,从而会明显影响后续整形手术的效果[9,10]。

近年来随着接受减重手术患者的数量增多,在术后出现皮肤松弛和体型改变的患者也越来越多。2006年针对大幅度减重患者的身体整形手术就超过68 000台[11]。

减重引起的躯体畸形

大幅度减重会造成一系列身体畸形(图103.1~图103.11)。皮肤松弛后的形态与减重速

度、减重量和最终的 BMI 有关。皮肤松弛程度的影响因素包括年龄、一般健康状况、是否健身,还有遗传和女性特有的脂肪沉积、皮肤弹性、皮肤附着于筋膜的坚实程度,肌肉发育和骨骼形态。复杂的影响因素使得我们无法准确预测整形后身体的变形程度。

易出现畸形的部位有颈前、上臂、乳房、下背部、腹部、耻骨联合和大腿。典型的畸形特征是在耻骨和腹股沟区域出现大片或者横向分隔的腹部脂肪的堆叠,在背部和大腿内上、外上侧有相对较小的赘肉。部分皮肤褶皱下方是空的,而由真皮横向黏附到深筋膜所形成的局部脂肪沉积于此。皮肤褶皱下方则没有脂肪。整个区域或整个结构的皮肤被称之为下垂。下垂可出现在乳房、耻骨联合和臀部。这些畸形变化使女性男性化、男性女性化。

乳房的形状、质地、凸度和皮肤弹性会遭到破坏,从而导致乳房外形变得平坦、下垂,位置稍有下降,乳房上极变得不够饱满甚至平坦。随着脂肪组织的减少,乳腺组织会变得结实坚韧,并且常出现大范围的皮纹。乳房下皱襞下移会导致乳房位置改变、乳房底部变宽,下皱襞下移的程度由内向外依次增加。乳头-乳晕复合体出现下垂,甚至可能会变形。

乳房皮下的横行筋膜附着于下方的肌肉,会影响躯干中部皮肤的形状,在乳房周围形成大量褶皱。腋前线原本平坦的皮肤最终变得松弛,从而使腋窝深陷、上肢皮肤松弛如"蝙蝠翼"。

重叠的皮肤沟壑之间会变得异常潮湿,从而导致局部细菌数量增加并引起异味。这种对皮肤的刺激会导致皮肤糜烂及脓肿的形成。松散的组织会影响患者进行体育运动,大量脂肪和组织下垂会导致体态难看并易引起背部疼痛。大幅度减重后的患者很难找到合身的衣服,并更加排斥裸露身体。

身体塑形手术原则

身体塑形手术在去除多余组织的同时能更加突显患者的女性轮廓(图 103.12)。我对大幅度减重后身体塑形手术的技巧深有体会[12-14]。应用水平横形切口去除躯干多余的皮肤来对身体塑形,那么患者穿少量衣服就可以遮蔽这些水平方向平坦而对称的瘢痕。为了实现这种美容瘢痕就需要

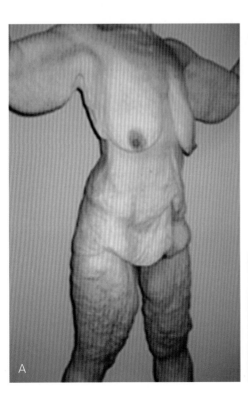
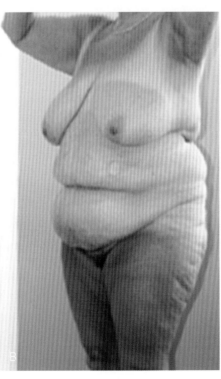

图 103.1 临床患者侧位照片展示了大幅度减重和 BMI 大幅度变化引起的大范围畸形,全躯干提升术和乳房整形手术可达到有效的治疗效果。A. 41 岁,女性,身高 168 cm,体重 158 磅(约 71.67 kg,BMI 26.6 kg/m²),4 年前接受了胃旁路手术后从 350 磅减至 158 磅。层层松散的皮肤悬垂于上肢、大腿及躯干各处,乳房变得扁平。B. 54 岁,女性,身高 163 cm,体重 195 磅(约 88.45 kg,BMI 34.5 kg/m²),通过改变生活方式减重至 150 磅。其全身有多处赘皮赘肉,双侧乳房较大且严重下垂。

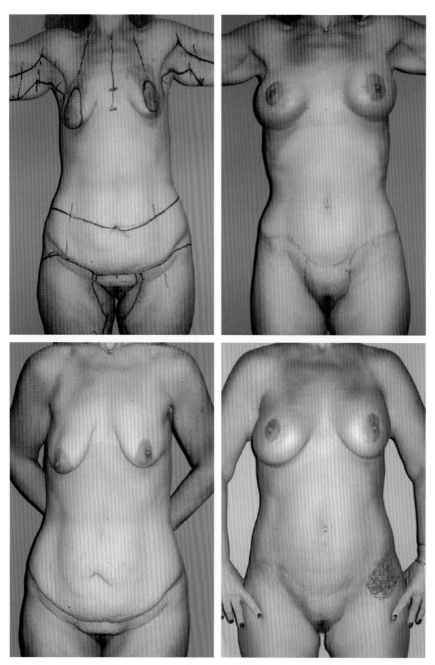

图103.2　36岁,女性术前及术后对比照片。身高168 cm,体重165磅(约74.84 kg,BMI 26.6 kg/m²),之前接受了Roux-en-Y胃旁路手术后减掉131磅体重。她的乳房虽然萎缩,不过其下皱襞很清晰也很好定位。其赘皮赘肉主要集中在躯干下部和大腿。她接受了全躯干提升手术,包括L形上臂成形术、双环法乳房固定术、部分胸大肌后放置了350 ml光面硅胶假体、乳房下皱襞内侧内缝内缝合固定、腹壁成形术、下部躯干提升术以及双侧大腿内侧垂直切口整形术。上方分别为术前标记画线和术后5个月的正面照片。下方分别为术前无标记画线和术后2年的正面照片。虽然从乳房到周围胸壁的软组织过渡情况有所改善,但是乳房假体和乳房下皱襞位置稍有下降。

用可靠的方法来选择切口的位置,这就要求临床上持续的改善手术标记画线,对多个解剖位置进行标记,并且需要掌控良好的手术操作技巧,能构想出具有美感的乳房外形,愿意反复画线标记直到达到完美的乳房外形。在多次操作获得经验后,外科医生会对手术更有信心,在术前标记出精确的切口,在手术中量减少切口的调整,从而提高手术效率,增强团队合作。

躯干、乳房下皱襞和臀部在最宽的切口位置进行缝合会减少一些横向的多余组织。沿着躯干或大腿做垂直或斜行的皮肤切口适用于严重的男子乳房发育、干扰性瘢痕、疝或大量的横向多余皮肤和脂肪。如果弗勒－德利斯腹壁成形术是对躯干前外侧进行塑形的唯一方法,那么则可用于没有瘢痕的腹壁区域。

注射含有肾上腺素的溶液,在皮肤和皮下筋膜之间用大号刀片进行皮瓣游离。也可利用电刀进行止血和游离皮瓣,但是要避免对浅筋膜系统(SFS)造成热损伤。手术中应减少进行单纯的游离,需要依靠Lockwood游离器械、吸脂和组织扩张器间断游离更远处的皮肤。当真皮而不是深筋膜上附着的组织限制了皮瓣向切口方向牵拉时，说明游离范围足够。

用较粗的缝合线对浅筋膜系统进行多层、紧密缝合，以稳固地关闭切口。针对弹性差的皮肤，浅筋膜的牢固关闭尤为重要。可即便如此，患者常常在站立时腹部皮肤紧致，而在取坐姿时皮肤仍会松弛。躯干提升术的先驱者 Lockwood 强烈

建议对皮下组织进行永久性缝合[15]，起初我经常使用这种方法，但一例患者出现了多处永久缝合导致的延迟性脓肿，因此我在 2006 年便放弃使用该方法。我发现用可吸收线缝合已经足够了。考虑到间断缝合太紧会导致脂肪坏死并且间断缝合速度慢，我转而使用连续缝合的方法关闭切口。需要注意的问题有切口缝线松散、断裂。在过去几年中，我已经改用了 Quill SRS 双向倒刺缝合线

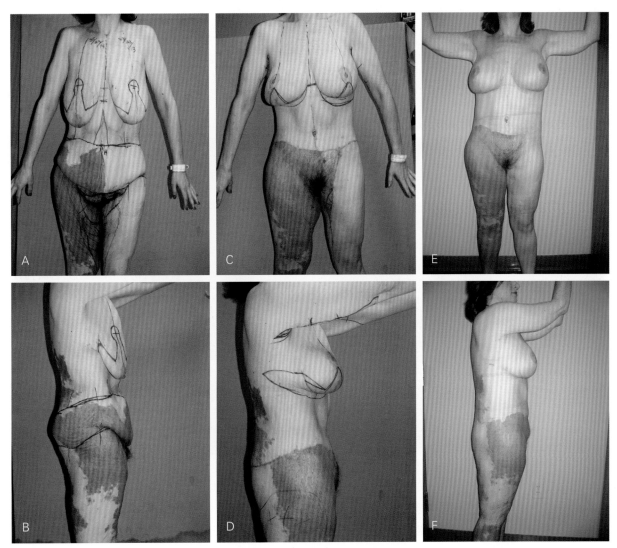

图 103.3　该病例展示的是对扁平乳房仅行隆胸和乳房悬吊术的缺点，以及上提乳房下皱襞所实现的反向腹壁成形术对维持乳房形态的潜在益处。患者 34 岁，女性，身高 165 cm，体重 150 磅（约 68 kg，BMI 24.9 kg/m²），在接受胃旁路手术后从 325 磅减重 175 磅（1 磅≈0.45kg）。A、B. 正位和侧位图展示了腹壁成形术，下部躯干提升术，内侧垂直切口大腿整形术、含盐水（325 ml）硅胶假体植入联合 Wise 术式乳房悬吊术的标记线。C、D. 全躯干提升术后 5 个月，照片展示乳房错位，上腹部皮肤松弛，乳头－乳晕复合体位置过高。术前标记出乳房下部的 T 形切口以及反向腹部成形术的切口，将切口向外侧延伸从而可以切除小部分胸部赘肉。由于该患者乳房悬吊术的垂直切口缩短到 5 cm，因此乳房下皱襞抬高了 3 cm（胸骨下部的横行标记）。E、F. 患者术后 2 年，怀孕 3 个月。经过整形，她的乳房上极变得饱满，乳房下皱襞的位置保持良好，乳头－乳晕复合体位于乳房最突出处。

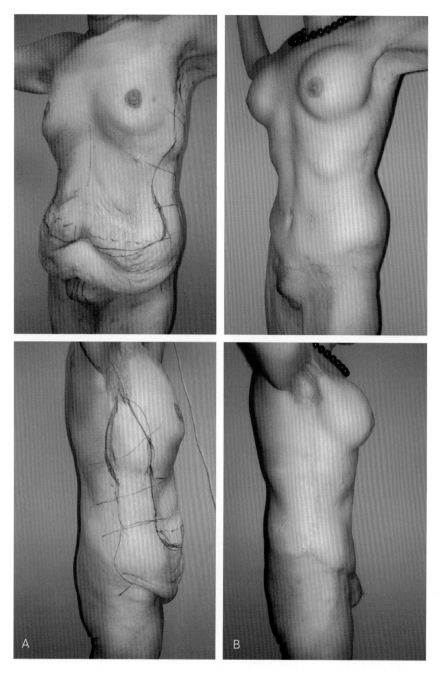

图 103.4 24 岁，女性，身高 160 cm，体重 126 磅（BMI 19.8 kg/m²，1 磅≈0.45kg），接受 Roux-en-Y 胃旁路手术后减重 120 磅。图为 I 期全躯干提升术术前及术后 15 个月左斜位和右侧位的对比照。手术包括了外侧躯干整形术联合腹壁成形术、部分胸大肌后置入 425 ml 盐水袋假体，以及中线耻骨联合处皮肤整形术。A. 减重手术后她的乳房和臀部外形变得扁平，腰部饱满。患者背部几乎没有多余皮肤，并且其并不在意扁平的臀部。于是行传统的腹壁成形术，从腋窝开始曲线形切除躯干外侧的皮肤，一直向内切除脐与耻骨之间的皮肤。在腰部水平最大限度地切除组织恢复腰部曲线。通过留下尽可能多的皮下组织来使髋部饱满。为了不破坏乳房外侧缘，背部皮瓣要牢固地固定到前锯肌上。B. 瘢痕已经褪色，在去除掉松散的躯干皮肤后，女性特有的轮廓突显。但是乳房下极填充不足，并且耻骨联合处的皮肤微微隆起。

（Angiotech, Vancouver, Canada），可进行更快、更安全的双层缝合。对下部躯干提升术，通常使用材质为聚二恶烷酮（polydioxanone, PDO）、长 24 cm 的 2 号 Quill 缝线。真皮组织用 3-0 或 2-0 快速吸收的 Monoderm 缝线缝合。不需要打结减少了缝线相关的感染，然而，真皮附近进行大面积缝合，会导致切口处缝线因线结反应而露出。所以尽量通过保持切口附近组织的弹性来最大程度减小缝合时的张力。预先进行缝合设计有助于用连续缝合法对切口进行精准缝合。当将游离好的皮瓣上提到固定点的时候，比如说将反向腹壁成形术皮瓣上提固定至第 6 肋来制作新的乳房下皱襞，或者将皮瓣固定到第 6 肋来创建一个新的乳房下皱襞或将大腿内侧皮瓣上提固定至耻骨，要先缝合后打结，打结时要将这些组织推挤到一起以减少张力。

切除皮肤过多后缝合张力太大会导致切口裂开，或者由于缝线排异反应、断裂、过早吸收而导

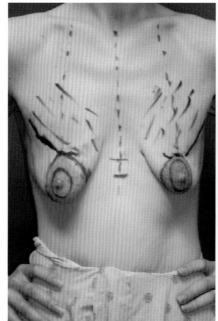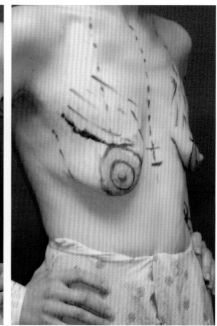

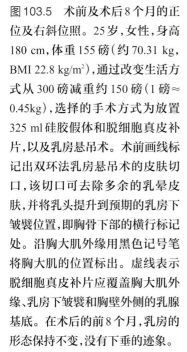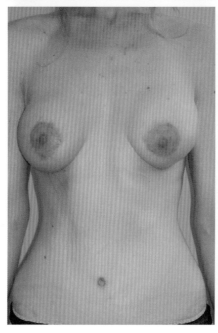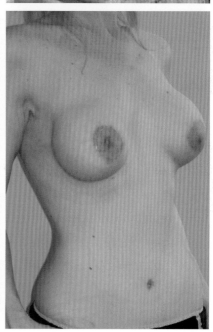

图 103.5　术前及术后 8 个月的正位及右斜位照。25 岁，女性，身高 180 cm，体重 155 磅（约 70.31 kg，BMI 22.8 kg/m²），通过改变生活方式从 300 磅减重约 150 磅（1 磅 ≈ 0.45kg），选择的手术方式为放置 325 ml 硅胶假体和脱细胞真皮补片，以及乳房悬吊术。术前画线标记出双环法乳房悬吊术的皮肤切口，该切口可去除多余的乳晕皮肤，并将乳头提升到预期的乳房下皱襞位置，即胸骨下部的横行标记处。沿胸大肌外缘用黑色记号笔将胸大肌的位置标出。虚线表示脱细胞真皮补片应覆盖胸大肌外缘、乳房下皱襞和胸壁外侧的乳腺基底。在术后的前 8 个月，乳房的形态保持不变，没有下垂的迹象。

致大范围组织凹陷。多方面因素会导致缝合线外露和脓肿[16]。局部的切口感染、缝线处脓肿形成可能的因素包括切口缺血、术中低体温、血管收缩、细菌污染、异物反应、术中或术后压疮、手术创伤过多以及低免疫状态。及时引流、去除引起排异反应的物质和清除坏死组织是至关重要的，还要进行适宜的伤口护理。我们最早一批接受全躯干提升术的患者中，尽管对每一个出现切口延迟愈合的患者都进行了密切监测，切口愈合相关的

并发症发生率仍然在 75% 左右[16]。后期通过选择更合适的患者，矫正术前营养不良，维持足够的术后营养，以及改善体温和保持合适的体位，切口并发症的发生率出现了稳步下降。

　　清除的皮肤不足和缝合张力低也会导致手术失败。但是即使缝合时皮肤张力足够高、上提位置合适，对身体轮廓的矫正可维持数月，但是超过半年后，仍有可能出现明显的形变。这种情况令人失望且不可预知，需要再次手术来进行治疗。

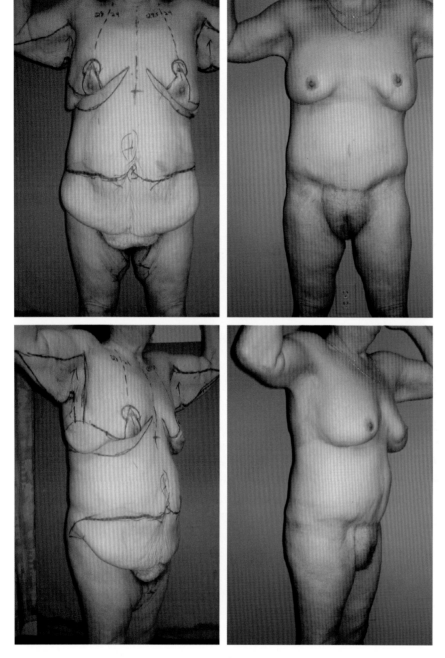

图 103.6　48 岁，女性，身高 165 cm，体重 176 磅（约 79.83 kg，BMI 28.20 kg/m²），图为术前和术后 3 年的对比照片，体重从 326 磅减掉 150 磅（1 磅≈0.45kg）。除手臂、躯干和大腿处松散的皮肤外，她的乳房严重下垂、萎缩。她接受了 I 期全躯干提升术（TBL），其中包括扩大的腹壁成形术、双侧限制性垂直切口大腿成形术、躯干上部提升术、上臂成形术以及使用螺旋组织瓣进行的乳房重塑，如图 102.16 所示。她的手术过程并不复杂，手术后 6 周就开始工作。3 年后，她的乳房形态和位置均保持良好。

　　为了精心雕琢女性特有的凹凸曲线。需要保留女性臀部的丰满程度以及会阴和大腿外侧微微凸出的特点，如果这些部位受损则需要重建。紧张的切口或者横行切口会使得周围的身体轮廓变得平坦。因此，很少会设计沿着大转子缝合下部躯干提升术的切口，否则可能会影响此处凸出曲线的自然性。然而，对于大多数患者来说，沿着腰部作高位缝合的瘢痕又太明显。在全躯干提升术中，腰部位于上部躯干和下部躯干的横行切口之间，应最大限度地缩窄腰部。可以通过保留皮下脂肪来创造这种凸出曲线，如果需要的话，还可使用脂肪较多的皮瓣或者自体脂肪填充。腹壁成形术中线处远端的皮瓣及骨盆外侧表面应保留一定体积的脂肪，以在耻骨上和臀部凸显女性的丰满。

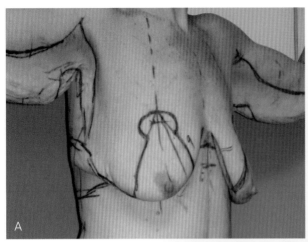
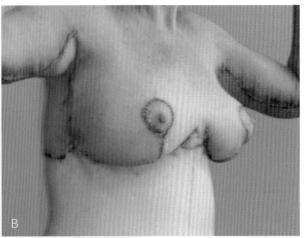
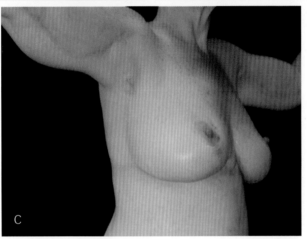

图 103.7　47 岁,女性,身高 168 cm,体重 207 磅(约 93.89 kg,BMI 33.80 kg/m²),接受 L 形切口上肢成形术、螺旋组织瓣乳房重塑,分别为术前、术后 3 天、术后 1 年的右侧位照片。她接受了 Roux-en-Y 胃旁路手术,体重从 427 磅减掉 220 磅(1 磅≈ 0.45kg)。在下部躯干成形术、腹壁成形术、内侧垂直切口大腿成形术后 6 个月,沿躯干上部手术切口做了瘢痕修复。A. Wise 式切口较长,垂直切口延伸至上腹部和胸壁外侧,穿过 L 形切口上臂成形术的垂直下降切口。胸骨表面的横线标记出当前乳房下皱襞的位置。第二条横线代表的是新乳房下皱襞的位置。B. 重建后的乳房和上臂皮肤是非常紧致的。乳房上极丰满,乳头-乳晕复合体在乳房的位置也比较合适。需要利用 Wise 术式的整个长度为 10 cm 的垂直切口用于填充乳房下极。C. 手术 1 年后,乳房上极、下极丰满度良好,乳房和上臂的外观更自然、柔软,乳房下皱襞或乳头-乳晕复合体的位置也没有变化。

大幅度减重后乳房手术相关的文献综述

在 20 世纪 70 年代,流行应用肠道旁路手术治疗肥胖,Zook 认为,一旦确定有手术指征,就需要尽早制定好手术计划,以便同时进行尽可能多的术式[17]。2～3 个团队同时进行手术,包括上肢、乳房和腹壁成形术[17,18]。但他没有讨论乳房畸形与手臂和躯干之间美学上的相互关系。事实上,Zook 后来提出减重后身体外形不美观的主要原因

是较长的瘢痕[18]。他认为下垂而松垮的乳房是一个非常棘手的问题[17]。他总结了自己与他人的经验,认为通常来说需要切除的皮瓣应该去表皮化,并置于乳房之后。他认为对弧形区域和整个乳房下部进行去表皮化及 Pitanguy 乳房悬吊术,然后将乳房下极上移形成新的乳房体积和凸度。对于多余的组织部位,在下部躯干[17]周围做切口是一个合理的选择。

大约在同一时期,由于可以利用切口延伸,Palmer 等推荐每次只对一个区域进行手术[19]。他

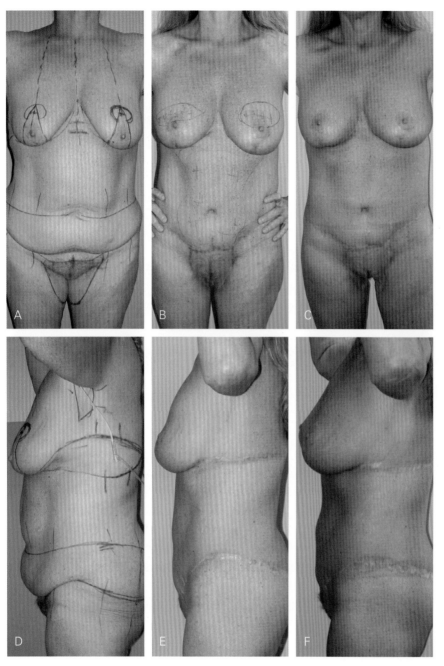

图 103.8 47 岁，女性，身高 167 cm，体重 170 磅（约 77.11 kg，BMI 27.40 kg/m²），全躯干成形术后（TBL）和上腹部吸脂术、脂肪填充隆乳术后 6 个月的照片。接受 Roux-en-Y 胃旁路手术后减掉 90 磅体重。A、D. 全躯干成形术的体表标记线，手术使用螺旋组织瓣和 Wise 术式乳房悬吊术。B、E. 愈合过程没有出现并发症，6 个月后返院准备接受中腹部吸脂术和脂肪填充隆乳术，在乳头－乳晕复合体和由胸壁外侧皮瓣组成的乳房上极之间画出体表标记线。C、F. 术后 6 个月，腹部和乳房的外观均有所改善。

们认识到皮肤褶皱位于下垂乳房的下方和外侧，因此可以利用周围的松散组织来重塑乳房[19]。他们使用 Wise 术式[20]和常用的垂直双蒂去表皮化乳房悬吊术（McKissock 术式）[21]来聚拢乳头下的腺体组织。在报道的 3 位患者中，他们还联合选取了的乳房下皱襞长切口[19]。1979 年，Shons 认为大幅度减重后的乳房整形手术多种多样，但其偏向于使用 McKissock 技术，并通过 Wise 术式切口去除多余的皮肤[22]。

20 世纪 80 年代，Lockwood 详细阐述了浅筋膜系统，以及为了防止缝合皮瓣时张力高，需要对其进行多层缝合的观点[15]。他认为，永久缝合浅筋膜系统，可以使乳房成形术及乳房悬吊术后的乳房凸度情况得到改善[23]。为了使松弛的乳房下皱襞变得紧致及改善乳房凸度，他主张将乳房下皱襞适当提高并固定，使用不可吸收线将皮肤切口处的浅筋膜系统与深层的肌肉筋膜缝合。

下一部分将介绍最新的乳房悬吊术。

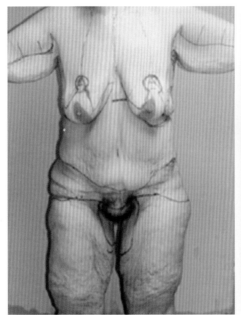
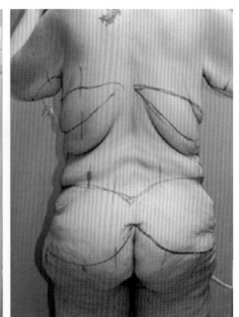
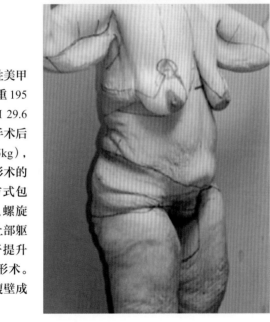
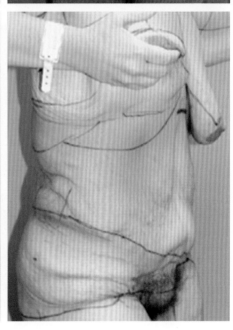

图103.9　35岁,女性美甲师,身高173 cm,体重195磅(约88.45 kg,BMI 29.6 kg/m²),接受胃旁路手术后减重180磅(约81.65kg),术前画出全躯干成形术的体表标记线,手术方式包括L形上臂成形术、螺旋皮瓣乳房塑形联合上部躯干提升术、下部躯干提升术及中上部大腿成形术。她之前已经接受了腹壁成形术。

乳房手术技术的发展

　　10年前,我仅仅做乳房畸形的诊治工作,既没有足够的美学方面的考虑,也没有想到周围皮肤重建的可行性。很明显,仅将下部躯干皮肤上提的腹壁成形术不足以矫正上部躯干皮肤松弛的状态。将带状切口上移至两侧虽然改善了躯干中部皮肤褶皱的情况,但却减少了大腿外侧皮肤上提的程度。此外,相比腰部,患者更喜欢瘢痕在臀部。去除胸部多余的组织会形成紧致的类似文胸带的横行切口,同时保留了乳房的质感和凸度。新设计的上部躯干上提技术必须与乳房重塑保持一致[24]。

　　为了使得乳房和胸部整形相一致,需要有更好的手术方法来处理腋窝和上臂。无论使用何种手术进行乳房重塑,都存在腋窝深陷、上臂皮肤松弛及腋后线赘肉下垂的情况,这些都会影响手术的效果。进行L形上臂成形术可以解决这些问题,上臂内侧的切口蜿蜒前行,跨过腋窝至胸壁外侧[25]。

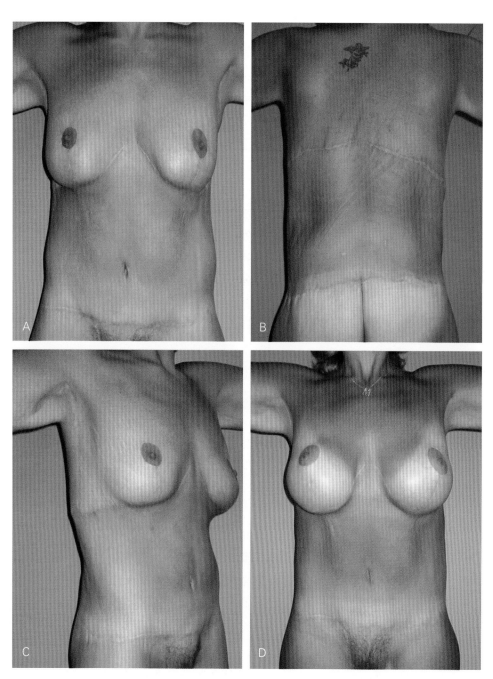

图 103.10 A、C. 为图 103.9 中患者术后 1 年。1 年后,她希望接受盐水(330 ml)假体植入术及垂直内侧切口大腿成形术。B、D. 展示的是两种手术术后的效果。女性轮廓明显且手术瘢痕不明显。

为了应对乳房萎缩,我一般采用 Wise 术式乳房悬吊术,并于部分胸大肌后放置硅胶假体。关于隆胸联合乳房悬吊术的处理一章中描述了一些在患者整形手术中容易出现的复杂的、高风险的问题。专家们讨论了乳房再次下垂,假体和乳腺腺体移位及伤口愈合并发症的问题。目前,进行假体隆胸及乳房悬吊术是增加乳房体积、改善乳房外形最常用的方法,因为这种方法相对简单、可靠,而且外科医生都比较熟悉。大幅度减重后人

群的问题是乳房极度萎缩和松弛,通常导致乳房的位置降低。对于大幅度减重后的患者进行隆胸联合乳房悬吊术通常会有乳房再次下垂、乳房下极错位的问题。皮肤弹性良好、放置较小假体的患者术后效果相对比较好(图 103.2)。

即使是简单的隆胸联合乳房悬吊术也可能影响乳房的美观。当乳房的腺体组织较少时,新的乳房形态更接近假体及其包膜的形状。当包膜挛缩时,乳房形态会变成圆形而且质地僵硬,位置固

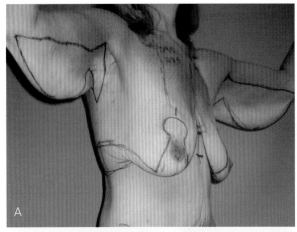

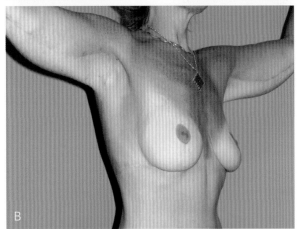

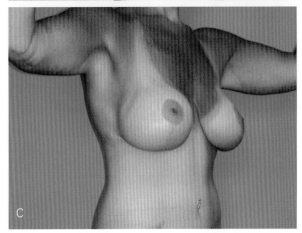

图 103.11　41 岁,女性,身高 165 cm,体重 157 磅(约 71.21 kg,BMI 27.5 kg/m²),接受胃旁路手术后减掉 160 磅(约 72.57kg)体重的右侧位照。A. 画出 L 形上臂成形术、Wise 术式乳房悬吊术和螺旋皮瓣乳房塑形的体表标记线。B. 术后 2 年效果照片,返院准备接受隆乳手术,并进一步减少上臂多余组织。C. 术后 3 年效果照片,手术方式为乳房腺体下方放置盐水(280 ml)假体和上臂成形术后瘢痕修复,患者不希望再进一步手术了。

定。即使最好的乳房假体也不能使乳房自然地向腋窝或沿胸骨过渡。植入假体的乳房看起来像是粘到胸壁上的。进行二次手术,沿着首次重建的乳房边缘使用脂肪进行填充可弥补这个缺点。大幅度减重后上部躯干组织独特的缺陷引起了医生对使用多余皮瓣进行隆胸联合乳房悬吊术的探索。

我从一个病例中意识到,忽视松弛且下降的乳房下皱襞及松弛的上腹部皮肤会导致上部躯干塑形程度不够和不美观的乳房外形(图 103.3)。照片中的患者为一名 34 岁的女性,身高 165 cm,接受胃旁路手术后,体重从 325 磅(约 147 kg)降至 150 磅(约 68 kg)。她接受的手术包括腹壁成形术、内侧垂直切口大腿成形术、Wise 术式乳房悬吊术,并放入了含盐水(325 ml)的硅胶假体。然而其假体还是出现了明显下移。而后利用反向腹部成形术及二次乳房塑形使得整形的效果维持了 2 年多,并矫正了上腹部多余的皮肤(图 103.13)。这是我刚开始结合上部躯干提升术、乳房下皱襞固定术和持久乳房塑形术时的一个病例。

手术策略

对大幅度减重后患者的乳房畸形进行矫正,我认为应该考虑以下几方面:乳头－乳晕复合体的下垂程度;术前及术后预期的乳房体积和形状;皮肤的质量和面积;乳房下皱襞下降的程度;相邻的皮肤畸形和可用于隆胸和乳房悬吊的组织量;以及之前乳房手术的情况。在许多大幅度减重患者中,乳房会于胸部下垂 1~4 cm。由于乳房下皱襞接近肋骨边缘,患者们都表示她们必须利用拉高胸罩才能抬起乳房,非常不舒服。乳房后部在胸壁上的投影是乳房三维结构的基础[26]。Blondeel 等进一步将乳房美学划分为乳房圆锥体和皮肤罩的质量及数量:乳房圆锥体是指乳房底盘上方和其前面组织(或假体)的三维形状、凸度和体积[26]。

由于大幅度减重女性中的大多数人存在乳头－乳晕复合体下垂严重、皮肤质量差和皮肤组织过量的问题,需要确定的关键性问题包括乳房圆锥的体积和形状,以及乳房基底的情况。我将美容性隆胸/乳房悬吊术的概念转变为乳房重建,是基于以下原因:畸形的严重程度,对为了矫正乳房和邻近组织而实施的广泛手术切口的接受程度,以及有多少邻近组织可用于隆胸与乳房悬吊。还需要考虑的重要因素有:许多大幅度减重患者无法接受硅胶假体及效果差的手术结果,以及患者是否能接受皮瓣重建的风险。

为了给渴望拥有优美身形的大幅度减重女性提供乳房重塑的手术机会。如果她们在接受旁路手术1年后,连续维持体重达4个月,并且无进一步减重计划,就是符合手术标准的。彻底了解病史,特别是肥胖相关合并症的情况是十分必要的。必须对患者进行全程管理,避免出现严重问题。BMI在25~30 kg/m²之间的超重患者也可纳入标准。吸脂术也可能会作为治疗的一部分。BMI在30~35 kg/m²之间的中度肥胖患者在切口

愈合过程中出现并发症的风险更大,她们需要努力减轻体重。重度肥胖的患者必须减肥才有可能对其进行复杂的身体塑形手术。尽管大多数重度肥胖患者都会理解、配合,然而还有一小部分患者的想法脱离现实并对医生充满敌意。当患者存在严重畸形及有极度痛苦的表现时,要考虑其是否患有身体畸形综合征。

可用的手术方式及原则如下。

垂直切口乳房缩小术

乳房缩小术可治疗乳头-乳晕复合体下垂的巨乳症。但是通常不主张对比较大而且下垂的乳房施行乳房缩小术。需要有丰满的乳房与长期肥胖的下肢相匹配。为了改善乳房的凸度,要考虑到缺乏弹性的皮肤对手术的限制。我更喜欢垂直切口的乳房缩小术。然而,面对大面积无弹性的皮肤时,需要沿着乳房下皱襞做椭圆形的长切口。单纯

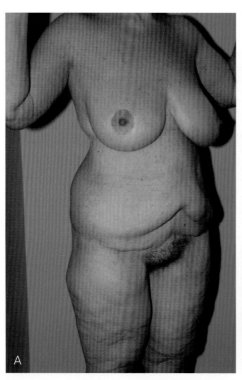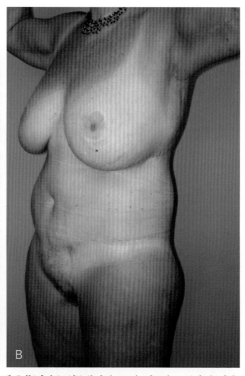

图103.12　A. 图103.1左侧照片中的女性为接受Ⅰ期全躯干提升术(TBL)4年后。手术方式包括L形上臂成形术、上部躯干提升术联合螺旋组织瓣乳房重塑、腹壁成形术、下部躯干提升术以及内侧垂直切口大腿成形术。她在TBL术后体重增加了50磅(约22.68 kg),使得自体组织隆胸的乳房更加丰满,但是出现了左侧腹壁疝。B. 图103.1右侧照片中的女性为接受Ⅱ期TBL术后5年。虽然她术后体重上下浮动达30磅(约13.6 kg),但此时的体重已经比手术前轻10磅(约4.54 kg)。其乳房圆润、外形良好。这两位患者的多余皮肤都已矫正,女性轮廓明显。

的缩乳术适用于希望瘢痕尽量小和（或）上部躯干成形术对其价值不大的患者。类似地，这类患者更适合环绕下腹部切口的标准腹壁成形术。即使警告过这些患者手术效果不好，她们可能还会因为腹部、臀部存在顽固的多余组织而后悔。

真皮瓣乳房悬吊术

真皮瓣乳房悬吊术可有效治疗体积丰满、位置良好的下垂乳房[27]。需要扩大切除乳房皮瓣才能将乳头－乳晕复合体上方延伸的去表皮化组织缝合至胸大肌上部。Peter Rubin是我在匹兹堡大学的同事，在第102章中介绍了他的技术，包括乳房缩小成形术。将中央蒂的由内向外延伸区域缝至中央组织瓣，对真皮进行重叠缝合对乳房进行塑形。该术式依赖中央蒂和下侧蒂的血管供血，不能联合反向腹壁成形术。因此，该术式无法治疗上腹部皮肤过多、乳房下皱襞下移以及乳房基底。Wise术式切口的关闭可以去除多余的皮肤，有助于对乳房塑形。同时，我发现细致和对称的折叠真皮瓣可实现乳房上抬，早期效果良好，但真

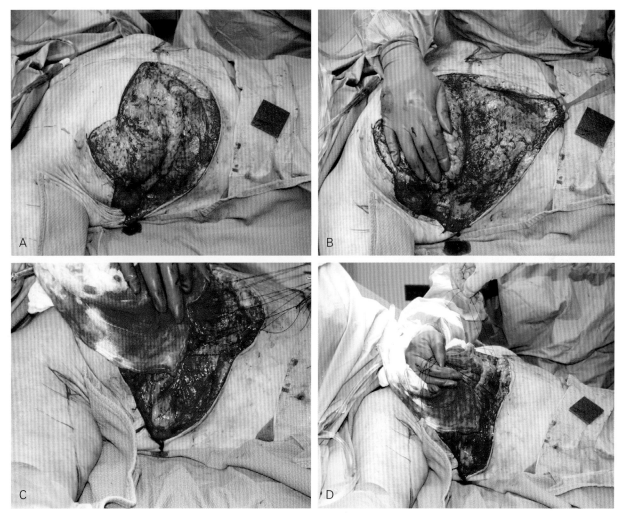

图103.13　图103.3中这些照片是手术的主要步骤，包括倒T形切口的乳房悬吊术和抬高乳房下皱襞的反向腹壁成形术。A. 沿着图103.3中照片里的标记线做切口，切除乳房下部和上腹部的多余皮肤，乳房下部中央倒V区域进行去表皮化。胸骨下方的横行标记为预期的新乳房下皱襞位置。该标记下方3 cm可见黄色的乳房组织。B. 用耙式拉钩将已经游离至肋骨边缘的皮肤拉开，暴露出肌肉筋膜。将右侧乳房游离至第6肋。术者用右手将乳房扶住并保持在新位置。C. 用2-0缝线在第6肋和反向腹壁成形术皮瓣的浅层筋膜系统之间进行永久缝合。D. 将其余缝线提起，将反向腹壁成形术皮瓣拉至乳房下皱襞新位置后再对最内侧进行缝合。

皮悬吊可能会造成牵拉变形。

假体隆乳联合躯干提升术

乳头-乳晕复合体在不下垂的情况下,上部躯干提升术时可选择在部分胸大肌下放置假体隆乳。双侧外侧胸壁成形术和腹壁成形术时放置硅胶假体隆胸可以作为一种治疗乳房体积不足的非常规方法(图103.4)。无论是初次还是再次手术,躯干外侧皮肤切除术都会导致宽而松弛的腰部、缩窄的臀部,但可以最大限度减少背部多余组织。

假体法乳房悬吊术

当乳房体积及其附近的多余组织不足以满足预期的乳房体积时,就需要放置硅胶假体进行隆乳。最适合进行假体法乳房悬吊术的条件包括:乳房下皱襞清晰、位置合适,并且附近的皮肤轮廓及弹性良好。手术时要缝合乳房下皱襞以提供良好的支撑,并且要放置体积相对较小的(250~400 ml)硅胶假体(图103.2)。不建议使用含盐水冲注的假体,因为有限的覆盖范围会导致乳房触感不自然、皮肤褶皱及乳房下垂。

应用脱细胞真皮补片的假体法乳房悬吊术

特别薄而松弛的乳房无法支撑较大的假体。当乳房组织量不足时,假体法乳房悬吊术必须结合假体支撑和乳房下皱襞上提。胸大肌完全覆盖假体可提供支撑,但会限制乳房的凸度,并且可能会使假体与原本的腺体组织分离。通常假体会移位到更高的位置,而乳房组织却松垮、下降至假体下方的位置。部分胸肌覆盖假体可使乳房的凸度更好,并且乳房与假体的相对位置关系更好。遗憾的是,假体的下方如果没有支撑会导致假体下移,结果要么乳房下皱襞下移,要么乳房组织下移。

提前对乳房内部做支撑是一个合理的选择,如应用脱细胞真皮支撑。正如最近根据乳房切除术后假体重建和在胸肌下改变假体位置所获得的经验,进行假体植入乳房悬吊术时,可在胸大肌外缘和乳房下皱襞之间覆盖大范围的脱细胞真皮补

片兜住假体[28,29]。我早期成功对4名患者进行了该手术,现已应用于大幅度减重患者(图103.5和图103.14)。我发现猪来源的组织移植物Strattice(美国新泽西布兰斯堡LifeCell公司产品)或Neo-Form(美国加利福尼亚圣巴巴拉Mentor Corporation公司产品)均可用于假体支撑。在真皮移植物和乳腺之间放置小的真空引流管1周以预防血肿。在我所举的4个例子之中,没有患者出现红斑或硬结。这些材料最主要的问题是价格高,最大的补片费用高达3 500美元,而且两侧乳房都需要使用。我还发现使用低价格的补片如Vicryl补片替代,会导致乳房下垂的位置更低,这一点是不能接受的。

联合上部躯干提升术的自体组织乳房塑形

乳房体积不足但其周围有足够的软组织时可以采用悬吊式自体组织隆胸术。与中央乳峰区域衔接的上腹部及胸壁外侧多余的皮肤和脂肪应该去表皮化,并将其置于适当的位置,对其进行修剪,并包埋在Wise术式组织瓣之下[14, 24, 30](图

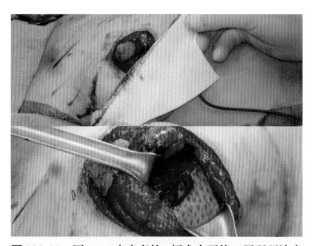

图103.14 图103.5中患者的2幅术中照片。用双环法完成了右侧乳头-乳晕复合体的去表皮化。通过乳晕下横形切口,在部分胸肌下方游离出放置假体的空间。如图所示,放入横向斜行剪裁8 cm×18 cm的长方形脱细胞真皮基质并水平放置,连接胸肌和假体位置胸壁肌肉。将尺寸设定器放在适当的位置,首先将脱细胞真皮基质缝合到胸壁和胸肌外侧缘。通过乳房的回缩,可以看到在假体上方将脱细胞真皮基质缝合到了胸大肌上。关闭乳腺腺体,然后对乳头-乳晕复合体进行荷包缝合。

103.15）。这种复合瓣不可避免地发生扭转，于是命名为"螺旋组织瓣"。上腹部的组织瓣是乳房中央蒂向下延伸的区域，肋间穿支血管降支为其供应血流。胸壁外侧的组织瓣为舌状，是由于中央蒂向外侧筋膜延伸形成的，与 1986 年 Holstrom 和 Lossing 的描述相似，已经证明了其实用性和安全性[31-34]。该筋膜瓣由前锯肌穿支血管供给血流。该位置的手术对胸壁外侧和后方多余的组织进行了整形，通常沿胸罩下缘位置留下横行瘢痕。Borud 在这个皮瓣的基础上进行乳房重塑手术，他将其称为肋间动脉穿支皮瓣（ICAP flap）[35]。

概念化的螺旋组织瓣及上部躯干提升术

使用螺旋组织瓣隆乳的乳房悬吊术使得乳房重塑术联合上部躯干提升术（UBL）成为一个整体。UBL 的基础是通过以下三种模式之一来矫正躯干中部多余的皮肤及对腰部塑形。如果条件允许的话，可考虑对乳房基底和乳房下皱襞进行位置优化。最常用而有效的 UBL 模式是沿着文胸带位置切除，依靠紧密缝合跨越背部的切口进行提升，并延伸到已经固定的乳房下皱襞。通过对腰部两侧进行吸脂术来对腰部塑形。该技术将会在下面详细介绍。第二种模式适用于背部畸形程度

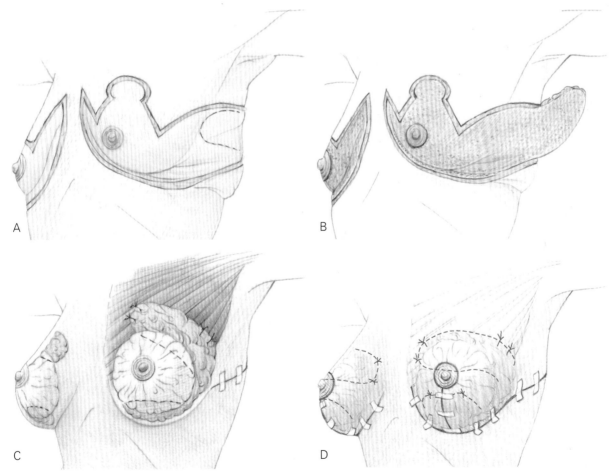

图 103.15　螺旋组织瓣乳房重塑图。A. 画出扩大的 Wise 术式切口，要将下方多余的上腹部皮肤和脂肪包括在内，由胸背部外侧皮瓣形成的后方赘肉也需要切除。外侧皮瓣止于肩胛骨顶端。为了适合螺旋组织瓣乳房塑形，垂直切口的长度为 7～10 cm。B. 所有乳房瓣的延伸区域都应该去表皮化，并且从胸肌筋膜处上提，乳头-乳晕复合体区域要保持完整。C. 上腹部的皮瓣通过自身折叠来扩大乳房下部的体积。将乳房瓣外侧的延伸区域围绕胸肌螺旋折叠，以填补乳房与肌肉间的空缺。游离上部乳房瓣，并将其缝合固定在第 3 肋软骨水平，将下方去表皮化的乳房瓣缝合固定至第 6 肋软骨，可形成长久的悬吊效果。悬吊缝合会将乳房从偏外侧的位置移至中央。D. 完成乳房悬吊和重塑后缝合 Wise 术式切口，切口处粘贴皮肤拉合胶带。

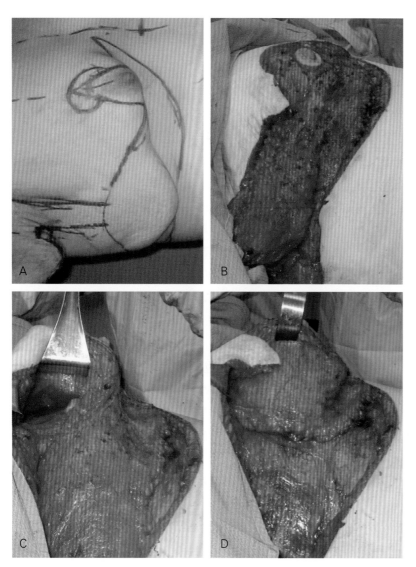

图103.16 右侧乳房行螺旋组织瓣重塑联合上部躯干提升术的基本步骤。A. 在松弛的胸部组织周围,在上腹部和胸部外侧皮瓣延伸区域标记出Wise术式切口。乳房的上部和下部萎缩严重。B. 皮瓣已经去表皮化。将Wise术式的皮瓣切开并游离。乳房中央的外侧胸部皮瓣延伸区域已被切除,并分离前锯肌筋膜,至沿腋前线分布的穿支血管。C. 暴露出胸大肌外缘,以及于乳房上部腺体后制作出用于放置外侧皮瓣的空间,外侧皮瓣仍位于原位。已经将上腹部的延伸区域游离至新的乳房下皱襞位置。D. 将胸部外侧组织瓣上提、旋转至腺体下空间,同时将上腹部组织瓣向上翻转填充乳房下极。

较小或患者不接受背部瘢痕的情况。在此胸部成形术中,广泛的镰刀形垂直皮肤切口从乳房下皱襞延伸到腋窝。这种提升术需向上推动皮肤并将其悬吊缝合到乳房外侧的前锯肌肌肉和筋膜上。第三也是最少用的模式,就是从腋窝到臀部做中外侧切除。此术式虽然没有躯干提升,但如上所述,通过外侧胸壁成形术可获得最佳的腰部塑形效果(图103.4)。

如照片中患者体表标记线所示,同时对多个术式做好术前计划,包括新的乳房下皱襞位置、反向腹壁成形术,胸壁外侧皮瓣切除和Wise术式乳房悬吊术(图103.6~图103.10)。当患者站立时,将下垂的乳房抬高会看到当前的乳房下皱襞,并将两侧乳房下皱襞的位置于胸骨处标出。将每侧乳房及乳房下皱襞提高至预期水平,新的乳房下皱襞位置上移1~4 cm,并于胸骨处做标记。用力将上腹部多余的皮肤向外上侧推挤。当所有的多余皮肤被推挤到一起时,腹部皮肤会变得紧绷,并且将脐部向头侧轻微牵拉,在堆积的腹部皮肤与新乳房下皱襞位置交汇处于乳头水平做好标记。保持乳房抬高状态,可在胸骨旁和腋前线看到新的乳房附着处,并做好标记。放下堆积的组织。然后,画出反向腹部成形术和新乳房下皱襞的曲线切口标记线。该线从标记的胸骨旁乳房附着点开始,向下至上腹标记的乳头之间的连线,然后至腋前线的标记点。这条标记线类似于Wise术式的乳房下皱襞切口线,不同的是该标记线要包括乳房中央蒂和所有多余的腹部皮肤。然而肥胖和

(或)过度扩张的肋缘会使得以上操作异常困难。

显然,标准的腹壁成形术不足以矫正上腹部多余的皮肤,而反向腹壁成形术可以做到,该术式还可以在不改变乳房下皱襞位置的情况下进行。乳房下皱襞位于需去除的多余皮肤上方。游离下方的腹部皮瓣至大约肋缘水平。沿着新设计的乳房下皱襞关闭切口,除非有乳房移位的情况,否则不需要跨过胸骨。偶尔在中线上部仍有多余皮肤残留,需要进行二次手术,即在胸骨处做倒 V 形的皮肤切除。将这种间断游离的反向腹部成形术的皮瓣向头侧提拉,并固定在第 6 肋处。

想要在利用周围软组织来进行乳房塑形中获得最佳的效果,需要在术前精确评估躯干中部多余的皮肤和乳房位置的美观性。凭借临床经验,聚拢和提捏的方法可用于皮瓣的去表皮化。通常用较窄较长的垂线画出 Wise 术式切口,要与自体填充的切口相吻合。此外,新的乳头-乳晕复合体位置不能太低,因为上抬乳房下皱襞时乳头-乳晕复合体会稍有下降。

横行切口的位置需要考虑以下因素:新旧乳房下皱襞的位置,折叠至乳房下方的上腹部多余组织。对于文胸带位置的切除,乳房下皱襞和 Wise 术式外侧标记线平行并向后延伸至刚过肩胛骨顶端水平。切口间的组织可以推挤在一起以占据所有背部松弛组织,此为平行切口之间的宽度标准。只有在最严重的情况下,切除范围才能超过后正中线,因为脊柱表面没有松弛的皮肤,并且此处的瘢痕会破坏女性背中部美观。医生应该评估切口的张力,并在缝合时使切口位于文胸能够覆盖的位置。

螺旋组织瓣乳腺重塑及上部躯干提升手术

手术操作初始步骤比较容易。注射含有肾上腺素的盐水后,文胸带处用电动取皮刀进行去表皮化。在完成切口处理之后,从内向外切断背阔肌表面筋膜的结缔组织来游离皮瓣。解剖平面包括前锯肌前的筋膜及背阔肌前缘。缝合皮瓣之前,用可吸收倒刺缝线对供体部位进行双侧缝合。然后用医用组织胶封闭切口。

患者取仰卧位(图 103.6)。再次用电刀将 Wise 术式中的皮瓣去表皮化并向下延伸至腹部。将外侧,上部和内侧的 Wise 术式皮瓣抬高 4~6 cm。从胸骨旁到外侧背部皮瓣下切口区间,切口应沿着 Wise 术式延伸区域的下缘向下达腹直肌筋膜。Wise 术式的外侧皮瓣切口继续延伸至外侧背部皮瓣的上切口。周边切口完成后,外侧胸部皮瓣会松解,将其上提至显露肋间穿支血管。可通过超声来探测腋前线和腋中线之间的动脉搏动。第 3~6 肋间的血管需尽量保留。

确认外侧胸部皮瓣血运良好之后,将乳房下极及其下方的上腹部延伸区域从第 8 肋提高到第 6 肋。尽管乳头-乳晕复合体严重下移,对乳房下缘的手术操作也不会破坏乳头-乳晕复合体的血供。因为上抬 Wise 术式薄皮瓣来移动乳房及使用螺旋组织瓣并没有破坏第 4、5 肋间隙重要的横向血供[36]。我们和其他专家从解剖及临床上证实了 Würinger 的观点,只要保留中部的乳腺横隔,乳房悬吊术中不论乳头-乳晕复合体上移多大距离,基本上不影响其血供[30,37]。

接下来,开始进行外侧、上方及内侧切除,通常行外侧入口,以便将外侧胸部组织瓣放置在上部乳房后。在外侧,胸肌外缘位于第 4 肋骨表面,在肌肉表面解剖出用于放置皮瓣的平面。沿着腋前线捏提皮肤和胸肌有助于辨认此平面,以尽量避免损伤胸部外侧的血液供应。或者,沿着去表皮化的乳头-乳晕复合体的新位置上缘做切口,并延续至胸肌筋膜。然后,在第 3 肋水平从胸肌外缘至胸骨旁解剖出覆盖组织瓣的皮肤套。最后,在内侧 Wise 术式皮瓣下进行的内侧切除要向上延伸到乳房上部,同时避免损伤胸骨旁的乳房内侧穿支血管。

在胸肌前解剖皮肤套,用于覆盖去表皮化的外侧胸部组织瓣。在放置组织瓣之前,解剖下垂乳房时要从第 7、第 8 肋位置开始,保留肋间穿支血管。反向腹壁成形术中将皮下筋膜上提到第 6 肋和前锯肌,并用较粗的缝线间断缝合。固定好的乳房下皱襞可使乳房基底维持在更高的位置。

然后,外侧胸部组织瓣的内侧基底仍然附着于中央乳峰处,将其沿着腋前线转向头侧。切断组织瓣远端后检查皮瓣血供是否充足,然后将皮瓣塞入皮肤套的上部。将末端的真皮和脂肪于第3肋水平缝合到胸骨旁区域。此处如增加上部切口,可完美地显露手术术野。

大量的组织瓣和乳房组织仍然分布在外侧。为了使组织向中间靠拢形成乳峰,将乳房下部的真皮蒂上提至第5肋软骨水平并固定。悬吊的真皮皮瓣和已经固定好的外侧胸壁皮瓣为整个乳房的内上方提供支撑。将旋转后的皮瓣缝合到胸肌外侧可改善乳房外侧的轮廓。将此皮瓣修剪、堆叠至形成最佳的乳房外形。外侧胸壁供体部位从腋窝到乳房下皱襞的紧密缝合可以使外侧胸部变得平坦,并可使新乳房的外侧有更好的丰满度和凸度。此胸壁外侧区域与提升悬吊的新乳房下皱襞是相连续的。

通常将上腹部多余的去表皮化组织瓣上翻并缝合固定用以平整地填充乳房下部。乳房去表皮化的真皮层组织和螺旋组织瓣形成了预期的乳房轮廓。将Wise术式皮瓣彼此缝合,并与新乳房下皱襞缝合。然后,将乳头-乳晕复合体放在弧形区域顶部的合适位置。

通常施行L形上臂成形术。L形切口中短的下行切口可延伸至文胸带。因为胸壁外侧的松弛组织会因乳房体积的增大而有所改善,所以乳房缝合完成后再缝合L形切口,图103.16展示的是该手术的术前、术后躯干上部的照片,包括了图103.6所示的L形上臂成形术。另外展示了4个病例(图103.7~图103.11)。

围手术期管理和知情同意

用轻薄纱布覆盖胸部和乳房上的切口,患者需要穿戴宽松的手术文胸以及弹力袖套,上臂切口不覆盖纱布。不要对上腹部进行加压包扎。接受上部躯干提升术后,患者至少需要住院一个晚上,接受观察和护理。密切监测液体出入量及血红蛋白/血细胞比容。当出现低血容量症状或血红蛋白低于65 g/L时需要进行输血。使用带按钮和静脉输液管的患者自控镇痛泵通常是安全的。间歇性使用弹力袜,直到患者恢复正常行走。由于伤口面积大,血栓栓塞中高危患者可以选择药物预防血栓形成。术后第一天,鼓励患者高蛋白、低盐饮食,我们为患者定制了含有氨基酸、蛋白质、矿物质和维生素的饮料。

组织瓣完全存活后,乳房不仅体积增大、外形良好,并且质地柔软,改变身体姿势时乳房也会自然移动。通过缩窄乳房下皱襞使得乳房下极得到改善。乳房至腋窝的平滑过渡及乳房上极的丰满程度取决于医生的审美水平。

签署知情同意书是医务人员的必修课程,也是与患者交流的过程。在最初的咨询中,基于上述方法,我介绍了上部躯干提升术和乳房塑形术。虽然利用螺旋组织瓣进行乳房重塑有优点,但由于手术的复杂性,也可能会出现意料之外的问题。如果能认识到这些问题,可以在最初的手术中进行治疗或者行修复手术,包括硅胶假体植入,或者适当延后手术。我也介绍了更为保守的替代手术方式:假体隆乳和(或)乳房悬吊术。

上部躯干提升术通常是全躯干提升术的第二阶段。对于大多数患者,她们首先关注躯干下部的组织,然后才是躯干上部和乳房。如果不是这种情况,我会按照她们的要求使用上部躯干提升术来塑形。我更喜欢首先完成创伤更大、难度更大的下部躯干提升术。当患者满意时,我会得到她们的信任,并且可以进行非常规的上部躯干提升术和乳房塑形术。我们利用第二次手术的机会来改善身体外形或者修补初次手术所留下的瘢痕。

一旦开展上部躯干提升术联合乳房塑形,就需要采取措施来提高手术安全性。需要努力做到减少出血量,保持正常体温以及缩短手术时间。仅对一个患者进行全程合理的规划,就会获得许多经验。适当的体液管理、自体血液置换、预防栓塞和维持体温是至关重要的。细心的院内术后护理可以在发生不可逆损伤之前,及早发现愈合相关及其他医疗问题。Magee-Women 医院是匹兹堡大学医学中心的三级保健机构,其对手术方式的支持、始终如一的团队合作,在改善预后方面起了重要的作用。

有些患者先前就存在乳房萎缩,其最佳治疗方案非常复杂。她们不仅乳房平坦,而且有广泛的瘢痕和乳头下未知的组织蒂。乳头位置通常是令人满意的,如果可以接受瘢痕,就仅仅需要做新乳房下皱襞/反向腹壁成形术切口。通过如上所述上提乳房下皱襞和自体组织隆乳就可改善乳房凸度。可能需要对乳头-乳晕复合体进行二次调整。在我完成的 5 例手术中,没有一例出现乳头-乳晕复合体或皮肤坏死。

螺旋组织瓣的并发症

虽然螺旋组织瓣本身不是并发症,但是与假体植入乳房悬吊术联合上部躯干提升术相比,对每一侧乳房制作的螺旋组织瓣至少要多花费 1 个小时。该手术具有挑战性,但也有较高的患者满意度。已有 50 多例患者接受了螺旋组织瓣手术。对于悬吊乳房皮瓣来说,需将其牢固地缝合到肋软骨上。在肿胀组织和包埋的组织瓣表面缝合乳房皮瓣时需要有一定的张力。乳房水肿在术后第 1 周后会消退(图 103.7)。由于螺旋组织瓣埋藏在皮下,组织瓣出现坏死的概率和范围是未知的。约 20% 的患者远端皮瓣变硬,说明有坏死的情况。有 2 例患者,随着时间延长,大部分硬化区域有所改善,我们也对其进行了局部的清创缝合。对另外 1 例患者进行清创手术时,清除了远端 50% 的组织瓣,然后放置了含盐水硅胶假体。有 2 例患者接受了背部的瘢痕修复术。有 2 例患者不喜欢她们乳房的形态和丰满度,但并没有返院接受塑形手术。

应用螺旋组织瓣重塑乳房最常见的美学缺陷是乳房上部硬化、凹陷和乳房外侧隆起。耐心等待 1 年左右远端坏死的组织瓣会被吸收,不过出现更大范围病理情况时更适合行清创术。在这些治疗之后,当乳房上部和下方组织瓣之间存在间隙

时,可以注射一定量的脂肪来填充,已有应用此方法的成功病例(图 103.8)。刻意保留一些局部的脂肪可有效解决这些美学问题。由于胸部外侧蒂的基底较宽,重塑后乳房的下部可能会过于宽大。6 个月后直接切除这些外侧的隆起并缩窄乳房基底是有效和安全的方法。几个月至几年后,有 4 例患者想要增加乳房体积,我在其乳房腺体后放置了相对较小的硅胶假体(图 103.9~图 103.11)。

讨论

直到最近,对于减肥后乳房畸形治疗的共识仍不乐观。尽管 30 余年来都推荐用邻近的去表皮化组织瓣进行整形手术,但缺乏技术细节,手术效果不理想。Zook 认为因为瘢痕较多,所以这些手术是不美观的[18],我不认同其观点。这些手术留下的广泛瘢痕可以隐藏在乳房周围并被内衣所覆盖。此外,可以明显改善乳房、躯干和手臂的外形。虽然有些病例出现瘢痕增生,但大多数瘢痕几年后都会变淡。用多种方式对瘢痕进行治疗非常重要。如果手术 8 周后瘢痕不能消退,我们开始使用纸胶带、硅胶贴、微晶磨削换肤、Retin-A 和强脉冲光进行分级治疗。偶尔使用 5-氟尿嘧啶注射治疗[38]。我们还没有遇到瘢痕过度增生的情况,除了瘢痕过度增生以外,由于副作用的限制,其他情况不适合应用类固醇药物治疗。不管瘢痕外观如何,都应该平坦、对称、能够被内衣隐藏。

每当有多余的组织可用时,我喜欢使用螺旋组织瓣进行填充和悬吊。为了最大程度改善乳房畸形,是否放置额外的去表皮化皮瓣仍存争议,而对于更难塑形更加扁平的乳房,螺旋组织瓣和乳房悬吊术是最佳的治疗方案。这种皮瓣易于提升,具有可靠性和灵活性。在条件允许的情况下,这个手术方式实现了"拆东墙补西墙"的整形手术基本原则。去除多余的背部组织,然后用其对容积不足的乳房进行美学塑形,自然就对提供皮瓣和接受皮瓣的部位都进行了外形重塑和改善。令患者们既感到惊讶又高兴的是,她们以前多余的

组织可以得到再利用,创造出有吸引力并且自然的乳房。外科医生应该了解如何保护给胸外侧皮瓣及乳房中部给腺体组织和乳头 – 乳晕复合体供血的横行前锯肌穿支[31-37]。

在本章中我已经拓展了手术方式,提出了综合策略,如植入硅胶假体达到更好的效果。对于严重下垂萎缩的患者,应考虑硅胶假体乳房悬吊术和使用脱细胞真皮基质进行支撑的方法。如果没有支撑,假体可能会与乳房分离,或者出现更糟的情况,如假体下降至最底部。弹性回缩良好的乳房似乎不需要昂贵的脱细胞真皮基质,但是这一点很难去判断。

无论采取何种方法,将乳房下皱襞固定至合适的位置至关重要。本书的许多章节都对乳房下皱襞进行了讨论。在第41~43章进行了专门讨论。乳房下皱襞附着于真皮和胸壁肌肉筋膜之间,由筋膜凝集形成,位于乳房基底下界,大约沿第6肋水平分布。在维持乳房位置的同时,将乳房下皱襞固定完成标志着反向腹壁成形术的完成。新的乳房下皱襞提升了文胸带的位置,降低了乳头 – 乳晕复合体的位置。构造合适的乳房下皱襞有助于改善乳房外形和基底,可把反向腹壁成形术留下的瘢痕隐藏在乳房下面,可限制体积过大的硅胶假体向下方移动,可通过牢牢固定在胸壁上以最大限度地去除躯干中部多余而松弛的皮肤瓣。

固定牢靠至关重要。我们将乳房下皱襞从浅筋膜系统固定至深筋膜,以及从浅筋膜系统固定至肋软骨和骨膜。尽管反向腹壁成形术形成了相当大的张力,但乳房下皱襞几乎不会移位。稀疏脂肪组织是胸前浅筋膜系统的标志。我们通过使用刀片切开来最大限度地减少对浅筋膜系统的伤害。从浅筋膜表面游离至肋缘。从胸骨外缘至腋前线,我们使用皮针粗线进行永久间断垂直缝合。对每处缝线进行提拉,以确保缝合牢靠。用力向上推动反向腹部成形术皮瓣,可减轻缝线处的张力。张力较大时可能会因缝线牵拉使皮肤出现暂时的凹陷。

牢牢固定的乳房下皱襞也会有其相应的问题。手术后的疼痛会持续几个星期,有时会持续几个月。尽管乳房下皱襞处没有出现过增生性瘢痕,但胸部内侧和外侧的有些部分会出现增生性瘢痕。在几例全躯干提升术的病例中,乳房下皱襞稍有下降。有几例患者因切口处缝线刺激而形成脓肿,需要去除永久性缝合的缝线。在一些患者中,过紧的乳房下皱襞可能使抬高假体并形成较高的袋状结构,如图103.4所示,这可能需要二次手术调整。

L形切口上臂成形术可缓解腋窝凹陷,提升腋窝后方下垂的皮肤,并进一步减少胸部外侧多余的皮肤,是对上部躯干成形术的补充[25]。沿着上臂内下侧做水平切口,然后上升至腋顶,之后经过腋窝中部沿胸部外侧垂直向下。无须对外展手臂进行束缚,可突出此区域的美感(图103.6、图103.7、图103.11、图103.12)。联合L形切口上臂成形术,才可增强整个手术效果的美感。

Zook 建议进行团队手术,这个观点非常正确[17]。团队手术要求在主刀医生的指挥下,多位手术医生及其助手对不同的部位进行手术。外科医生必须对术前的标记画线有自信,并制定相符合的手术计划,以便其助手、护士、技术人员和麻醉医生做好完善的准备。外科医生必须具备足够的耐力、能长时间集中精力、操作迅速、在更具有创造性的部分从容不迫。通常在漫长手术的最后部分进行乳房塑形。因为乳房塑形在技术上最具挑战性,我往往亲自完成。对艺术的追求使我沉浸在手术中。期待理想的手术效果和患者的感谢是我在这疲劳的手术中保持前进的动力。

结论

尽管大幅度减重后乳房畸形临床表现多种多样,不过已经发展出相应的管理策略,主要针对的是乳房体积不足和附近可用的组织。对严重萎缩和下垂的乳房放置硅胶假体可获得长期的美观外形,覆盖脱细胞真皮基质进行支撑大大改善了假体手术效果。目前有各种各样的产品,没有明显的差别。对螺旋组织瓣的血供和乳房横隔进行的介绍可阐明即使在极端畸形的病例中该技术也能

提供可靠的血供。常规通过新乳头－乳晕复合体位置的上部开口暴露胸肌筋膜，以有效地协助螺

旋组织瓣的胸外侧部分嵌入。很容易矫正诸如乳房外侧膨出、轮廓不均匀之类的美学缺陷。

编者评论

　　大幅度减重后乳房和躯干的塑形手术代表了整形外科专业的前沿技术。有一群患者身体畸形的问题非常棘手，这些问题激发了医生的想象力，他们通过这种令人兴奋而又效果显著的手术方式解除了患者的痛苦。本章提出的其中一个概念侧重于这些患者解剖学上的独特面：管理多余皮肤和脂肪。虽然对切除多余组织的关注很多，这当然是正确的，不过仍有许多创新性方法涌现，包括安全地切取组织，以及有策略地用其填补容量不足的区域，这些创新技术表明对这些患者的治疗方式得到了另一个层面的改善。相较于其他的主要问题部位，乳房更可能从使用多余组织的自体组织重建中获益。在本章中，Hurwitz 医生描述了实现这一目标的独特而有效的方法。手臂下方沿背部区域

是难以处理并且容易忽视的部分，对该处多余组织的处理不仅可以对该区域进行重塑，而且还能用于填充乳房的组织缺损区域，而这些区域通常没有假体覆盖。反向腹部成形术虽然在技术上更为困难，但也为乳房提供了额外的组织。我完全同意注重乳房下皱襞的处理。该重要结构通常需要重新悬吊，并强调了这样一个事实，即"自体组织隆乳"只是整个塑形过程的一个方面。未来将会有更多关于该创新策略的报道，选择会更多，也会有关于使用多皮瓣进行自体组织隆乳的描述。作为整形外科医生，我们的任务是为这些非常具有挑战性的患者找到最有效和最安全的选择。

（D.C.H.）

参考文献

［1］ Wang Y, Beydoun MA. The obesity epidemic in the United States—gender, age, socioeconomic, racial/ethnic, and geographic characteristics: a systematic review and meta-regression analysis. *Epidemiol Rev* 2007;29:6-28.

［2］ Flegal KM, Carroll MD, Odgen CL, et al. Prevalence and trends in obesity among US adults, 1999-2000. *JAMA* 2002;288:1723.

［3］ Ogden CL, Carroll MD, Curtin LR, et al. Prevalence of overweight and obesity in the United States, 1999-2004. *JAMA* 2006;295:1549-1555.

［4］ National Institutes of Health. Clinical guidelines on the identification, evaluation, and treatment of overweight and obesity in adults: the evidence report. *Obesity Res* 1998;6(suppl 2):51.

［5］ Fisher BL, Schauer P. Medical and surgical options in the treatment of severe obesity. *Am J Surg* 2002;184(6B):9S.

［6］ Holloway JA, Forney GA, Gould DE. The Lap-Band is an effective tool for weight loss even in the United States. *Am J Surg* 2004;188(6):659-662.

［7］ Santry HP, Gillen DL, Lauderdale DS. Trends in bariatric surgical procedures. *JAMA* 2005;294(15):1909-1922.

［8］ American Society for Metabolic and Bariatric Surgery. Bariatric surgical society takes on new name, new mission and new surgery. Available at: http://www.asbs.org/Newsite07/ resources/press_release_8202007.pdf. Accessed June 5, 2010.

［9］ Agha-Mohammadi S, Hurwitz DJ. Nutritional deficiency of post-

［10］ Agha-Mohammadi S, Hurwitz DJ. Potential impacts of nutritional deficiency of postbariatric patients on body contouring. *Plast Reconstr Surg* 2008;122:19011-1914.

［11］ American Society of Plastic Surgeons. 2006 Cosmetic demographics. Body contouring after massive weight loss. Available at: http://www.plasticsurgery.org/Documents/Media/2006- Cosmetic- Demographics.pdf. Accessed July 5, 2010.

［12］ Hurwitz DJ, Zewert T. Body contouring surgery in the bariatric surgical patient. *Oper Tech Plast Surg* 2002;8:87-95.

［13］ Hurwitz DJ, Rubin JP, Risen M, et al. Correction of the saddlebag deformity in the massive weight loss patient. *Plast Reconstr Surg* 2004;114:1313-1325.

［14］ Hurwitz DJ. Single stage total body lift after massive weight loss. *Ann Plast Surg* 2004;52:435-441.

［15］ Lockwood TE. Superficial fascial system (SFS) of the trunk and extremities: a new concept. *Plast Reconstr Surg* 1991;87:1009-1015.

［16］ Hurwitz DJ, Agha-Mohammadi S, Ota K, et al. A clinical review of total body lift. *Aesthet Surg J* 2008;28(3):294-304.

［17］ Zook EG. The massive weight loss patient. *Clin Plast Surg* 1975;2:457-466.

［18］ Zook EG. Discussion of abdominoplasty following gastrointestinal bypass surgery by Savage RC. *Plast Reconstr Surg* 1983;74:508-

509.

[19] Palmer B, Hallberg D, Backman L. Skin reduction plasties following intestinal shunt operations for treatment of obesity. *Scand J Plast Reconstr Surg* 1975;9:47-52.

[20] Wise RJ. A preliminary report on a method of planning the mammaplasty. *Plast Reconstr Surg* 1956;17:367-369.

[21] McKissock PK. Reduction mammoplasty with a vertical dermal pedicle. *Plast Reconstr Surg* 1972;49:245-252.

[22] Shons AR. Plastic reconstruction after bypass surgery and massive weight loss. *Surg Clin North Am* 1979;59:1139-1152.

[23] Lockwood TE. Reduction mammaplasty and mastopexy with superficial fascial system suspension. *Plast Reconstr Surg* 1999;103:1411-1420.

[24] Hurwitz DJ, Golla D. Breast Reshaping after massive weight loss. *Semin Plast Surg* 2004;18:179-187.

[25] Hurwitz DJ, Holland SW. The L brachioplasty: an innovative approach to correct excess tissue of the upper arm, axilla and lateral chest. *Plast Reconstr Surg* 2006;117(2);403-411.

[26] Blondeel PN, Hijjawi J, Depypere H, et al. Shaping the breast in aesthetic and reconstructive breast surgery: an easy three-step principle. *Plast Reconstr Surg* 2009;123:455-462.

[27] Rubin JP, O'Toole J, Gusenoff JA, et al. Dermal suspension and parenchymal reshaping mastopexy after massive weight loss: statistical analysis with concomitant procedures from a prospective registry. *Plast Reconstr Surg* 2009;123:782-789.

[28] Hochberg J, Margulies A, Yuen JC, et al. Alloderm (acellular human dermis) in breast reconstruction with tissue expansion. *Plast Reconstr Surg* 2005;116(suppl 3):126-128.

[29] Mofid MM, Singh NK. Pocket conversion made easy: a simple technique using AlloDerm to convert subglandular breast implants to dual-plane position. *Aesthet Surg J* 2009;29(1):12-18.

[30] Hurwitz DJ, Agha-Mohammadi S. Post bariatric surgery breast reshaping: the spiral flap. *Ann Plast Surg* 2006;56:481-486.

[31] Holstrom H, Lossing C. The lateral thoracodorsal flap in breast reconstruction. *Plast Reconstr Surg* 1986;77:933-941.

[32] Woerdeman LAE, van Schijndel AW, Hage JJ, et al. Verifying surgical results and risk factors of the lateral thoracic flap. *Plast Reconstr Surg* 2004;113:196-203.

[33] Levine JI, Soucid NE, Allen RJ. Algorithm for autologous breast reconstruction for partial mastectomy defects. *Plast Reconstr Surg* 2005;116:762-766.

[34] Van Landuyt K, Hamdi M, Blondeel P, et al. Autologous augmentation of pedicled perforator flaps. *Ann Plast Surg* 2004;53(4):322-327.

[35] Kwei S, Borud LJ, Lee BT. Mastopexy with autologous augmentation after massive weight loss: the intercostal artery perforator (ICAP) flap. *Ann Plast Surg* 2006;57:361-367.

[36] Wuringer E, Mader N, Posch E, et al. Nerve and vessel supplying ligamentous suspension of the mammary gland. *Plast Reconstr Surg* 1998;101:1486-1491.

[37] Hamdi M, Van Landuyt K, Tonnard P. Septum-based mammaplasty: a surgical technique based on Wuringer's septum for breast reduction. *Plast Reconstr Surg* 2009;123:443-462.

[38] Davison SP, Dayan JH, Clemens MW. Efficacy of intralesional 5-fluorouracil and triamcinolone in the treatment of keloids. *Aesthet Surg J* 2009;1:40-46.

Frank Lista

Jamil Ahmad

第 104 章

男性乳房发育

Gynecomastia

介绍

男性乳房发育是一种良性的乳腺组织增生,导致男性乳房增大[1,2]。据报道,青春期男性的乳腺发育发病率从4%～69%不等[3,4]。在成年男性中,有32%～65%的人被报道存在乳腺过度发育的情况[5,6]。有文献报道了对病因的综合分析,其中包括引起男性乳腺发育的药物[1,2,7]。大约25%的男性乳腺发育患者是先天性的,还有约25%患者是在青春期后继发性男性乳房发育[8]。男性乳房发育的原因包括:药物(10%～20%),肝硬化或营养不良(8%)、原发性性腺功能减退(8%)、睾丸肿瘤(3%),继发性性腺功能减退(2%),甲状腺功能亢进(1.5%)和肾脏疾病(1%)[8]。男性乳房发育主要是由于体内的雌激素与雄激素不均衡,从而乳房组织被刺激发育[9,10]。在与青春期相关的乳房发育初期,导管上皮增生及基质和结缔组织增生和水肿发生[11-13]。经过1～2年的初始阶段,上皮细胞的生长减少,并沉积致密的胶原纤维,引起导管内纤维化和透明质化[11-13]。一旦出现这种情况,就需要进行手术治疗来矫正男性乳房。

外科手术使用各种切口切除、超声辅助吸脂术,或将各种方法结合起来治疗男性乳房发育症。在此,我们介绍几种微创的手术切除技术。早在1996年,Morselli[14]首先描述了用于治疗男性乳房发育的pull-through技术。这项技术包括吸脂辅助去除乳房脂肪组织,接着通过吸脂的两个切口用钳子来拉出剩余的纤维腺体组织。2003年,Hammond等[15]通过将超声辅助吸脂和pull-through技术结合在一起,获得了令人满意的结果。此外,Bracaglia等[16]报道了他们使用吸脂辅助脂肪切除术。Ramon[17]等报道了在内镜可视状态下,浅层吸脂术与pull-through技术的应用都获得良好的效

果。2008年,我们报道了我们当时的经验,结合动力辅助吸脂和pull-through技术[18]。我们使用几种工具,可以更容易地切除纤维腺体组织,并使其能够通过位于乳房下皱褶外侧的一个切口来移除组织。自2003年1月首次使用这项技术以来,我们已经成功地在200多例患者身上进行了试验。这项技术已经被用于治疗不同程度的男性乳房发育,并且持续地产生一个自然的男性乳房,而且术后瘢痕不明显。

评价

Rohrich等[19]对男性乳腺发育进行了全面总结,并提出了一种简单明了的评价和治疗方法。如果可能的话,男性乳房发育的治疗应该尽早确定其病因。鉴于大多数男性乳房发育是先天性或青春期继发性,所以详细询问病史及体格检查可以先排除其他可能需要进一步检查的病因。既往病史的异常或体格检查时的异常可以采取进一步的检查明确病因,如激素水平、影像学检查和染色体核分化情况,这些检查都可以帮助明确男性乳房发育的病因[19]。

在术前评估中,男性乳腺发育与男性乳腺癌是重要的鉴别诊断。男性乳腺癌在所有乳腺癌病例中的比例约占1%[20]。男性乳腺癌的平均年龄是65岁,但它可能发生在任何年龄[20]。乳腺癌家族史增加男性乳腺癌的风险,这与BRCA1和BRCA2基因[20]有关。尽管男性乳腺发育与男性乳腺癌的关联意义不明确,但在某些特定的雌激素过多的情况下,男性乳腺癌的风险较高,如Klinefelter综合征、外源性雌激素的使用、隐睾症、睾丸炎,或postorchi切除术[20]。暴露在电离辐射中也可能增加男性患乳腺癌的风险。乳房的体格检查

可以帮助发现男性乳腺癌的可疑迹象。乳房组织在男性乳房发育中,通常是双侧乳头-乳晕区域呈现柔软及有弹性的组织团块[1]。相比之下,男性乳腺癌通常是单发的硬结,与乳头-乳晕复合体无关[1]。此外,其他临床症状可能包括皮肤凹陷、乳头内陷和乳头溢液出血[1]。如果怀疑男性乳腺癌,应进行诊断性乳房钼靶检查,这项检查在鉴别男性的良恶性乳腺肿块方面,具有90%的敏感性和特异性[1,21]。

在排除其他导致男性乳腺发育的原因后,继发的急性或持续性的青春期男性乳房发育通常可以等待一段时间再考虑是否手术,而先天性的男性乳房发育患者如持续1年有乳房发育情况,则尽早手术,获益更多。

自2003年以来,我们结合了动力辅助吸脂和pull-through技术治疗所有的男性乳房发育患者(图104.1和图104.2)。

2008年,我们报道了在2003年1月至2006年11月间用这项手术技术治疗了99例男性乳腺发育患者(197个乳房),并报道了手术随访结果[18]。在这个临床研究中,患者的平均年龄为29岁(17~46岁),平均体重指数为28.0 kg/m²(20.6~40.0 kg/m²)。使用动力辅助吸脂,每个乳房吸出脂肪的平均容积为459 ml(25~1 400 ml),每个乳房通过pull-through技术取出平均5~70 g的组织。平均手术时间为60分钟(39~85分钟)。在术后3个月的随访中,所有患者对整体的塑形结果均表示满意。

手术方法
皮肤标记和浸润
患者被标记在站立的位置。以等高线标记吸脂区域。除了针对乳头-乳晕复合体区域的乳房

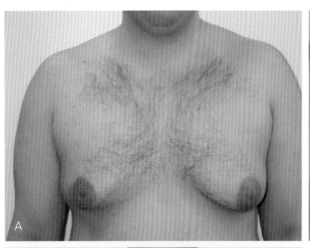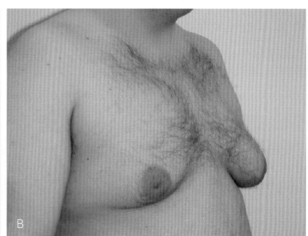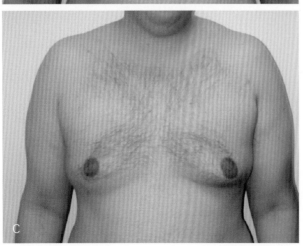

图104.1 A、B. 一例29岁的男子,患有双侧男性乳房发育。C. 术后1个月照片,采用动力辅助吸脂术和pull-through技术从右乳房切除了800 ml组织,从左乳房切除了750 ml组织。

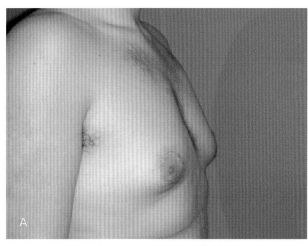
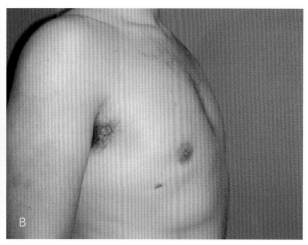

图104.2　A. 一例18岁的男子,患有双侧男性乳房发育。B. 术后1个月后的情况,采用动力辅助吸脂和pull-through技术分别从双侧乳房切除了200 ml组织。

组织外,我们还处理胸部区域多余脂肪和乳腺组织。胸部的轮廓塑形起到乳房轮廓的改善,将乳头-乳晕复合体与周围的乳房轮廓融合起来,防止了乳头-乳晕复合体凹形畸形的发生。

我们在全身麻醉下进行手术。在患者麻醉后,取仰卧位,在与前腋窝线相交的乳房下皱襞处取一个4 mm的切口,给予皮下注射肿胀液,作用于皮下深层及乳房腺体组织内。每个乳房都浸润了大约500 ml的肿胀液,肿胀液的配方是1 000 ml的乳酸林格溶液混合了40 ml 2%的利多卡因和1 ml的1/1 000肾上腺素。

用于去除脂肪组织的抽脂技术

通过使用PAL-600E 微电子显微镜辅助的吸脂设备(MicroAire Surgical Instruments, Charlottesville, VA),利用辅助吸脂来减少主要由脂肪引起的乳房容量。我们更倾向于使用动力辅助吸脂,因为它有助于通过乳腺纤维的薄壁组织来传递吸脂插管,减少操作者的疲劳。在做吸脂之前,一个4.5 mm的Masaki皮肤保护膜(Dr. Masaki Clinic, Tokyo, Japan)被缝合到切口上,以保护周围的皮肤免受伤害(图104.3)。整个乳房的吸脂最初是用PAL-R407LL微孔4 mm套管(MicroAire Surgical Instruments)在皮下脂肪组织的中间层进行

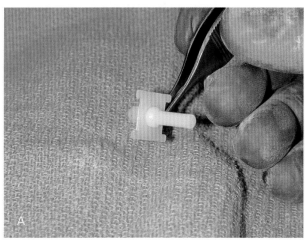
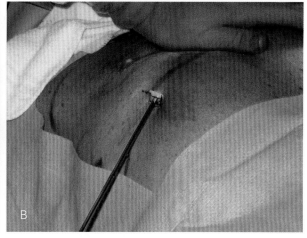

图104.3　A、B. 在动力辅助吸脂过程中,用带4.0 mm的封闭器的4.5 mm Masaki皮肤保护套来保护皮肤边缘不受摩擦伤害。

的。其次，注意力集中在乳头－乳晕复合体下方乳房组织的深度上。该区域的抽脂是在皮下平面上进行的，我们认为这刺激了术后期皮肤的收缩。在我们进行pull-through技术之前，Masaki皮肤保护膜先被移除。

纤维腺乳腺组织的pull-through技术

采用几种器械来切断纤维乳房组织的皮下附件，并将乳头导管与乳头连接。特别关注的是将皮下乳房组织的深层移植到乳头－乳晕复合体。然后，这个组织通过吸脂切口被"拉出"。在乳房的其他部位出现的纤维腺组织也通过pulled-through技术移除。用19 cm的直道肌腱隧道钳（Instrumentarium, Terrebonne, Quebec, Canada）通过吸脂切口，用"抓"和"拉"的动作将纤维腺组织从切口中移除，另一只手捏住皮肤（图104.4）。当很难用这种方式去除纤维腺组织时，一个Toledo V-dissector套管（Tulip产品，圣地亚哥，CA）和一个更大的Toledo V-dissector套管（Wells Johnson Company, Tucson, AZ）被用来切断皮下组织（图104.5）。这些组织主要由乳腺导管和Cooper韧带组成。这些结构与深筋膜的附着物是松散的，因此在这种深平面上没有必要进行锐性分离。弯折、有柄的微剪（Anthony Products, Indianapolis, IN）（图104.6）或12号手术刀片通过用于吸脂的切口来切断这些附着。一旦这些皮下附着被充分切断，乳房组织被肌腱隧道钳从抽脂的切口中取出。然后充分去除纤维导管乳腺组织，此时乳房的皮肤感觉平滑，潜在的纤维腺体组织不再明显。使用这些器械（图104.7）可以去除大量的纤维腺组织。

动力辅助吸脂，用于塑造乳房外形轮廓

在进行了pull-through技术后，利用动力辅助吸脂使剩余的乳房组织形成羽毛状，以柔化乳房轮廓，并将乳头－乳晕复合体融合周围的乳房组织。此外，这最后的轮廓也有必要去除脂肪组织，在乳房的致密腺体组织结构被松解后，通过pull-through技术移除乳房腺体组织。切口是用一个倒置的深层皮肤4-0单丝缝合线（Ethicon, Somerville, NJ）闭合的。伤口用干纱布包扎，然后外套塑身衣。

手术后护理

患者通常在术后第5天、2周、1个月和3个月后进行复诊。患者必须穿塑身衣（Marena Group, Lawrenceville, GA）（图104.8），持续6周，让乳房的皮肤黏附在下层的组织中。患者应避免剧烈活动3周，然后才恢复正常活动水平。

风险和并发症

自从我们于2003年1月开始实施这项技术后，就没有出现像血肿、感染、凹凸不平等术后并

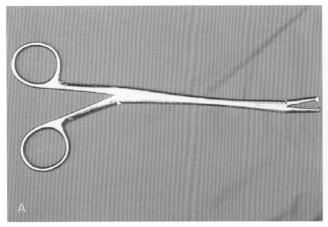
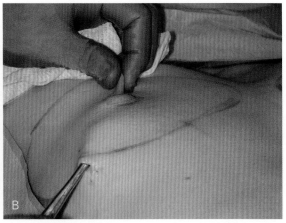

图104.4 A、B. 用19 cm的直型肌腱隧道钳通过吸脂切口将纤维腺体组织移除，使用"抓和拉"的动作，操作时另一只手"捏住"皮肤。

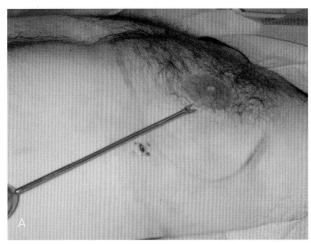
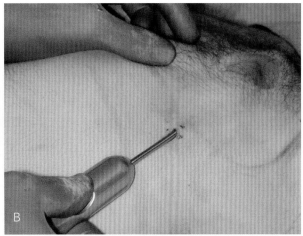

图 104.5　A、B. 一种特殊的 Toledo V‐dissector 套管用于切断皮下纤维腺体组织附着。

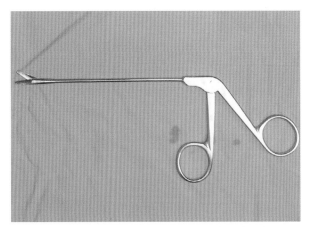

图 104.6　弯折、有柄的微剪可以用来切割纤维腺体组织。

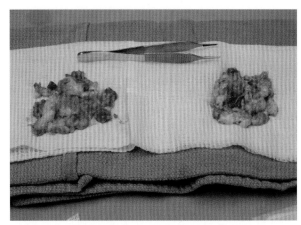

图 104.7　通过 pull-through 技术可以去除大量的纤维腺体组织。

发症,也没有出乳头－乳晕复合体凹陷的异常、手术区域瘢痕增生或皮肤冗余,这些并发症在其他男性乳房发育手术技术的报道中都曾经被提到过。术中通过使用含有肾上腺素的肿胀溶液,减少锐性分离,以及术后穿塑身衣,可以帮助避免血肿的形成。用吸脂术融合胸部过度的轮廓,避免了轮廓不规则,同时也防止了乳头－乳晕复合体的凹陷畸形发生,而这些情况是其他一些手术切除技术的常见并发症。我们在研究中发现,患者希望切除尽可能多的乳房组织,而切除过多也可能会导致乳房的皮下组织凹凸不平。这对患者来说并不是很大的问题,我们要在术前告知患者他们可能会感到这些不适感。患者可能经历暂时或永久地乳头－乳晕区域或乳房皮肤覆盖区域的感觉缺失,但这对我们的患者来说也不是一个重要

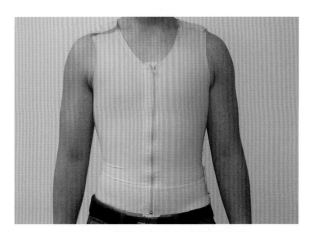

图 104.8　紧身衣在术后 6 周内都要穿。

的问题。以前男性乳房发育的切除技术的一个主要标志及缺点是其产生了瘢痕。我们技术的一个重要优势是采用 pull-through 技术后的手术瘢痕不明显。

在个别情况下,我们无法通过动力辅助抽脂和pull-through技术,充分地切除纤维腺体组织。在这些病例中,存在坚实的纤维腺体组织,与乳头–乳晕复合体紧密粘连。那么,这时我们的手术就需要使用一个下皱褶边缘切口来适当切除这个纤维腺体组织。这种类型的切除术可能应该在术前与患者充分讨论。

结论

自2003年1月以来,我们已经使用这项技术治疗了超过200例男性乳房发育患者。将动力辅助吸脂和pull-through技术结合起来的技术已被证明是治疗男性乳房发育的有效方法。这项手术技术可以在术后形成一个自然的男性乳房,并且瘢痕不明显,患者满意度高。

编者评论

男性乳房发育症是乳房增大的一个可变病症。对于那些表现出一个孤立纤维的乳房发育患者,其周围的纤维脂肪很少发生扩增,本章所描述的技术具有有限的适用性,因为它很难穿透大量致密的组织。对于这些患者来说,他们最常出现的是没有任何与肥胖或药物(类固醇)相关的乳房发育不全,通过乳晕区域进行直接切除是一个很好的选择。然而,有许多患者会出现结缔组织的过度增生,而适当的手术矫正必须包括对胸部和胸壁边缘部分的再塑形,以达到最佳效果。最常见的是青少年继发性男性乳房发育、肥胖男性,或年龄大的男性,在晚年呈现的乳房发育是由亚乳状纤维增生和广泛性脂肪结合的状态。在这些情况下,本章描述的技术具有很大的适用性。在这一章中,通过位于乳房下皱襞水平的乳房小切口,或者沿着乳晕,甚至外侧沿胸壁进行手术入路,可以有效地减少瘢痕的产生。在吸脂过程中,乳头下纤维组织被反复穿通,形成一种类似于蜂窝状的组织,其完整性被破坏。然后,通过同样的切口来执行吸脂术,可以通过切口将多余的纤维组织从中取出,直至达到所需的乳房皮肤接触程度。采用这种联合的方法,可以精确控制在胸部上形成的轮廓线,并且将乳房区域内的任何需要切除的组织避免过度切除。如上所述,在这一章中,这项技术的并发症很少,术后塑形效果好。这项技术的优势在于,整个过程可以通过一个小切口进行,从而避免在胸部遗留显眼的瘢痕,而这对青春期继发男性乳腺发育患者及先天性男性乳腺发育患者,是评价手术是否成功的一个重要因素。目前已有多种方式去除脂肪组织,本章中提出的动力辅助吸脂术,以及超声辅助吸脂技术,相比传统的吸脂术,将会更有效地破坏乳房内纤维组织,更有利于乳房组织切除。此外,正如本章所指出的,最好在术中将所有的沉积脂肪进行处理,以达到最好的术后效果,即使是那些在胸腔周围扩展的区域,虽然这些区域可能与前胸壁上的主要纤维脂肪堆积距离较远,但是如果术中不妥善处理这些区域,那么术后这些区域的丰满状态有可能导致患者对手术效果不满意。总而言之,作者提出了一种非常有效的技术,用于治疗男性乳房发育,可以提高术后塑形效果,且降低了术后并发症的发生率。

(D.C.H.)

参考文献

［1］ Braunstein GD. Clinical practice. Gynecomastia. *N Engl J Med* 2007;328:1229-1237.

［2］ Neuman JF. Evaluation and treatment of gynecomastia. *Am Family Physician* 1997;55:1835- 1844.

［3］ Harlan WR, Grillo GP, Cornoni- Huntley J, et al. Secondary sex characteristics of boys 12 to 17 years of age: the U.S. Health Examination Survey. *J Pediatr* 1979;95:293-297.

［4］ Lee PA. The relationship of concentrations of serum hormones to pubertal gynecomastia. *J Pediatr* 1975;86:212-215.

［5］ Carlson HE. Gynecomastia. *N Engl J Med* 1980;303:795-799.

［6］ Niewoehner CB, Nuttal FQ. Gynecomastia in a hospitalized male population. *Am J Med* 1984;77:633-638.

［7］ Glass AR. Gynecomastia. *Endocrinol Metab Clin North Am* 1994; 23:825-837.

［8］ Biro FM, Lucky AW, Huster GA, et al. Hormonal studies and physical maturation in adolescent gynecomastia. *J Pediatr* 1990;116: 450-455.

［9］ Edmondson HA, Glass SJ, Soll SN. Gynecomastia associated with cirrhosis of the liver. *Proc Soc Exp Biol Med* 1939;42:97-99.

［10］ Rochefort H, Garcia M. The estrogenic and antiestrogenic activities of androgens in female target tissues. *Pharmacol Ther* 1983;23: 193-216.

［11］ Nicolis G, Modlinger R, Gabrilove J. A study of the histopathology of human gynecomastia. *J Clin Endocrinol Metab* 1971;32:173-178.

［12］ Bannayan G, Hajdu S. Gynecomastia: clinicopathologic study of 351 cases. *Am J Clin Pathol* 1972;57:431-437.

［13］ Hassan M, Olaizola M. Ultrastructural observations on gynecomastia. *Arch Pathol Lab M*ed 1979;103:624-630.

［14］ Morselli PG. "Pull-through": a new technique for breast reduction in gynecomastia. *Plast Reconstr Surg* 1996;97:450-454.

［15］ Hammond DC, Arnold JF, Simon AM, et al. Combined use of ultrasonic liposuction with the pull-through technique for the treatment of gynecomastia. *Plast Reconstr Surg* 2003;112:891-895.

［16］ Bracaglia R, Fortunato R, Gentileschi S, et al. Our experience with the so-called pullthrough technique combined with liposuction for management of gynecomastia. *Ann Plast Surg* 2004;53:22-26.

［17］ Ramon Y, Fodor L, Peled IJ, et al. Multimodality gynecomastia repair by cross-chest power-assisted superficial liposuction combined with endoscopic- assisted pull- through excision. *Ann Plast Surg* 2005;55:591-594.

［18］ Lista F, Ahmad J. Power-assisted liposuction and the pull-through technique for the treatment of gynecomastia. *Plast Reconstr Surg* 2008;121:740-747.

［19］ Rohrich RJ, Ha RY, Kenkel JM, et al. Classification and management of gynecomastia: defining the role of ultrasound-assisted liposuction. *Plast Reconstr Surg* 2003;111:909-923.

［20］ Niewoehner CB, Schorer AE. Gynaecomastia and breast cancer in men. *BMJ* 2008;336:709-713.

［21］ Evans GFF, Anthony T, Appelbaum AH, et al. The diagnostic accuracy of mammography in the evaluation of male breast disease. *Am J Surg* 2001;181:96-100.

第 105 章

Scott L. Spear
Karen Kim Evans

乳房缩小术和乳房悬吊术后并发症及处理

Complications and Secondary Corrections After Breast Reduction and Mastopexy

引言

外科重建与美容手术的关系在乳房缩小术和乳房悬吊术案例中体现得非常明显。对不同患者而言,不同的腺体切除方法、切口选择、神经血管蒂的解剖类型各有其优缺点。无论对于症状的改善和外表美观方面,绝大部分病例在术后效果都能达到甚至超过患者的预期。尽管手术方式的选择对预后来说至关重要,但是充分了解缩乳和乳房上提术后的并发症及如何避免这些并发症,将获益颇多。在此之上,外科医生也在不断更新技术,包括缩小瘢痕和更好的皮瓣设计。

乳头缺失

尽管不多见,但乳头缺失是乳房缩小术中最严重的并发症之一。据报道其发生率从0~10%不等,取决于作者报道时患者是否出现乳头部分坏死和全部乳头缺失[1-14]。外科技术及技巧的进步以及对乳头供血的头侧及尾侧皮瓣的解剖知识的理解加深,使乳头缺失发生率有所减少[15]。传统认为的"安全"和更成熟的术式,例如大容量缩乳术使用下极蒂和游离乳头移植,已经成为减少乳头缺失更为广泛接受的方法。这些技术是实践标准而另一些则是相对标准。

据可靠的回顾分析研究,在中到大乳房的缩小术中,垂直瘢痕和(或)内上蒂法已经证实能可靠地保护乳头[16,17]。乳头缺失已被报道在乳房悬吊术,特别是二次手术周围组织薄、血供差时发生。当然联合乳房悬吊术和隆乳术或乳房悬吊术作为二次手术增加了乳头损失的发生[18]。一般认为二次乳房缩小术应该采用与首次手术同样的蒂部;但是近来越来越多的报道建议使用不同的蒂部可能更安全[19-22]。但我们对这个新的建议要保持警惕,二次缩乳术时必须使乳头血供最大化,可沿用首次手术的组织蒂,需要切除部分乳头时尤其如此。除此之外,我们偏向于直接切除而不做分离皮瓣的操作,并且留意之前的瘢痕,即使是瘢痕在乳腺实质内,也会对血流造成永久性的障碍[20]。

在再次切除病例中,公认的准则包括避免采用血运有风险的血管蒂或皮瓣,并且尽可能使乳头和皮瓣的血供最大化。

患者原有风险因素,包括吸烟、糖尿病、肥胖和高血压等,这是这类患者中的常见情况,会增加乳头缺失的风险。在高风险患者中避免乳头缺失,要根据不同的患者选择符合患者的最安全的术式。鼓励患者减肥、戒烟可以在某种程度上减少风险。肥胖患者接受了缩乳术,而保险公司拒绝为之付费的情况时有发生。不管用于首选还是备选方案,在高危患者中,包括切除重量大于2 kg、严重乳房下垂或BMI>35 kg/m²的患者,切除后可采用游离乳头移植法。重点关注移植床基底的质量,小心处理组织和避免移植乳头下方出血和血清肿,可以使得乳头缺失风险降低到1%~2%。

术中若发现乳头血供可疑,即手术台上发现乳头血流非常迟缓,那么乳头就可以游离移植。甚至是术后如果发生乳头血供可疑,仍需要移植乳头。尽管越早发现效果越好,但暂时尚未发现缺血时间对挽救乳头机会影响的相关科学依据。

总结乳头缺血原因也很重要,例如观察乳房出血情况、松开乳晕周围过紧的组织缝合线。一些外科医生报道过在乳头缺血早期应用水蛭疗法。在最初的几周内,如果乳头出现问题,与其采用早期清创术,还不如考虑保守治疗保留血运受损的乳头。水蛭疗法之外还有其他保守疗法,包括高压氧、湿敷和抗生素全身性应用。尽管缺少绝对的科学依据,术后24小时内进行高压氧治疗持续5~7天,我们得到的效果比较令人满意。乳头会从真皮深部基底生长到表皮,所以施行清除坏死组织应小心慎重考虑。

一旦伤口愈合,可重建乳头-乳晕复合体,其技术类似于重建乳房所采用的技术。方法包括对乳晕纹绣(图105.1)、全厚皮肤移植、对侧乳头复合移植、局部皮瓣乳头重建(图105.2和图105.3)、真皮脂肪皮瓣或乳头填充注射。

瘢痕

乳头缺失是严重的灾难性并发症,而丑陋的瘢痕是更加常见并且也可导致严重后果的并发症。所有患者都希望手术不留瘢痕,但这是不可能的。现今的手术技术经常能够尽量缩小瘢痕,但它们并没有被证明能够持续提供较好的美容效果,或更少的瘢痕。

尽管手术技术和技巧的选择很重要,患者组织与皮肤的潜在特性更是决定瘢痕轻重的主要原因。年轻、深色和皮肤厚女性,包括亚洲、非洲和部分白种人女性,通常会有明显的瘢痕。具有讽刺意味的是,老年患者的皮肤往往更薄,她们不十分在意瘢痕,但她们的瘢痕往往比较轻;年轻女性很在意瘢痕,但是其瘢痕往往很严重。为了使瘢痕较轻,我们放弃了 Vicryl 线做真皮缝合,因为会有较高的潜在炎症可能,而改为采用像 Monocryl

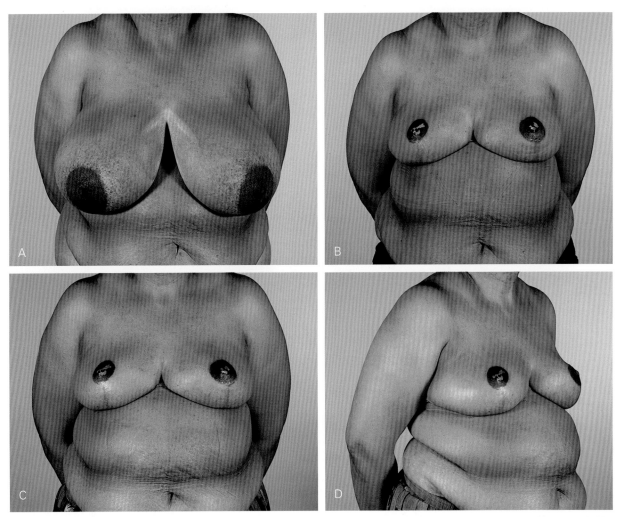

图105.1　50岁患者,乳头游离移植乳房缩小成形术后乳头脱色,用棕色和黑色的色素在皮肤上文身修复。A. 术前。
B. 1 500 g 左右的双侧体积减小和使用12 cm 的游离皮瓣移植技术行乳头转移。C. 术后出现轻度脱色,12 个月后文身。
D. 术后和文身后的斜位图。

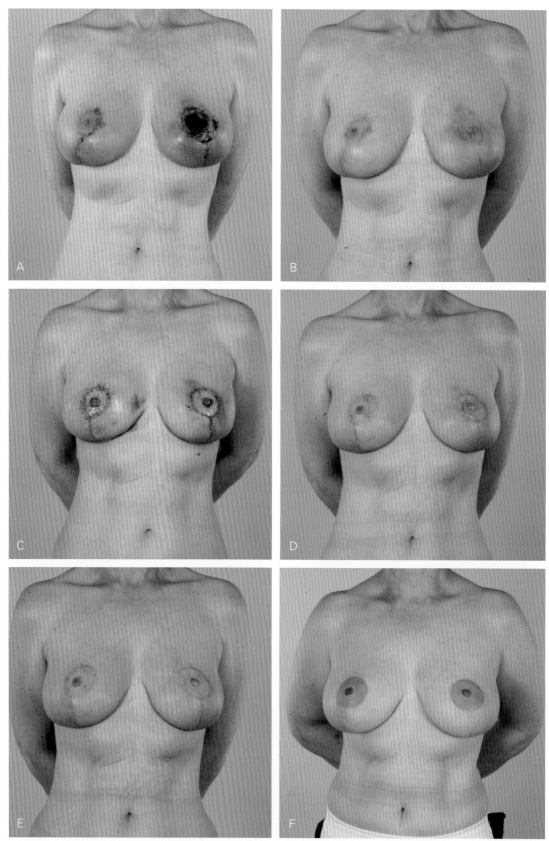

图105.2　56岁患者，在外院行双侧乳房悬吊术后出现双侧乳头坏死。A、B. 图示乳头坏死，随后予清创和换药。C. 1周后使用原乳头－乳晕复合体及全厚皮肤移植修复双侧乳头，并予乳头－乳晕区文身。D～F. 术后3个月、6个月、2年。

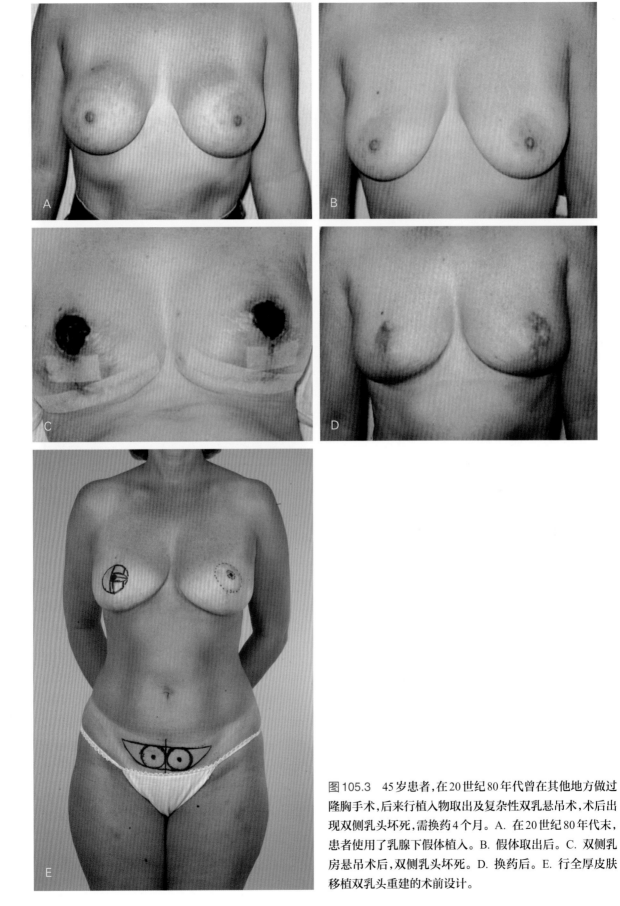

图 105.3　45 岁患者，在 20 世纪 80 年代曾在其他地方做过隆胸手术，后来行植入物取出及复杂性双乳悬吊术，术后出现双侧乳头坏死，需换药 4 个月。A. 在 20 世纪 80 年代末，患者使用了乳腺下假体植入。B. 假体取出后。C. 双侧乳房悬吊术后，双侧乳头坏死。D. 换药后。E. 行全厚皮肤移植双乳头重建的术前设计。

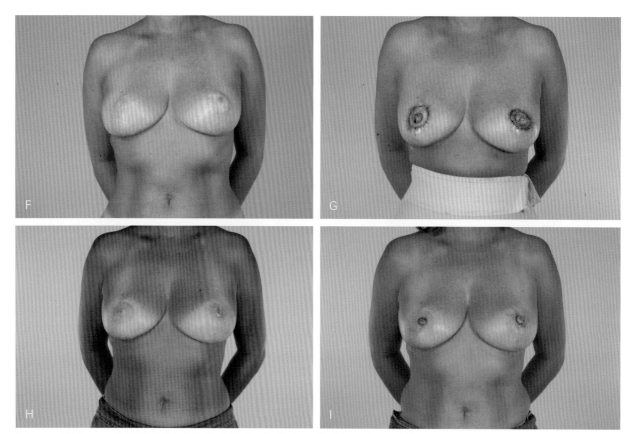

图 105.3（续） F. 术前照片显示右乳头缺失，左乳头－乳晕复合体严重瘢痕。G. 全厚皮肤移植双乳头重建术后 1 周。H. 术后 3 个月随访。I. 术后 8 个月随访。

线这样的单根可吸收线作为替代。

小切口技术包括垂直法乳房缩小术（Lassas 或 Lejour）、Marchac 式、SPAIR 式、Spear 改良 SPAIR 式、L 形（De Longis）法、Renault 切除法、中央蒂法、Hall Finlay 内上蒂法等，都是试图减小和避免瘢痕、炎症。多个综述认为这些技术已经发展成为安全、可靠的缩乳技术，美容效果良好，没有明显的并发症[3,7,11-12,14,16]。微瘢缩乳手术弊端包括学习曲线长、可重复性低、修复难度高。最初有报道称并发症包括永久存留的垂直瘢痕"猫耳"、水滴形乳头畸形和顽固的腋窝臃肿表现。这些技术在需要中小程度乳房缩小的年轻患者身上会得到较好效果，为了获得明显较短或更少的瘢痕而增加手术的复杂性被证明是值得的。

我们认为术后需要采用标准的瘢痕管理，包括按摩、硅酮片、局部用维生素 E、防晒霜。较差的瘢痕，包括瘢痕疙瘩、增生性瘢痕，也许可以通过注射稀释的曲安奈德甚至外科手术得到较好的结果（图 105.4）。

皮瓣坏死

轻微程度的皮瓣坏死和伤口延迟愈合也很常见，实施缩乳术时，游离外侧瓣和内侧瓣，需谨慎仔细处理皮瓣蒂的厚度。内侧瓣很少坏死，因为通常比较厚并且不容易被破坏。然而外侧瓣的远端就很容易缺血。皮瓣中最常见的坏死发生在 T 字形的连接处，这个部位正是血供的最远端，同时就是张力最大的地方。此时采用 W 形切割或低基底"三角形"插入皮瓣法是值得推荐的有益的处理方式。

伤口存在张力、缺血或者两者并存通常会导致皮瓣损失。观察到皮瓣早期缺血并给予脂质药膏、高压氧治疗或（和）应用抗生素至关重要。任何血肿或血清肿都会加重局部缺血，因此要立即引流。如果坏死皮瓣的面积不大且界限明确，那

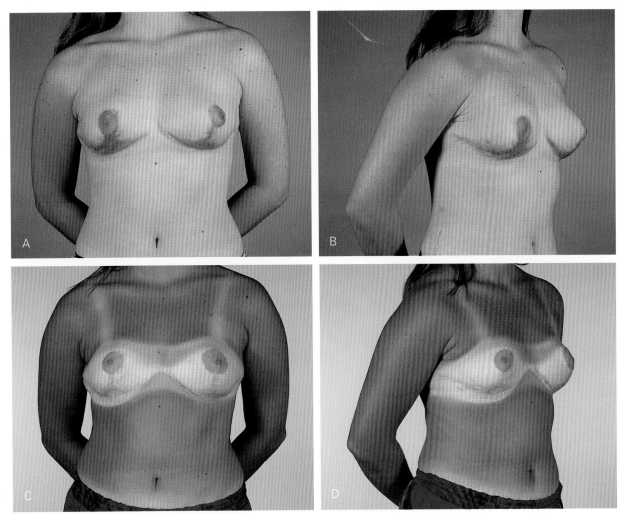

图 105.4　20 岁患者,在外院行双侧乳房 500 g 乳房缩小术后,出现了不对称、乳头错位和瘢痕。A、B. 正位图和斜位图。C、D. 在瘢痕修复、尺寸调整和乳头重新定位术后 18 个月的正位图和斜位图。

么应该在术后 2 周内清除并闭合,以避免伤口的延迟愈合和继发细菌感染(图 105.5)。

　　如果乳头太高,矫正会更加复杂(图 105.6)。如果乳房出现下降和触底,那么乳头可以保留在原位,乳房可以通过旧切口向下切除(图 105.7、图 105.8)。但是,如果乳腺组织本身组织量充足那么乳头位置就必须放低,V-Y 推进下降、皮瓣转移或游离乳头移植都可以被选择采用(图 105.9)。不过缺点就是这些技术在乳头上方会留瘢痕,并要与患者就此问题进行讨论沟通。

乳头错位

有些情况下乳头是健康的,瘢痕是可接受的,

皮瓣也有良好的血供,但总体效果上也时有令人失望的情况。乳头错位、不对称、乳房形状不良、过度切除或切除不足也会影响最终的美容效果。传统意义上术前计划的乳头位置应该位于或接近乳房下皱襞。但是所有的外科医生应注意患者个体差异和每次手术的差别。通常我们在使用上蒂法或内上蒂法时需要调整乳房下皱襞的位置,调整乳头和乳房下皱襞之间的距离。另外,乳头到胸骨切迹的距离只是一个参考而已。乳房上的乳头位置应在或接近最大投影位,这是最重要的衡量标准。在准备手术计划时要记住,抬升一个过低的乳头要比拉低一个过高的乳头位置要容易得多。

　　建议把乳头放置在乳房下皱襞水平或上方,

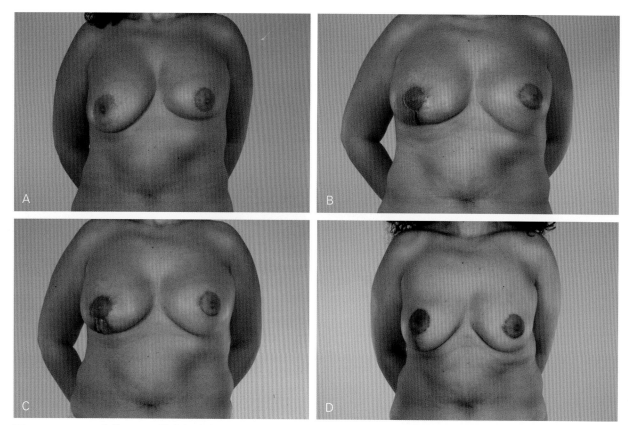

图 105.5　A. 47 岁的 Poland 综合征患者,在外院行双侧隆胸手术,用的双侧假体为 225 ml 硅胶、25 ml 生理盐水(右)和 350 ml 硅胶、35 ml 生理盐水(左)。B、C. 4 个月及 6 个月后用 McGahn 110 360 ml 再次隆胸修复硅胶植入物不对称、皮瓣坏死和乳头错位等问题。D. 左侧囊缝合术＋右乳房改 300 ml 植入物修复隆胸乳房悬吊术后 2 个月。

然后目测对称情况调整高度。切除的范围也可往这个选好的乳头高度去集中。在术中可以让患者坐起以调整乳头的最佳高度。

如果乳头错位已经发生,修整术应推迟到几个月以后进行。超低位乳头可采取切除上面的皮肤和重新配置下面皮肤的办法进行调整。

美容效果不满意

总体来说,乳房缩小术和乳房悬吊术的终极追求是纠正乳房的大小和形状,留下迷人的乳房,畸形乳房和明显不对称会令人大失所望,应视为塑形失败(图 105.10)。尽管切除不足也令人失望,但可以通过简单的修正或再次手术来纠正。切除不足的发生和程度应该通过与患者进行仔细的术前讨论和按计划的适当切除来避免。大乳房的适当缩小常需切除大量的外侧乳腺部分,并充

分缩窄蒂部以便充足地移除足够多的组织。

乳房的过度切除是一个更加难以解决的问题。就像切除不足一样,通常可以通过谨慎制订并遵循手术计划来避免。如果真的发生过度切除,解决途径是调整残余腺体,可能会在一侧或者双侧植入假体以恢复对称。

其他并发症

缩乳术的其他并发症包括脂肪坏死、复发性增大、感染、血肿及血清肿、乳头感觉缺失、泌乳功能缺失、乳头反向和乳头溢液。文献中关于并发症的综合报道相对较少,但是报道数量却持续上升,主要围绕多个垂直切口、短瘢痕和倒 T 法缩乳术之间的争议问题较多。Dabbah 回顾分析了 185 例行倒 T 形缩乳术的患者,并发症发生率为 45%,最常见的是感染和脂肪坏死占 22% 及伤口裂开占

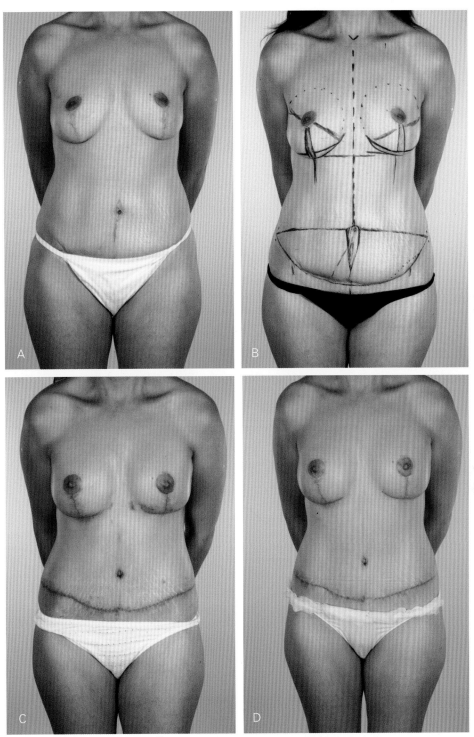

图105.6　48岁患者,曾在其他地方行乳房悬吊术和腹壁整形手术,乳头过高,且左侧高于右侧。A. 术前正位图。B. 乳房悬吊术/隆乳术双重修复的术前设计。C、D. 使用双侧McGhan 68 LP 200 ml植入物和瘢痕修复行乳房假体植入/悬吊术后4周及术后2个月。

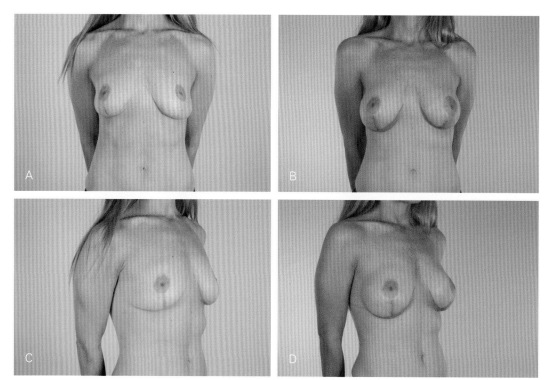

图 105.7　35 岁患者，6 年前在外院行乳房悬吊术，主诉乳头过高。A、B. 术前照片显示乳腺组织下降和出现双侧乳头抬高。C、D. 以 McGhan 68 LP、200 ml 植入物和约 4 cm 的倒 T 形瘢痕行双乳隆乳悬吊术进行修复，术后 3 个月。

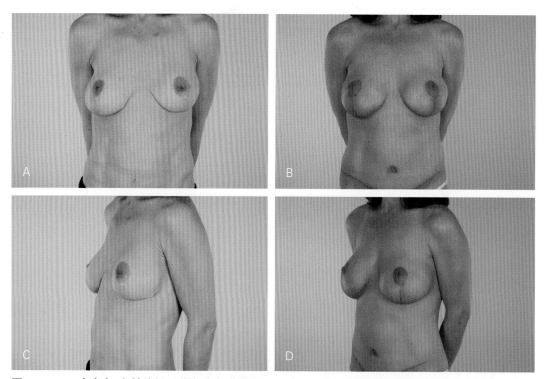

图 105.8　42 岁患者，在外院行双乳隆乳术/乳房悬吊术后，出现不对称和乳头错位。A、C. 术前正位和斜位图。B、D. 使用 McGhan 40、340 ml 硅胶假体植入至双平面位置的双乳隆乳/乳房悬吊术，术后 2 个月。

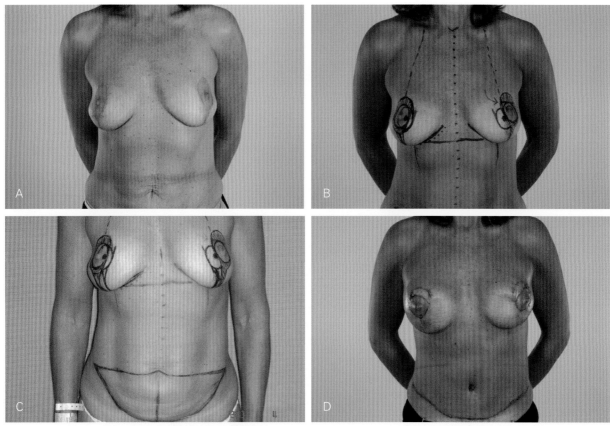

图105.9　43岁患者,在外院行乳房悬吊术后出现乳头错位和严重的乳晕区变形。A. 术前正位。B、C. 术前计划行Z成形术转位瓣转移并重塑乳头-乳晕复合体和腹部整形术。D. 术后2周随访。

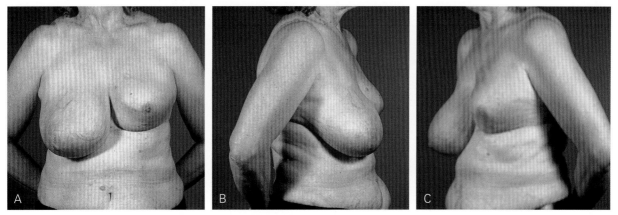

图105.10　50岁患者,乳房不对称。A~C. 术前照片。

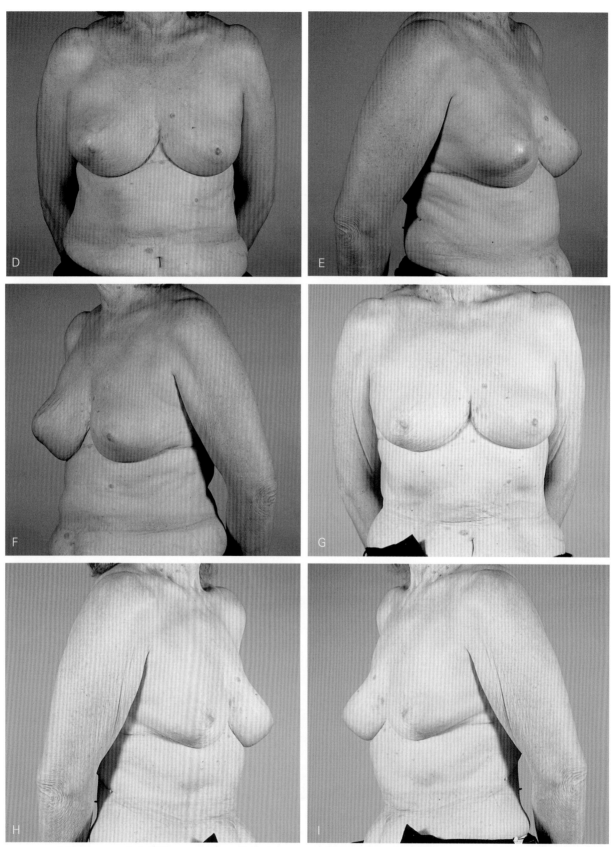

图105.10(续) D~F. 在右侧使用McKissock技术减少约500 g组织,左侧使用中央锥形技术减少200 g组织。右乳房出现肿胀和发红,最终形成一个大肿块。G~I. 切除右乳房脂肪坏死纠正不对称。

10%[2]。另一项研究报道了406例患者,她们接受了不同技术的缩乳术,其并发症发生率更高(53%),但几乎都是轻微的并发症。

典型的脂肪坏死一般发生在缩乳术后的5~7天,并且发生与蜂窝织炎相似的切口渗出、红肿和疼痛。早期清创对预防脓肿形成非常必要。几个月后可能需要彻底切除脂肪坏死(图105.11)。在有些罕见病例,术后乳房会明显增大,被称为真性腺体增生。这种增生肥大可在孕妇中发生,表现为"突发严重巨乳症",需要切除治疗(图105.12)[23]。在我们的经验中,血肿、血清肿和感染非常少见但预后尚可,经过治疗不遗留明显后遗症。是否留置引流以预防血肿,现在仍有争论,尚无可靠证据证实引流的必要性[24]。

术后最初乳头是没有感觉的,但是之后一般会恢复。文献回顾发现对术后乳头感觉的研究结论是不尽相同的[25-30]。有趣的是,乳房缩小术患者很少抱怨这个不适情况。很多巨乳症患者术前

感觉减退,理论上归结于被拉伸和绷紧的神经。不管组织蒂如何选择,将乳腺组织完整地保留在胸壁上是防止乳头感觉缺失的重中之重。抛开乳头感觉,我们相信标准缩乳术后往往无法泌乳(尽管没有做乳头移植)。但应告知患者存在术后泌乳障碍的可能性。

有严重合并症的乳房缩小术

最近关于代谢综合征患者的乳房缩小术和乳房悬吊术的问题研究越来越热。这是一组特殊的患者,他们在体重大幅下降前后都有特殊的情况发生。鉴于进行胃旁路手术的人群越来越多,大多数肥胖患者(BMI>35 kg/m²)应推迟缩乳术或乳房上提术,最好在胃旁路手术之后体重趋于稳定后再做。做胃旁路手术之前,这些患者不仅增加了肥胖相关的麻醉风险,而且增加了超大体重相关的并发症。在一个395例患者的回顾分析中,

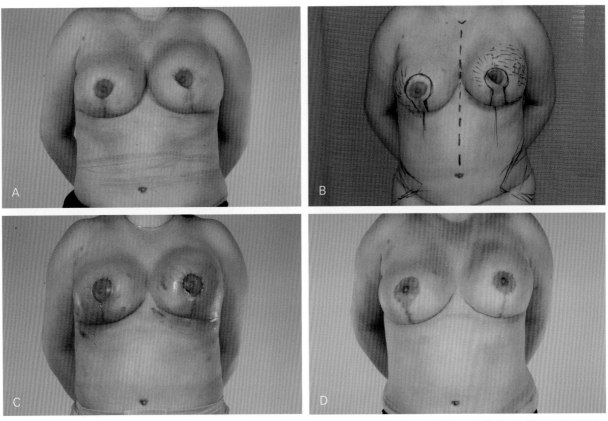

图105.11 48岁患者,在外院行双侧乳房缩小术,术后左乳脂肪坏死,瘢痕挛缩。A. 术前显示乳房不对称,左乳脂肪坏死,乳头-乳晕区瘢痕挛缩畸形。B. 术前计划。C. 术后1周随访。D. 术后1年随访。

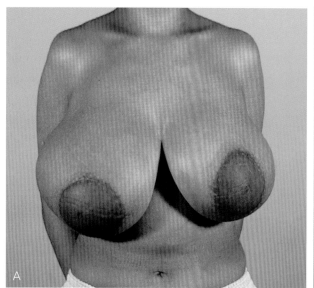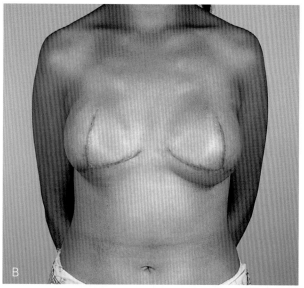

图105.12 18岁患者,在早期快速和巨大的乳房发育过程中经历了数次乳房缩小手术。治疗需要行双侧乳房切除术及植入物重建。A. 在之前的减除手术后拟行双侧乳房切除术前。B. 双侧乳房切除术后,进行植入物重建。

Zubowski等发现如果患者体重高于标准的5%,那么术后并发症的风险就会上升,但是不会因为更胖而风险更高。有趣的是,相对于肥胖程度,该样本患者的体重在并发症中扮演着更重要的"角色"[9]。

在体重明显减轻之后,乳房缩小术和乳房悬吊术仍是挑战。这些患者中,乳腺腺体撑大了皮肤包囊,很难上提皮肤包囊,除非置入假体。另外,这些患者容易反复下垂甚至触底。我们需要特别注意这些患者的乳腺组织会下垂到最低点,从而导致失去抬高乳头的机会。我们推荐提前把轻微下垂的乳头固定在乳腺靠上位置。当然,绝大多数患者会需要乳房缩小术和乳房悬吊术,而不是单纯乳房缩小术。此外,减重以后延迟乳房缩小术的时间也可避免过度切除。

乳房缩小术也存在多种罕见但重要的并发症需要引起注意。我们已经报道过接受传统的双边切除成形术患者发生皮瓣坏死的情况,具体方法采用的是内上蒂法,坏死组织清除之后进一步行乳房修整[31]。其他罕见的并发症包括类似于交感神经营养不良的明显减重后活动疼痛综合征[32],外观似坏疽性脓皮病的切口坏死,这类患者需要糖皮质激素治疗[33]。

乳腺癌和乳房缩小术

尽管不是缩乳术或乳房上提的并发症,但在切除的乳腺组织中意外且罕见地发现了乳腺癌,这是一个需要重视的问题。6例流行病学研究分析缩乳术后乳腺癌相关风险在 0.2~0.7 之间[34-39]。标本重量和乳腺癌并发症的减少存在相关性。这一概念与存在乳腺癌易感基因的患者进行预防性乳房切除术后乳腺癌风险的降低有关。我们一般认为年龄超过30~35岁的所有患者需要行乳腺X线检查甚至更年轻的高危患者在乳房缩小成形术前也需要完善该检查。除此之外,在乳房切除术后重建的患者中既往接受乳房缩小术或乳房悬吊术的患者发生并发症的概率更高。有报道称有小数量的这些病例可以成功地进行组织扩张和假体重建[40],但自体组织移植可能是减少皮瓣坏死更好的选择。

结论

注意术前标记画线,根据每个患者的需要来定制缩乳术或乳房上提术,以尽可能减少手术并发症。越来越多的医生学习"更新的"垂直切口缩乳术或更短瘢痕的手术技术时,为改善治疗效果, 应掌握每一种手术方式的特殊风险及并发症。

编者评论

　　我与Spear医生一致认为,乳房缩小术是一种可预测的、安全的手术,其并发症发生率低,且患者满意度较高。尽管有最优化的手术计划和操作技术,但并发症却时有发生,而且必须像他所描述的那样进行治疗。乳头畸形,几乎总是过度抬高,很少是手术的并发症,而是不恰当手术设计的结果。人们经常会看到这种情况发生,但几乎所有术者都不知道该如何避免这一问题。我将乳头定位于乳房下皱襞,并发现这种方法在避免不自然的乳头悬吊位置方面是可靠的。

（J.W.L.）

参考文献

[1] Davis GM, Ringler SL, Short K, et al. Reduction mammaplasty: long term efficacy, morbidity and patient satisfaction. *Plast Reconstr Surg* 1995;96(5):1106-1110.

[2] Dabbah A, Lehman JA, Parker MG, et al. Reduction mammaplasty: an outcome analyst. *Ann Plast Surg* 1995;35:337-341.

[3] Lejour M. Vertical mammaplasty: early complications after 250 personal consecutive cases. *Plast Reconstr Surg* 1999;104(3):764-770.

[4] Schnur PL, Schnur DP, Petty P, et al. Reduction mammaplasty: an outcome study. Plast *Reconstr Surg* 1997;100(4):875-883.

[5] Lassus C. A 30 year experience with vertical mammaplasty. *Plast Reconstr Surg* 1996;97(2):373-380.

[6] Menke H, Eisenmann-Klein M, Olbrisch RR, et al. Continuous quality management of breast hypertrophy by the German Assoc of Plastic Surgeons: a preliminary report. *Ann Plast Surg* 2001;46(6):594-600.

[7] Hammond DC. Short scar periareolar inferior pedicle reduction (SPAIR) mammaplasty. *Plast Reconstr Surg* 1999;103(3):890-901.

[8] Berg A, Palmer B, Stark B. Early experience with the Lejour vertical scar reduction mammaplasty. *Br J Plast Surg* 1993;46:516-522.

[9] Zubowski R, Zins JE, Foray-Kaplon A, et al. Relationship of obesity and specimen weight to complications in reduction mammaplasty. *Plast Reconstr Surg* 2000;106(5):998-1003.

[10] Nahabedian M, Mofid MM. Viability and sensation of the nipple-areolar complex after reduction mammaplasty. *Ann Plast Surg* 2002;49:24-32.

[11] Beer GM, Spicher I, Cierpka KA. Benefits and pitfalls of vertical scar breast reduction. *Br J Plast Surg* 2004;57:2-19.

[12] Cruz-Korchin N, Korchin L. Vertical versus wise pattern breast reduction: patient satisfaction, revision rates, and complications. *Plast Reconstr Surg* 2003;112(6):1579-1581.

[13] Ramon Y, Sharony Z, Moscana RA, et al. Evaluation and comparison of aesthetic results and patient satisfaction with bilateral breast reduction using the inferior pedicle and McKissock's vertical bipedicle dermal flap techniques. *Plast Reconstr Surg* 2000;106: 289-295.

[14] Berthe JV, Massout J, Greuse M, et al. The vertical mammaplasty: a reappraisal of the technique and its complications. *Plast Reconstr Surg* 2003;111(7):2192-2199.

[15] Wuringer E, Mader N, Posch E, et al. Nerve and vessel supplying ligamentous suspension of the mammary gland. *Plast Reconstr Surg* 1998;101(6):1486-1493.

[16] Chen C, White C, Warren S, et al. Simplifying the vertical reduction mammaplasty. *Plast Reconstr Surg* 2004;113(1):162-172.

[17] Hall-Findlay E. A simplified vertical reduction mammaplasty: shortening the learning curve. *Plast Reconstr Surg* 1999;104(3):748-759.

[18] Spear SL. Augmentation/mastopexy: surgeon, beware. *Plast Reconstr Surg* 2003;112(3):905-906.

[19] Losee JL, Elethea H, Caldwell MD, et al. Secondary reduction mammaplasty: is using a different pedicle safe? *Plast Reconstr Surg* 2000;106(5):1009-1010.

[20] Spear SL. Secondary reduction mammaplasty: is using a different pedicle safe? *Plast Reconstr Surg* 2000;106(5):1009-1010.

[21] Würinger E. Secondary reduction mammaplasty. *Plast Reconstr Surg* 2002;109(2):812-814.

[22] Hudson DA, Skoll PJ. Repeat reduction mammaplasty. *Plast Reconstr Surg* 1999;104:401.

[23] Vidaeff AC, Parks H. Gestational gigantomastia after reduction mammaplasty: complications or coincidence? *Plast Reconstr Surg* 2003;111(2):956-958.

[24] Matarasso A, Wallach S, Rankin M. Re-evaluating the need for routine drainage in reduction mammaplasty. *Plast Reconstr Surg* 1998; 102(6):1917-1921.

[25] Ferreira MC, Costa MP, Cunha MS, et al. Sensibility of the breast after reduction mammaplasty. *Ann Plast Surg* 2003;51(1):1-5.

[26] Mofid M, Dellon AL, Elias JJ, et al. Quantitation of breast sensibility following reduction mammaplasty: a comparison of inferior and medical pedicle techniques. *Plast Reconstr Surg* 2002;109:2283-2288.

[27] Temple CL, Hurst LN. Reduction mammaplasty improves breast sensibility. *Plast Reconstr Surg* 1992;104:72-76.

[28] Gonzalez F, Brown FE, Gold ME, et al. Preoperative and postoperative nipple-areola sensibility in patients undergoing reduction mammaplasty. *Plast Reconstr Surg* 1993;92:809-811.

[29] Slezak S, Dellon AL. Quantitation on sensibility in gigantomastia and alteration following reduction mammaplasty. *Plast Reconstr Surg* 1993;91:1265-1267.

[30] Terzis JK, Vincent MP, Wilkins LM, et al. Breast sensibility: a neurophysiological appraisal in the normal breast. *Ann Plast Surg* 1987;19:318-322.

[31] Spear SL, Carter ME, Low M, et al. Sickle cell trait: a risk factor for flap necrosis. *Plast Reconstr Surg* 2003;112(2):697-698.

[32] Hughes L. Post reduction pain syndrome. *Plast Reconstr Surg* 1999;103(5):1540-1541.

[33] Gulyas K, Kimble FW. Atypical pyoderma gangrenosum after breast reduction. *Aesth Plast Surg* 2003;27(4):328-331.

[34] Baasch M, Nielsen SF, Engholm G, et al. Breast cancer incidence subsequent to surgical reduction of the female breast. *Br J Cancer* 1996;73:961-965.

[35] Brinton L, Malone KE, Coates RJ, et al. Breast enlargement and reduction: results from a breast cancer case control study. *Plast Reconstr Surg* 1996;97:269-273.

[36] Boice JD, Friis S, McLaughlin JK, et al. Cancer following breast reduction surgery in Denmark. *Cancer Causes Control* 1997;8:253.

[37] Brown MH, Weinber M, Chong N, et al. A cohort study of breast cancer risk in breast reduction patients. *Plast Reconstr Surg* 1999; 103:1674-1677.

[38] Boice JD, Perrsson L, Brinton L, et al. Breast cancer following breast reduction surgery in Sweden. *Plast Reconstr Surg* 2000;106: 755.

[39] Brinton LA, Persson L, Boice JD, et al. Breast cancer risk in relation to amount of tissue removed during breast reduction operations in Sweden. *Cancer* 2001;91:478-480.

[40] Kilgo MS, Corderio PG, Disa JJ. Tissue expansion after inverted T mammaplasty: can it be performed successfully? *Ann Plast Surg* 2003;50(6):588-593.